中医名家名师讲稿丛书
第三辑

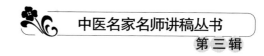

杨长森针灸学讲稿

杨长森　　编著

张建斌　杨国秀　整理

人民卫生出版社

图书在版编目（CIP）数据

杨长森针灸学讲稿/杨长森编著．—北京：人民
卫生出版社，2012.11
（中医名家名师讲稿丛书．第 3 辑）
ISBN 978-7-117-16411-5

Ⅰ．①杨⋯　Ⅱ．①杨⋯　Ⅲ．①针灸学—研究
Ⅳ．①R245

中国版本图书馆 CIP 数据核字（2012）第 244911 号

人卫社官网	www.pmph.com	出版物查询，在线购书
人卫医学网	www.ipmph.com	医学考试辅导，医学数
		据库服务，医学教育资
		源，大众健康资讯

版权所有，侵权必究！

杨长森针灸学讲稿
（第三辑）

编　　著：杨长森
出版发行：人民卫生出版社（中继线 010-59780011）
地　　址：北京市朝阳区潘家园南里 19 号
邮　　编：100021
E - mail：pmph @ pmph.com
购书热线：010-67605754　010-65264830
　　　　　010-59787586　010-59787592
印　　刷：北京铭成印刷有限公司
经　　销：新华书店
开　　本：710×1000　1/16　印张：24　插页：4
字　　数：431 千字
版　　次：2012 年 11 月第 1 版　2023 年 7 月第 1 版第 10 次印刷
标准书号：ISBN 978-7-117-16411-5/R·16412
定　　价：46.00 元

打击盗版举报电话：010-59787491　E-mail：WQ @ pmph.com
（凡属印装质量问题请与本社销售中心联系退换）

出版者的话

自20世纪50年代始,我国高等中医药院校相继成立,与之相适应的高等中医教育事业蓬勃发展,中医发展史也掀开了崭新的一页,一批造诣精湛、颇孚众望的中医药学专家满怀振兴中医事业的豪情登上讲坛,承担起传道、授业、解惑的历史重任。他们钻研学术,治学严谨;提携后学,不遗余力,围绕中医药各学科的建设和发展,充分展示自己的专业所长,又能结合学生的认识水平和理解能力,深入研究中医教学规律和教学手段,在数十年的教学生涯中,逐渐形成了自己独特的风格,同时,在不断的教学相长的过程中,他们学养日深,影响日广,声誉日隆,成为中医各学科的学术带头人,中医教育能有今日之盛,他们居功甚伟,而能够得到各位著名专家的教诲,也成为莘莘学子的渴望,他们当年讲课的课堂笔记,也被后学者视为圭臬,受用无穷。

随着中医事业日新月异地发展,中医教育上升到新台阶。当今的中医院校中,又涌现出一大批优秀教师。他们继承了老一辈中医学家的丰富经验,又具有现代的中医知识,成为当今中医教学的领军人物。他们的讲稿有着时代的气息和鲜明的特点,沉淀了他们多年的学术思想和研究成果。

由于地域等原因的限制,能够亲耳聆听名家、名师授课的学生毕竟是少数。为了惠及更多的中医人,我们策划了"中医名家名师讲稿丛书",分辑陆续出版,旨在使后人学有所宗。

第一辑(共13种):

《任应秋中医各家学说讲稿》　　　　《任应秋内经研习拓导讲稿》

《刘渡舟伤寒论讲稿》　　　　　　　《李今庸金匮要略讲稿》

《凌耀星内经讲稿》　　　　　　　　《印会河中医学基础讲稿》

《程士德中医学基础讲稿》　　　　　《王绵之方剂学讲稿》

《王洪图内经讲稿》　　　　　　　　《李德新中医基础理论讲稿》

《刘景源温病学讲稿》　　　　　　　《郝万山伤寒论讲稿》

《连建伟金匮要略方论讲稿》

第二辑(共8种):

《孟澍江温病学讲稿》　　　　　　　《颜正华中药学讲稿》

《周仲瑛内科学讲稿》　　　　　　　《李鼎针灸文献讲稿》

《张家礼金匮要略讲稿》 　　《费兆馥中医诊断学讲稿》

《邓中甲方剂学讲稿》 　　《张之文温病学讲稿》

第三辑(共 13 种)：

《张伯讷中医学基础讲稿》 　　《李培生伤寒论讲稿》

《陈亦人伤寒论讲稿》 　　《罗元恺妇科学讲稿》

《李飞方剂学讲稿》 　　《孟景春内经讲稿》

《王灿晖温病学讲稿》 　　《杨长森针灸学讲稿》

《刘燕池中医基础理论讲稿》 　　《张廷模临床中药学讲稿》

《王庆其内经讲稿》 　　《王永炎中医心脑病证讲稿》

《金寿山温病学讲稿》

　　丛书突出以下特点：一是权威性。入选名家均是中医各学科的创始人或重要的奠基者，在中医界享有盛誉；同时又具有多年丰富的教学经验，讲稿也是其数十载教学生涯的积淀。入选名师均是全国中医药院校知名的优秀教师，具有丰富的教学经验，是本学科的学术带头人，有较高知名度。二是完整性。课程自始至终，均由专家们一人讲授。三是思想性。讲稿围绕教材又高于教材，专家的学术理论一以贯之，在一定程度上可视为充分反映其独特思想的专著。四是实践性。各位专家都有丰富的临床经验，理论与实践的完美结合能给读者以学以致用的动力。五是可读性。讲稿是讲课实录的再提高，最大限度地体现了专家们的授课思路和语言风格，使读者有一种亲切感。同时对于课程的重点和难点阐述深透，对读者加深理解颇有裨益。

　　在组稿过程中，我们得到了来自各方面的大力支持，许多专家虽年事已高，但均能躬身参与，稿凡数易；相关高校领导也极为重视，提供了必要的条件。在此，对老专家们的亲临指导、对整理者所付出的艰辛努力以及各校领导的大力支持，深表钦佩，并致以诚挚的谢意。

人民卫生出版社

2010 年 12 月

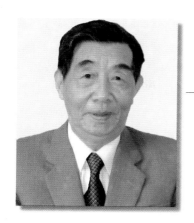

杨长森简介

杨长森，男，1928年8月生，江苏省阜宁县人，为现代针灸高等教育的开创者之一，中医针灸学专家。

曾任南京中医学院针灸系教授、系主任，硕士研究生导师，江苏省中医院主任医师、针灸科主任，中国针灸学会常务理事、中国针灸学会临床研究会首届理事长、江苏省针灸学会副会长。

他出生于中医世家，其父亲杨耀遂是淮派名医，擅长治疗温病杂症。他继承父业，自小立志习医，后又拜投陈立斋先生为师，系统学习《黄帝内经》、《伤寒论》、《金匮要略》等中医经典，并以《柳选四家医案》、《临证指南医案》、《景岳全书》等为临床参考读物，四易寒暑而成。1949年独立应诊。江苏省中医进修学校（南京中医药大学的前身）成立后，1955年春他成为首届进修班学员，求知若渴，饱聆良师教诲，与益友广泛切磋，术业大进，毕业后留校任教。杨教授素来潜心方脉，但在时任江苏省中医进修学校校长承淡安先生的启发和鼓励下，他转而开始针灸教学与研究工作，并担任针灸教研组副组长，上世纪80年代南京中医学院成立针灸专业后，他继而担任针灸系主任，在针灸专业的本科教育和研究生教育方面，做了许多具体的工作，包括教学目标、课程体系的建立和逐步规范等。

无论是上世纪50年代成立针灸学科、还是上世纪80年代成立针灸专业，都面临着教材编著的问题，从教材的体例和内容，都需要创新和规范。杨长森教授接受挑战，创新性地主编了第一版高等中医院校针灸学教材——《针灸学讲义》（1961年，人民卫生出版社）和第一版针灸学专业教材——《针灸治疗学》（1985年，上海科学技术出版社）。两部著作的编撰，都是开创性的。尤其是在主编《针灸学讲义》时，亲自撰写了总论和治疗篇，并以《简明针灸学》（梅健寒、李鸿逵编著）为蓝本，参考大量古代针灸文献以及《中国针灸学》（承淡安编著）、《新针灸学》（朱琏编著）等专著，取精用宏编辑而成。从《内经》中找线索，以历代文献散在记载为依据，进行全面整理和提高针灸学术，构建了针灸临床治疗的辨证论治模式。强调临床中对病变的部位、证候、病因病机的辨识，阐明处方组成、配穴原理和作用，以及明辨针刺补泻、放血等操作，使理、法、方、穴、治井井有条。《针灸学讲义》的格式和体例，也被后来多版针灸学教材接受和继承。

自上世纪50年代始，杨教授致力于针刺补泻手法的系统性研究40年。认为针灸疗效的高低，除辨证论治、立法处方是否正确外，还取决于针刺补泻手法是否正确。因为针刺补泻手法是每次治疗的最后一道程序，如果这一程序中针刺补泻手法选择不当或操作失误，都会降低疗效，甚至加重病情。于是，他对古今的针刺补泻手法进行了全面的整理和验证。连续发表论文，阐明轻刺则补、重刺则泻的基本原理是一致的，但古法过于繁复，初学不易掌握；今法未免过于简略，势必降低疗效。于是他遵古酌今，运用定性定量的方法，对针刺补泻手法加以改进，使其理论科学化、操作规范化、深入浅出、易于推广应用。多年来他潜心研究《内经》，发掘传统针灸学精华，强调"守气"是辨别"气至"变化和判断最佳刺激的客观指标之一，从而填补了针刺补泻学中的空白。

杨教授在针灸临床实践方面也有诸多阐释。他凭借长期临床实践参悟针灸之道，始终将辨证论治思维贯穿于针灸临床，并认为提高针灸临床整体水平必须依靠"辨证论治"这把金钥匙，离开它就无法打开传统针灸学的大门。现代医学诊察方法和理化仪器的应用，对确定病位、病变、观察疗效及预后，确有先进之处，但只能供参考，目前尚不能完全用于指导中医临床治疗。因此，在临床实践和临床教学中，他始终强调四诊要领、病机分析、选方取穴用药等关键，必须见微知著、融会贯通。他坚持针药并用的中医临床模式，治病多用针灸，也善于用中药，总以提高疗效为目的。

发表有《针刺放血在临床上之应用》、《针刺补泻手法初步体会》、《谈复式补泻手法与守气》等论文，出版了《针灸中药临床学》等专著。

2008年杨教授担任了南京中医药大学针灸学科学术传承计划的指导老师，悉心传授其经验和学术思想。

前 言

针灸是应用针刺、艾灸等手段治疗疾病的临床方法。在不断实践和总结中，形成了一系列的理论和操作技术，形成了独特的临床思维模式，成为传统中医学的重要组成部分。

针灸学是研究经络、腧穴及刺灸方法，探讨运用针灸防治疾病规律的一门学科。传统理论认为，针灸是应用针刺、艾灸等方法，通过经络、腧穴，以调整脏腑气血的功能，从而达到治疗疾病的目的。应用针灸疗法，必须依据中医基础理论，对疾病作出正确的诊断，并运用恰当的操作方法，刺灸一定的腧穴，才能发挥它的治疗作用。因此，在上世纪50年代中期，现代针灸学科构建之初，将针灸学的内涵分成经络、腧穴、刺灸法和治疗四大部分，覆盖了从基础理论到临床应用的各个环节。

随着针灸学科和针灸学术的发展，针灸基础理论和临床诊疗模式，也受到来自学科内外的反思，并尝试新的探索。如经络理论，自上世纪50年代始，经络命题不仅仅是中医针灸界，也是医学界、乃至整个科技界关注的焦点，至今仍是假说纷纭，莫衷一是。当人们质疑经穴是否存在特异性时，也引起了对腧穴定位和取穴运用的反思，探寻腧穴的本质也就成为一个新课题。在刺法灸法中，补泻操作也是一个绕不过去的问题，如何规范针灸操作过程，如何界定针灸操作的量与质，也是学科需要全面整理的。尤其传统针灸临床诊疗模式与当代针灸临床实践开始出现裂隙，一方面是传统辨证论治思维的不足，另一方面是基于现代临床医学诊疗思维的过度应用，两者之间的裂痕越来越快，也亟待着新模式的诞生。

正本清源，才能知学术变革之利弊。当我们重新认识学科内涵时，对现代针灸学科构建过程及其主要学术内涵界定的系统整理是必要的。作为现代针灸学科的构建者和现代针灸高等教育的开创者之一，杨长森教授的针灸学讲稿，给我们提供了一个非常好的机会。

本书的整理，主要依据杨长森教授的针灸学手稿，体现了杨长森教授对针灸基础理论和对针灸临床诊疗模式的深入研究和全面思考。对于经络理论，主要突出十二经脉循行与病候的相关性，强调十二经脉理论的临床基础。对于腧穴理论，主要突出定位和取穴的一致性。腧穴定位描述和取穴路径是相关联的，腧穴定位描述主要依据《针灸甲乙经》的记载，而取穴方法在当代针灸教材中不见体现,本讲稿整理时,依然保留这一原貌。对于刺灸操作理论,主要突出临床实用性。古代有补泻操作之论,近代有轻重刺激之说,杨长森教授对古今针刺补泻手法的文献,进行了全方位的整理和验证,对补泻手法的操作规范、主治特点及其与"守气"的关联性和重要性进行了阐释。对于针灸临床治疗,杨长森教授认为,基于针灸学是中医学的组成部分之一,辨证论治基础的一致性,阐述针刺艾灸所产生的发汗、止泻、温中、镇痛、活血、祛瘀、调气、补虚、泻实等作用和效应与汤剂丸散也是一致的,以古代文献为线索,构建并完善了针灸临床辨证论治体系,本讲稿整理,既体现了这一体系的完整性,又补充了杨长森教授的临床经验。

2008 年初,笔者有幸成为杨长森教授的学术传承人。在与杨老师的交流中,深深感受到杨老师的睿智和对针灸的酷爱。例如对于一个疗效的把握上,需要思考是一个特异性的抑或是一个泛作用,对于临证选穴、针灸操作等是很关键的,有的需要从宏观上方面把握,有的则需要精心讲究每一个细节。杨老师做学问的务实严谨也是值得敬佩的。如对于文稿的校对和审读,要五遍法,从内容、篇章、段落、文字,到文法、标点等各个细节,无一疏漏。提交的每一篇文字,杨老师都会一一审读,精心修改。虽然没有跟随杨老师临诊,但是杨老师常常在我门诊时出现,或答疑解惑,或垂告心得。整理本讲稿,既是学习和传承杨老师学术思想和临床经验的过程,也是穿越 60 年时空,梳理近现代针灸学术变革的过程。掩卷之时,畅畅然若有所悟。

本书的完成,得到南京中医药大学学术传承项目和科技创新团队项目、江苏省高校优势学科建设工程资助项目的支持。对稿中的中医学名词术语,也尽量按照当前出版的要求酌予规范。

南京中医药大学　张建斌　杨国秀

2011 年 12 月 20 日

目 录

11

13

14

15

16

第一章
针灸学绪论

针灸疗法是应用针刺、艾灸等方法,通过经络、腧穴,以调整脏腑气血的功能,从而达到治疗疾病目的的一种治疗方法。应用针灸疗法,必须依据中医基础理论,对疾病作出正确的诊断,刺灸适宜的腧穴,并运用恰当的操作方法,才能发挥它的治疗作用。

针灸学是中医学中的重要分支学科之一,是研究经络、腧穴及刺灸方法,探讨运用针灸防治疾病规律的一门学科。针灸疗法具有适用范围广、安全性高、疗效显著、应用方便等优点,已经成为世界上许多国家医疗手段的组成部分。

针灸学不仅仅是中医学的重要组成部分,而且有着自身独特的学术体系,内容十分丰富。针灸学主要包括经络、腧穴、刺灸法和临床治疗四部分。其中经络和腧穴是针灸学的基本理论部分;刺灸法是针灸学的操作技术部分;而临床治疗是针灸学的应用部分。

针灸学的发展,历史甚为悠久,从产生到成熟经历了漫长的时间。针刺疗法的真正产生,与"砭石"的应用有关。"砭石"是针具的雏形或前身,砭刺为刺法的萌芽。当人类进入新石器时代以后,出现了精制的石针。其后出现了骨针、竹针等,尤其是人类发明了冶炼术后,金属针具的出现大大推动了刺法的发展。灸法的起源可追溯到原始社会人类学会用火以后。人们在用火过程中,逐渐认识到了温热的治疗作用,通过长期的实践,形成了灸法。

针法和灸法产生以后,随着实践经验的积累、古代哲学思想及其他自然科学知识的渗透,针灸理论体系开始形成、发展和不断完善,并逐渐成为专门的学问。

针灸学的发展,大致上可概括为以下几个阶段。

1. 针灸学理论的启蒙阶段

这一阶段主要是通过个人临床实践对针灸知识的初步认识,并不断积累经验,形成一定的临床规律和片段的医学理论。主要保存在《黄帝内经》(简称《内经》)成书以前的医学文献和先秦其他文献中。例如,1973 年在湖南长沙马王堆三号汉墓出土的医学帛书中,有两种古代经脉的文献,即《足臂十一脉灸经》、《阴阳十一脉灸经》,对十一经脉的循行分布、病候表现及灸法等进行了论述,这是现存最早的针灸学文献,反映了对经络系统认识的早期面貌。

2. 针灸学理论体系的构建阶段

主要是从战国到秦汉，以《内经》成书为标志，比较全面地阐述了针灸学理论。《内经》以阴阳、五行、脏腑、经络、气血津液等为主要内容，对人体的生理、病理及疾病的诊断、治疗原则和方法等，进行了系统总结，奠定了中医学的理论基础。其中对经络、腧穴、针灸操作方法等，也作了比较详细的论述。尤其是《灵枢》中有大量篇幅专门论述针灸学理论和临床治疗，故又称之为《针经》，标志着针灸学理论体系的基本形成。

3. 针灸学理论体系的完善和发展阶段

大约成书于汉代的《黄帝八十一难经》(简称《难经》)，其中有关于奇经八脉和原气的论述，补充了《内经》的不足；同时，还提出了八会穴，并用五行学说对五输穴的理论和应用进行了详细的解释。已佚的《明堂孔穴针灸治要》应该是这一时期有关腧穴的专著。华佗研究发现了"华佗夹脊穴"，东汉张仲景创立六经辨证。这些成就都体现了针灸学理论体系的构建和不断完善。

魏晋时代的皇甫谧(215—282 年)，将《素问》、《灵枢》和《明堂孔穴针灸治要》的针灸内容汇而为一，编撰成《针灸甲乙经》(简称《甲乙经》)，共收录 349 个腧穴的名称、定位和刺灸法，并对各科病症的针灸治疗进行了归纳和论述，是继《内经》之后对针灸学的又一次总结，在针灸学发展史上起到了承前启后的作用。

两晋和南北朝时期出现了许多针灸专著。如晋代葛洪(284—364 或 343 年)撰《肘后备急方》，收载针灸医方 109 条，其中 99 条为灸方，大大地推动了灸法的临床应用。

隋唐时代，针灸学有了长足的发展。唐初时针灸已成立专科，设"针师"、"灸师"等专业称号。唐政府在贞观年间组织甄权等人对针灸学文献进行了整理校订，足见当时对针灸学的重视。甄权(541—643 年)著有《针方》、《针经钞》和《明堂人形图》(均佚)。孙思邈(581—682 年)《备急千金要方》(简称《千金要方》)广泛收集了前代针灸医家的经验，并绘制了"明堂三人图"，把人体正面、侧面及背面的十二经脉用五种颜色标出，奇经八脉用绿色标明，成为历史上最早的彩色经络腧穴图(已佚)，他还创用了"阿是穴"和"指寸法"。王焘(670—755 年)的《外台秘要》和崔知悌(615—?)的《骨蒸病灸方》收录了大量的灸治经验，反映晋唐期间灸法的发展。此外，唐代也是国家针灸教育体系形成的开端，唐太医署负责医学教育，内设针灸专业，有"针博士一人，针助教一人，针师十人，针工二十人，针生二十人"，为针灸学的规范教育奠定了基础。

唐代以后，五代、辽、宋、金、元时期，针灸理论体系更加规范。北宋王惟一(987—1067 年)重新考订腧穴，确立了 354 个经穴，1026 年著《铜人腧穴针灸图经》(简称《铜人》),雕印刻碑,由政府颁布;1027 年,他设计了两具铜人模型,外刻经络腧穴,内置脏腑,供针灸教学和考试使用,这有力地促进了针灸学向规范化和标准化方向发展,为针灸人才的培养开辟了新径。同时,宋代针灸专著明显增多:南宋针灸学家闻人耆年著《备急灸法》,促进了灸法的发展。王执中(约1140—1207 年)在《针灸资生经》中收集了许多民间的临床经验,他善于灸术和运用压痛点诊断和治疗疾病。金代何若愚创立的子午流注针法,提倡按时取穴法,建立于针灸时间医学。马丹阳(1123—1183 年)善用"天星十二穴",窦汉卿(约 1195—1280 年)擅长应用"八脉交会穴"。元代滑伯仁对经脉循行及其腧穴进行考订,著《十四经发挥》,首次把任、督二脉和十二经脉并称为"十四经"。

明代是针灸学发展史上较为活跃的时期,除了对前代针灸文献进行整理和研究外,还出现了许多学术流派和争鸣。代表性的医家和著作有:陈会的《神应经》、徐凤的《针灸大全》、高武的《针灸聚英》、杨继洲(约 1522—1620 年)的《针灸大成》、吴崑(1551—1620 年)的《针方六集》、汪机(1463—1539 年)的《针灸问对》、张介宾(1563—1640 年)的《类经图翼》、李时珍(1518—1593 年)的《奇经八脉考》等。其中《针灸大成》是继《甲乙经》后对针灸学的第三次总结,是后世学习、研究针灸的重要参考文献。

清代初期,针灸学术继续发展。主要医家和医著有:吴谦的《医宗金鉴·刺灸心法要诀》、廖润鸿的《针灸集成》及李学川的《针灸逢源》等。其中《医宗金鉴·刺灸心法要诀》曾经是清代太医院的教科书,影响较大。

4. 针灸学术发展的低谷与新阶段

清代医家,大多重药轻针,尤其 1822 年,道光皇帝以"针刺火灸,究非奉君所宜"为由,废除了太医院的针灸科。此外,鸦片战争失败以后,各地相继设立教会医院和西医学院校,排斥和歧视中医学;更有甚者,民国时期竟有人提出废除中医的议案。这些都阻挠了针灸学的发展。

然而,由于针灸疗法的经济、方便和具有良好的疗效,深受广大群众的喜爱,因此,针灸依然在民间广泛应用着。1930 年,承淡安开设的中国针灸学研究社,成为我国历史上第一个针灸函授教育机构,他编撰的《中国针灸治疗学》,成为现代针灸学科的奠基之作。以承淡安等为代表的一大批有识之士,创办针灸学社、学校,培养针灸人才,为保护和发扬针灸作出了贡献。

新中国成立后,在党和国家中医政策的鼓励和激励下,中医针灸事业出现了前所未有的繁荣景象。上世纪 50 年代,全国各地相继建立了中医院校、医院和研究机构,《针灸学》成为中医院校学生的必修课程。20 世纪 80 年代初期,构建了针灸学专业人才培养模式,形成了针灸学教学、医疗、科研的完整体系。针灸

3

学基础研究、临床研究等各方面,都取得了丰硕的成果。

5. 针灸学的对外交流

除了本土传承和发展以外,针灸学术对外交流和影响也不断深入。大约在公元 6 世纪,针灸学就被传到朝鲜、日本。16 世纪开始影响和传播到欧洲,法国成为当时的主要国家。1975 年世界卫生组织在华设立国际针灸培训中心。目前,全世界有 140 多个国家和地区应用针灸治病,针灸基础教育也大多实现本土化,针灸研究也在不断深入。针灸在世界范围得到普及和推广,针灸学内涵也在不断补充和完善。

第二章
经络腧穴总论

经络定义：经络是人体运行气血、联络脏腑、沟通内外、贯穿上下的径路。

腧穴定义：腧穴是经气输注交会于皮肉筋骨之间的部位。

经络、腧穴与针灸有关。经过历代医家的不断实践，临床体验的总结，经络和腧穴的理论逐步完整、完善。例如《灵枢》对经络的循行分布、病候等有了比较系统的论述；《甲乙经》对腧穴位置、主治有了比较完备的记载。

经络和腧穴理论，无论是对生理研究、病理探索、还是疾病诊断和治疗、预后分析等，都有着重要意义。特别是在针灸学科的辨证施治方面，其作用就显得更为重要。经络和腧穴理论的意义，不仅仅局限在针灸学科领域，也包括中医学从生理到病理、从诊断到治疗等多个方面、多个环节。针灸临床辨证施治，尤其离不开经络、腧穴理论的指导。

第一节　经络总论

经络包括经脉和络脉。

经和络构成一个系统，两者相互联系，又各不相同："经"，即经脉，如同径路，贯通上下，是系统的主干部分；"络"，即络脉，如同网络，比经脉细微、纵横交错、网布全身，是系统的分支部分。《灵枢·脉度》记载："经脉为里，支而横者为络，络之别者为孙。"

经和络虽然有区别，但是其循行分布，则是紧密联系，彼此衔接的。

经络系统中有经气的循环流注，昼夜不停地进行如环无端的活动，对全身所有组织、器官的功能，起着一定的动力作用；同时，通过经气的运行，使人体各部的机能活动，都得到了适当的调节，从而使整个机体保持了协调和平衡。

经络中的经气，源于脏腑之气，所以经气的虚实，又决定于脏腑之气的盛衰，从这一生理联系，可以体会到经络和脏腑之间有标与本的关系，两者是密切联系而不可分割的。

经络系统将人体的组织器官、四肢百骸联络成一个有机的整体，并通过经气的活动，调节全身各部的机能，运行气血、协调阴阳，从而使整个机体保持协调和相对平衡。

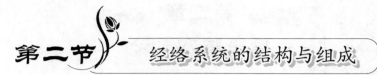

第二节　经络系统的结构与组成

经络系统由十二经脉、奇经八脉、十五络脉和十二经别、十二经筋、十二皮部以及难以计数的孙络等所构成。"经"包括十二经脉、十二经别、奇经八脉;"络"包括十五络、络脉、孙络等。经筋是十二经所属的筋的部分;皮部是十二经脉功能活动反映于体表的部位。

一、十二经脉

十二经脉是十二脏腑所属的经脉。每一脏腑都各系一经,分左右循行于头面、躯干以及四肢,纵贯全身上下,是经络系统的主体,故又称为"正经"。六脏六腑与十二经脉对应关系;十二经脉是经络系统的主体。

1. 十二经脉的分布规律

十二经脉左右对称地分布于头面、躯干和四肢,纵贯全身。与六脏相配属的六条阴经(六阴经),分布于四肢内侧和胸腹,上肢内侧为手三阴经,下肢内侧为足三阴经;与六腑相配属的六条阳经(六阳经),分布于四肢外侧和头面、躯干,上肢外侧为手三阳经,下肢外侧为足三阳经。十二经脉在四肢的分布呈现一定规律,具体表述如下:

按正立姿势,两臂下垂拇指向前的体位,将上下肢的内外侧分别分成前、中、后三条区线。手足阳经为阳明在前、少阳在中、太阳在后;手足阴经为太阴在前、厥阴在中、少阴在后。其中足三阴经在足内踝上 8 寸以下为厥阴在前、太阴在中、少阴在后,至内踝上 8 寸以上,太阴交出于厥阴之前。

2. 十二经脉的循行走向与交接规律

十二经脉的循行走向总的规律是:手三阴经从胸走手,手三阴经从手走头,足三阳经从头走足,足三阴经从足走腹胸。

十二经脉循行交接规律是:①相表里的阴经与阳经在手足末端交接。如手太阴肺经与手阳明大肠经交接于食指端。②同名的阳经与阳经在头面部交接。如手阳明大肠经与足阳明胃经交接于鼻旁。③相互衔接的阴经与阴经在胸中交接。如足太阴脾经与手少阴心经交接于心中。

3. 十二经脉的气血循环流注

十二经脉的气血流注从肺经开始逐经相传,至肝经而终,再由肝经复传于肺经,流注不已,从而构成了周而复始、如环无端的循环传注系统。十二经脉将气血周流全身,使人体不断地得到精微物质而维持各脏腑组织器官的功能活动。

二、奇经八脉

奇经八脉,指别道奇行的经脉,包括督脉、任脉、冲脉、带脉、阴维脉、阳维脉、阴跷脉、阳跷脉共8条,故称奇经八脉。

"奇"有"异"的意思,即奇特、奇异。奇经八脉与十二正经不同,不直接隶属于十二脏腑,也无表里配合关系,故称"奇经",也称"别道奇行"的经脉。奇经八脉中的督脉、任脉、冲脉皆起于胞中,同出于会阴,而分别循行于人体的前后正中线和腹部两侧,故称为"一源三歧"。督脉可调节全身阳经脉气,故称"阳脉之海";任脉可调节全身阴经脉气,故称"阴脉之海";冲脉可涵蓄调节十二经气血,故称"十二经之海",又称"血海"。

奇经八脉除带脉横向循行外,其余均为纵向循行,纵横交错地循行分布于十二经脉之间。奇经八脉的主要作用体现在两方面:其一,沟通了十二经脉之间的联系,将部位相近、功能相似的经脉联系起来,起到统摄有关经脉气血、协调阴阳的作用;其二,对十二经脉气血有着蓄积和渗灌的调节作用。若喻十二经脉如江河,奇经八脉则犹如湖泊。

三、十五络

十二经脉和任、督二脉各自别出一络,加上脾之大络,总计15条,称为十五络脉。十二经脉的别络均从本经四肢肘膝关节以下的络穴分出,走向其相表里的经脉,即阴经别络走向阳经,阳经别络走向阴经。

任脉、督脉的别络以及脾之大络主要分布在头身部。任脉的别络从鸠尾分出后散布于腹部;督脉的别络从长强分出后散布于头,左右别走足太阳经;脾之大络从大包分出后散布于胸胁。《灵枢·经脉》曰:"凡此十五络者,实则必见,虚则必下,视之不见,求之上下,人经不同,络脉异所别也。"此外,还有从络脉分出的浮行于浅表部位的浮络和细小的孙络,分布极广,遍布全身。

四肢部的十二经别络,加强了十二经中表里两经的联系,沟通了表里两经的经气,补充了十二经脉循行的不足。躯干部的任脉别络、督脉别络和脾之大络,分别沟通了腹、背和全身经气。

四、十二经别

十二经别是十二正经离、入、出、合的别行部分,是正经别行深入体腔的支

7

脉。十二经别多从四肢肘膝关节附近的正经别出（离），经过躯干深入体腔与相关的脏腑联系（入），再浅出于体表上行头项部（出），在头项部，阳经经别合于本经的经脉，阴经经别合于其相表里的阳经经脉（合）。十二经别按阴阳表里关系汇合成六组，故有"六合"之称。

足太阳、足少阴经别从腘部分出，入走肾与膀胱，上出于项，合于足太阳膀胱经；足少阳、足厥阴经别从下肢分出，行至毛际，入走肝胆，上系于目，合于足少阳胆经；足阳明、足太阴经别从髀部分出，入走脾胃，上出鼻頞，合于足阳明胃经；手太阳、手少阴经别从腋部分出，入走心与小肠，上出目内眦，合于手太阳小肠经；手少阳、手厥阴经别分别从所属正经分出，进入胸中，入走三焦，上出耳后，合于手少阳三焦经；手阳明、手太阴经别从所属正经分出，入走肺与大肠，上出缺盆，合于手阳明大肠经。

由于十二经别有离、入、出、合于人体表里之间的特点，不仅加强了十二经脉的内外联系，更加强了经脉所属络的脏腑在体腔深部的联系，补充了十二经脉在体内外循行的不足，扩大了经穴的主治范围。例如，十二经别通过表里相合的"六合"作用，使得十二经脉中的阴经与头部发生了联系，从而扩大了手足三阴经穴位的主治范围。手足三阴经穴位之所以能主治头面和五官疾病，与阴经经别合于阳经而上头面的循行是分不开的。

五、十二经筋

十二经筋是十二经脉之气输布于筋肉骨节的体系，是附属于十二经脉的筋肉系统。其循行分布均起始于四肢末端，结聚于关节、骨骼部，走向躯干头面。

十二经筋行于体表，不入内脏，有刚筋、柔筋之分。刚（阳）筋分布于项背和四肢外侧，以手足阳经经筋为主；柔（阴）筋分布于胸腹和四肢内侧，以手足阴经经筋为主。足三阳经筋起于足趾，循股外上行结于頄（面）；足三阴经筋起于足趾，循股内上行结于阴器（腹）；手三阳经筋起于手指，循臑外上行结于角（头）；手三阴经筋起于手指，循臑内上行结于贲（胸）。

经筋具有约束骨骼、屈伸关节、维持人体正常运动功能的作用，正如《素问·痿论》所说："宗筋主束骨而利机关也。"经筋为病，多为转筋、筋痛、痹证等，针灸治疗多局部取穴泻之，如《灵枢·经筋》载："治在燔针劫刺，以知为数，以痛为输。"

六、十二皮部

十二皮部是十二经脉功能活动反映于体表的部位，也是络脉之气散布之所在。十二皮部的分布区域是以十二经脉在体表的分布范围,即十二经脉在皮肤上的分属部分为依据而划分的,故《素问·皮部论》指出:"欲知皮部,以经脉为纪者,诸经皆然。"

由于十二皮部居于人体最外层,又与经络气血相通,故是机体的卫外屏障,起着保卫机体、抗御外邪和反映病症的作用。

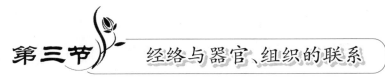

第三节 经络与器官、组织的联系

一、十二经脉属络表里关系

十二经脉在体内与脏腑相连属,由于脏腑有表里相合的关系,因此,十二经脉之阴经与阳经亦有明确的脏腑属络和表里关系。阴经属脏络腑,阳经属腑络脏,阴阳配对,这样就在脏腑阴阳经脉之间形成了六组表里属络关系。如手太阴肺经属肺络大肠,与手阳明大肠经相表里;手阳明大肠经属大肠络肺,与手太阴肺经相表里。余皆仿此(详见表2-1)。

互为表里的经脉在生理上相互联系,病理上相互影响,治疗上相互为用。

表 2-1 十二经脉与脏腑器官联络表

经脉名称	联络的脏腑	联络的器官
手太阴肺经	属肺,络大肠,环循胃口	喉咙
手阳明大肠经	属大肠,络肺	入下齿中,夹口,鼻
足阳明胃经	属胃,络脾	起于鼻,入上齿,环口夹唇,循喉咙
足太阴脾经	属脾,络胃,流注心中	夹咽,连舌本,散舌下
手少阴心经	属心,络小肠,上肺	夹咽,系目系
手太阳小肠经	属小肠,络心,抵胃	循咽,至目内外眦,入耳中,抵鼻
足太阳膀胱经	属膀胱,络肾	起于目内眦,至耳上角,入络脑
足少阴肾经	属肾,络膀胱,上贯肝,入肺中,络心	循喉咙,夹舌本
手厥阴心包经	属心包,络三焦	
手少阳三焦经	属三焦,络心包	入耳中,至目锐眦
足少阳胆经	属胆,络肝	起于目锐眦,下耳后,入耳中,出耳前
足厥阴肝经	属肝,络胆,夹胃,注肺	过阴器,连目系,环唇内

二、十二经脉与脏腑器官的联络

在体内，十二经脉除与六脏六腑有特定配属关系外，还与相关脏腑发生联系；在头身，十二经脉还与其循行分布部位的组织器官有着密切的联络。临床上辨证分经、循经取穴，均以此为依据。十二经脉与脏腑器官的联络（详见表2-1）。

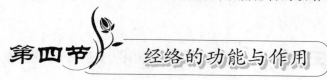

第四节 经络的功能与作用

经络学说是阐述人体经络系统的循行分布、生理功能、病理变化及其与脏腑相互关系的理论体系，是中医理论的重要组成部分，对中医临床各科尤其是针灸临床实践具有重要的指导作用。

一、经络的作用

1. 联系脏腑、沟通内外

《灵枢·海论》指出："夫十二经脉者，内属于腑脏，外络于肢节。"人体的五脏六腑、四肢百骸、五官九窍、皮肉筋骨等组织器官，之所以能保持相对的协调与统一，完成正常的生理活动，是依靠经络系统的联络沟通而实现的。经络中的经脉、经别与奇经八脉、十五络脉，纵横交错，入里出表，通上达下，联系人体各脏腑组织；经筋、皮部联系肢体筋肉皮肤；浮络和孙络联系人体各细微部分。这样，经络将人体联系成了一个有机的整体。

经络的联络沟通作用，还反映在经络具有传导功能。体表感受病邪和各种刺激，可传导于脏腑；脏腑的生理功能失常，亦可反映于体表。这些都是经络联络沟通作用的具体表现。

2. 运行气血、营养全身

《灵枢·本藏》指出："经脉者，所以行血气而营阴阳，濡筋骨，利关节者也。"气血是人体生命活动的物质基础，全身各组织器官只有得到气血的温养和濡润才能完成正常的生理功能。经络是人体气血运行的通道，能将营养物质输布到全身各组织脏器，使脏腑组织得以营养，筋骨得以濡润，关节得以通利。

3. 抗御病邪、保卫机体

营气行于脉中，卫气行于脉外。经络"行血气"而使营卫之气密布周身，在内和调于五脏，洒陈于六腑，在外抗御病邪，防止内侵。外邪侵犯人体由表及里，先从皮毛开始。卫气充实于络脉，络脉散布于全身而密布于皮部，当外邪侵犯机体时,卫气首当其冲发挥其抗御外邪、保卫机体的屏障作用。如《素问·缪刺论》所说:"夫邪客于形也,必先舍于皮毛,留而不去,入舍于孙脉,留而不去,入舍于络脉,留而不去,入舍于经脉,内连五脏,散于肠胃。"

二、经络学说的临床应用

1. 说明病理变化

经络是人体通内达外的一个联络系统,在生理功能失调时,又是病邪传注的途径,具有反映病候的特点。如在有些疾病的病理过程中,常可在经络循行通路上出现明显的压痛,或结节、条索等反应物,以及相应的部位皮肤色泽、形态、温度等变化。通过望色、循经触摸反应物和按压等,可推断疾病的病理状况。

2. 指导辨证归经

辨证归经,是指通过辨析患者的症状、体征以及相关部位发生的病理变化,以确定疾病所在的经脉。辨证归经在经络学说指导下进行。如头痛,痛在前额者多与阳明经有关,痛在两侧者多与少阳经有关,痛在后项者多与太阳经有关,痛在巅顶者多与督脉、足厥阴经有关。这是根据头部经脉分布特点辨证归经。临床上还可根据所出现的证候,结合其所联系的脏腑,进行辨证归经。如咳嗽、鼻流清涕、胸闷,或胸外上方、上肢内侧前缘疼痛等,与手太阴肺经有关;脘腹胀满、胁肋疼痛、食欲不振、嗳气吞酸等,与足阳明胃经和足厥阴肝经有关。

3. 指导针灸治疗

针灸治病是通过针刺和艾灸等刺激体表经络腧穴,以疏通经气,调节人体脏腑气血功能,从而达到治疗疾病的目的。腧穴的选取、针灸方法的选用是针灸治疗的两大关键,均依靠经络学说的指导。针灸临床通常根据经脉循行和主治特点进行循经取穴,如《四总穴歌》所载"肚腹三里留,腰背委中求,头项寻列缺,面口合谷收"就是循经取穴的具体体现。由于经络、脏腑与皮部有密切联系,故经络、脏腑的疾患可以用皮肤针叩刺皮部或皮内埋针进行治疗,如胃脘痛可用皮肤针叩刺中脘、胃俞穴,也可在该穴皮内埋针;经络闭阻、气血瘀滞,可以刺其络脉出血进行治疗,如目赤肿痛刺太阳穴出血,软组织挫伤在其损伤局部刺络拔罐等。

第五节　　　腧穴总论

腧穴是人体脏腑经络之气输注于体表的特殊部位。腧,本写作"输",或从简作"俞"，有转输、输注的含义，言经气转输之义；穴，即孔隙的意思，言经气所居之处。宋代的《铜人腧穴针灸图经》则通称"腧穴"。虽然"腧"、"输"、"俞"三者均指腧穴，但在具体应用时却各有所指。腧穴，是对穴位的统称；输穴，是对五输穴中的第三个穴位的专称；俞穴，专指特定穴中的背俞穴。

腧穴在《内经》中又称作"节"、"会"、"气穴"、"气府"、"骨空"等；后世医家还将其称之为"孔穴"、"穴道"、"穴位"。

人们对腧穴的认识有一个逐渐发展、不断理论化的过程。

远古时代，当人体某一部位或脏器发生疾病时，在病痛局部砭刺、叩击、按摩、针刺、火灸，发现可减轻或消除病痛。这种"以痛为输"所认识的腧穴，既无定位，又无定名，是认识腧穴的最初阶段。

其后，当人们对体表施术部位及其治疗作用的了解逐步深入，积累了较多的经验时，发现有些腧穴有确定的位置和主治的病症，并给予位置的描述和命名，这是腧穴发展的第二阶段，即定位、定名阶段。

随着对经络以及腧穴主治作用认识的不断深化，古代医家对腧穴的主治作用进行了归类，并与经络相联系，说明腧穴不是体表孤立的点，而是与经络脏腑相通的。通过不断总结、分析归纳，逐步将腧穴分别归属各经。这是腧穴发展的成熟阶段，即定位、定名、归经阶段。

在针灸学学术发展过程中，腧穴名称和定位还有一个规范化、标准化的趋势。宋朝政府组织铸造了针灸铜人并编撰了《铜人腧穴针灸图经》；1989年国家标准《经穴部位》颁布，统一和规范了361个经穴定位，为针灸学术的发展作出了一定贡献，促进了针灸标准化建设。

人体的腧穴既是疾病的反应点，又是针灸的施术部位。腧穴与经络、脏腑、气血密切相关。《灵枢·九针十二原》载："欲以微针通其经脉，调其血气，营其逆顺出入之会。"说明针刺腧穴后，通过疏通经脉、调理气血，达到治疗疾病的目的。经穴均分别归属于各经脉，经脉又隶属于一定的脏腑，故腧穴-经脉-脏腑间形成了不可分割的联系。

第六节　腧穴分类

全身腧穴经历了一个由少到多，逐渐丰富的过程。

《内经》论及穴名约160个，并有腧穴归经的记载。晋代皇甫谧所著《甲乙经》记载周身经穴名349个，除论述了腧穴的定位、主治、配伍、操作要领外，并对腧穴的排列顺序进行了整理,为腧穴学理论和临床应用作出了重要贡献。北宋的王惟一对腧穴重新进行了考订,撰写了《铜人腧穴针灸图经》,详载了 354 个腧穴。元代滑伯仁所著《十四经发挥》记载经穴亦为 354 个,并将全身经穴按循行顺序排列,称"十四经穴"。明代杨继洲的《针灸大成》记载经穴 359 个,并列举了辨证选穴的范例,充实了针灸辨证施治的内容。清代李学川的《针灸逢源》定经穴 361 个,并延续至今。另外,还有一些已经有明确定位和主治作用,但尚未按十四经归类的腧穴。

全身腧穴,按照是否归入十四经脉、是否有固定部位和名称,总体上可归纳为十四经穴、奇穴、阿是穴三类。

十四经穴:是指具有固定的名称和位置,且归属于十二经脉和任脉、督脉的腧穴。这类腧穴具有主治本经病症的共同作用,因此,归纳于十四经脉系统中,简称"经穴"。十四经穴是腧穴的主要部分。

奇穴:是指既有一定的名称,又有明确的位置,但尚未归入或不便归入十四经系统的腧穴。这类腧穴的主治范围比较单纯,多数对某些病症有特殊疗效,因而未归入十四经系统,故又称"经外奇穴"。历代对奇穴记载不一,也有一些奇穴在发展过程中被归入经穴。

阿是穴:是指既无固定名称,亦无固定位置,而是以压痛点或病变部位或其他反应点等作为针灸施术部位的一类腧穴,又称"天应穴"、"不定穴"、"压痛点"等。唐代孙思邈的《千金要方》载:"有阿是之法,言人有病痛,即令捏其上,若里当其处,不问孔穴,即得便快或痛处,即云阿是,灸刺皆验,故曰阿是穴也。"阿是穴无一定数目。

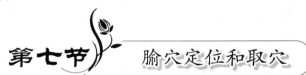

第七节　腧穴定位和取穴

临床上寻取腧穴的位置,称为取穴。取穴是否准确,直接影响针灸的疗效。因此,针灸治疗,强调准确取穴。《灵枢·邪气脏腑病形》指出:"刺此者,必中气穴,无中肉节。"《千金要方》亦载:"灸时孔穴不正,无益于事,徒破好肉耳。"

为了准确取穴,必须掌握好腧穴的定位方法和定穴的基准:体表标志和骨度分寸;然后根据各部腧穴的具体分布和位置特点,主要采取体表标志取穴法、骨度分寸取穴法和同身寸取穴法,此外还有简便取穴法。

常用的腧穴定位方法有以下 4 种:

13

一、体表解剖标志定位法

体表解剖标志定位法,是以人体解剖学的各种体表标志为依据来确定腧穴位置的方法,又称自然标志定位法。体表解剖标志定位法是定取腧穴最基础也是最主要的方法。人体体表解剖标志可分为固定的标志和活动的标志两种。

1. 固定的标志

指各部位由骨节、肌肉所形成的突起、凹陷及五官轮廓、发际、指(趾)甲、乳头、肚脐等,是在自然姿势下可见的标志,可以借助这些标志确定腧穴的位置。如以腓骨小头为标志,在其前下方凹陷中定阳陵泉;以足内踝尖为标志,在其上3寸,胫骨内侧缘后定三阴交;以眉头定攒竹;以脐为标志,脐中即为神阙,其旁开2寸定天枢等。

2. 活动的标志

指各部的关节、肌肉、肌腱、皮肤随着活动而出现的空隙、凹陷、皱纹、尖端等,是在活动姿势下才会出现的标志,据此亦可确定腧穴的位置。如在耳屏与下颌关节之间,微张口呈凹陷处取听宫;下颌角前上方约1横指当咀嚼时咬肌隆起、按之凹陷处取颊车等。

二、骨度分寸定位法

骨度分寸定位法,是指以骨节为主要标志,将两骨节之间的长度折量为一定的分寸,用以确定腧穴位置的方法。不论男女、老少、高矮、胖瘦,均可按一定的骨度分寸在其自身测量。现时采用的骨度分寸是以《灵枢·骨度》所规定的人体各部的分寸为基础,结合历代医家创用的折量分寸而确定的。常用的骨度分寸见表2-2。

表2-2　常用骨度分寸表

部位	起止点	折量寸	度量法	说明
头面部	前发际正中至后发际正中	12	直寸	用于确定头部经穴的纵向距离
	眉间(印堂)至前发际正中	3	直寸	
	第7颈椎棘突下(大椎)至后发际正中	3	直寸	用于确定头部经穴的纵向距离
	眉间(印堂)至后发际正中第7颈椎棘突下(大椎)	18	直寸	
	前两额发角(头维)之间	9	横寸	用于确定头前部经穴的横向距离
	耳后两乳突(完骨)之间	9	横寸	用于确定头后部经穴的横向距离

续表

部位	起止点	折量寸	度量法	说明
胸腹胁部	胸骨上窝(天突)至胸剑联合中点(歧骨)	9	直寸	用于确定胸部任脉经穴的纵向距离
	胸剑联合中点(歧骨)至脐中	8	直寸	用于确定上腹部经穴的纵向距离
	脐中至耻骨联合上缘(曲骨)	5	直寸	用于确定下腹部经穴的纵向距离
	两乳头之间	8	横寸	用于确定胸腹部经穴的横向距离
	腋窝顶点至第11肋游离端(章门)	12	直寸	用于确定胁肋部经穴的纵向距离
背腰部	肩胛骨内缘(近脊柱侧点)至后正中线	3	横寸	用于确定背腰部经穴的横向距离
	肩峰缘至后正中线	8	横寸	用于确定肩背部经穴的横向距离
上肢部	腋前、后纹头至肘横纹(平肘尖)	9	直寸	用于确定上臂部经穴的纵向距离
	肘横纹(平肘尖)至腕掌(背)侧横纹	12	直寸	用于确定前臂部经穴的纵向距离
下肢部	耻骨联合上缘至股骨内上髁上缘	18	直寸	用于确定下肢内侧足三阴经穴的纵向距离
	胫骨内侧髁下方至内踝尖	13	直寸	
	股骨大转子至腘横纹	19	直寸	于确定下肢外后侧足三阳经穴的纵向距离(臀沟至腘横纹相当于14寸)
	腘横纹至外踝尖	16	直寸	用于确定下肢外后侧足三阳经穴的纵向距离

三、手指同身寸定位法

手指同身寸定位法,是指依据患者本人手指为尺寸折量标准来量取腧穴的定位方法,又称"指寸法"。该方法源于唐代孙思邈的《千金要方》。常用的手指同身寸有以下3种:

中指同身寸:以患者中指中节桡侧两端纹头(拇、中指屈曲成环形)之间的距离作为1寸。

拇指同身寸:以患者拇指的指间关节的宽度作为1寸。

横指同身寸:令患者将食指、中指、无名指和小指并拢,以中指中节横纹为标准,其四指的宽度作为3寸。四指相并名曰"一夫";用横指同身寸量取腧穴,又名"一夫法"。

15

四、简便定位法

简便定位法是临床中一种简便易行的腧穴定位方法。如立正姿势,手臂自然下垂,其中指端在下肢所触及处处为风市;两手虎口自然平直交叉,一手食指压在另一手腕后高骨的上方,其食指尽端到达处取列缺等。此法是一种辅助取穴方法。

第八节　腧穴主治作用

每一个腧穴均有一定的主治特点和主治规律。

一、腧穴主治特点

腧穴的主治特点主要表现在三个方面,即近治作用、远治作用和特殊作用。

1. 近治作用

近治作用是腧穴均可以治疗其所在部位局部及邻近组织、器官的病症。这是一切腧穴主治作用所具有的共同特点。如眼眶周围的睛明、承泣、攒竹、瞳子髎等经穴均能治疗眼疾;上腹部的中脘、建里、梁门等经穴均能治疗胃的病症;膝关节周围的鹤顶、膝眼等奇穴均能治疗膝关节疼痛。古人总结的"以痛为输""阿是穴"等,也体现了腧穴治疗邻近局部病症的特点。即"腧穴所在,主治所在。"

2. 远治作用

远治作用是腧穴可以治疗其远隔部位的脏腑、组织器官病症的作用。十四经穴,尤其是十二经脉中位于四肢肘膝关节以下的经穴,远治作用尤为突出。如合谷穴不仅能治疗手部的局部病症,还能治疗本经所过处的颈项部和头面部病症。腧穴的远治作用,与腧穴所归属经脉的循行分布和脏腑组织器官联系相关。即"经脉所过,主治所及"。

3. 特殊作用

除腧穴的局部治疗和循经远道治疗外,腧穴还有全身性治疗作用、相对特异性治疗作用。前者如大椎穴治疗恶寒发热等;后者如至阴穴矫正胎位,阑尾穴治疗阑尾炎等。此外,特殊作用还表现为双向良性调整作用,即同一腧穴针对机体不同病理状态,可以起到相向的治疗效果。如腹泻时针天枢穴可止泻,便秘时针天枢穴可以通便;内关可治心动过缓,又可治疗心动过速;又如实验证明,针刺足三里穴既可使原来处于弛缓状态或处于较低兴奋状态的胃运动加强,又可使原来处于紧张状态或收缩亢进的胃运动减弱。

16

二、腧穴主治规律

每一个腧穴的主治作用,除了个性特点以外,还与周围的邻近腧穴,同一经脉上的腧穴,存在某种相似或者相同。

就同一经脉上,尤其是肘膝关节以下区域,若干个腧穴主治作用存在相似和相近,故而该区域腧穴主治存在分经规律和特点。这种作用特点,又与每一经脉的循行分布分不开来。另一方面,相邻两条或者三条经脉,又具有共同的联系部位和组织,因此出现经穴主治的共性特点。即腧穴主治的分经规律。

就邻近部位而言,相近部位的腧穴在腧穴主治上也存在相似或者相近,显示了腧穴主治作用的部位特点。即腧穴主治的分部规律。

(一) 十四经腧穴分经主治规律

1. 手三阴经腧穴分经主治规律——表2-3

表2-3

经名	本经主治特点	二经相同主治	三经相同主治
手太阴经	肺、喉病		
手厥阴经	心、胃病	神志病	胸部病
手少阴经	心病		

2. 手三阳经腧穴分经主治规律——表2-4

表2-4

经名	本经主治特点	二经相同主治	三经相同主治
手阳明经	前头、鼻、口齿病		
手少阳经	侧头、胁肋病	耳病	目病、咽喉病,发热病
手太阳经	后头、肩胛病,神志病		

3. 足三阳经腧穴分经主治规律——表2-5

表2-5

经名	本经主治特点	二经相同主治	三经相同主治
足阳明经	前头、口齿、咽喉病、胃肠病		
足少阳经	侧头、耳病、胁肋病	眼病	神志病、发热病
足太阳经	后头、背腰病(背俞主治脏腑病)		

4. 足三阴经腧穴分经主治规律——表 2-6

表 2-6

经名	本经主治特点	三经相同主治
足太阴经	脾胃病	经带病(妇科病)、小溲(泌尿)病
足厥阴经	肝病、前阴病	
足少阴经	肾病、肺病、咽喉病	

5. 任督二脉腧穴分经主治规律——表 2-7

表 2-7

经名	本经主治特点	二相同主治
任脉	回阳、固脱,有强壮作用	神志病、口齿、咽喉、脏腑病(胸、肺、脾胃、肠、肾、膀胱)、经带病(妇科病)
督脉	中风、昏迷急救、发热病、头面病	

（二）十四经腧穴分部主治规律——表 2-8

表 2-8

分部		主治
头面部	前头、侧头区	眼病、鼻病
	后头区	神志、头部病
	眼区	眼病
	鼻区	鼻病
颈项部	颈区	舌、咽喉、气管、颈部病
	项区	神志、咽喉、眼、头项病
胸膺胁腹部	胸膺部	肺、心病(上焦病)
	胁腹部	肝、胆、脾、胃病(中焦病)
	少腹部	前后阴、肾、肠、膀胱(下焦病)
腋胁侧腹部	胸胁部	肝胆病、局部病
	侧腹病	脾胃病、经带病
肩背腰尻部	肩胛部	局部、头项部病
	背部	肺、心病
	背腰部	肝、胆、脾、胃病
	腰尻部	肾、膀胱、肠、后阴、经带病
上肢内侧部	上臂内侧	肘臂内侧病
	前臂内侧	局部、胸、肺、心、神志、咽喉病
	掌面	神志、发热病、昏迷急救

续表

分部		主治
上肢外侧部	上臂外侧	肩臂肘外侧病
	前臂外侧	局部、五官、发热病、神志病
	掌背	头面、口齿、咽喉、发热病;急救
下肢内侧部	大腿内侧	经带、小溲、前阴病
	小腿内侧	经带、小溲、前阴、脾胃病
	脚踝内侧	脾胃、肝、前阴、肾、肺、咽喉病
下肢后侧部	大腿后侧	臀、股病
	小腿后侧	腰背、后阴病
	脚踝后侧	头项、背腰、眼、神志、发热病
下肢前面部	大腿前侧	腿、膝部病
	小腿前侧	局部、胃肠病
	脚踝前侧	前头、口齿、咽喉、胃肠、神志、发热病
下肢外侧部	大腿外侧	腰尻、膝、股关节病
	小腿外侧	胸胁、颈项、眼、侧头部病
	脚踝外侧	侧头、眼耳、胁肋、发热病

19

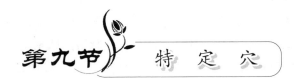

第九节 特 定 穴

　　十四经穴中,具有相似或相近特殊性能、主治特点或作用的若干腧穴组成一类特定穴。特定穴在临床较为常用,掌握特定穴的有关知识,对针灸临床选穴具有重要的指导意义。总结历代医家的经验和认识,特定穴主要有"五输穴"、"原穴"、"络穴"、"郄穴"、"下合穴"、"背俞穴"、"募穴"、"八会穴"、"八脉交会穴"和"交会穴"等10类。

一、五输穴

　　五输穴是十二经脉分布在肘、膝关节以下的 5 个特定腧穴,即"井、荥、输、经、合"穴,简称"五输"。五输穴从四肢末端向肘膝关节方向依次排列。"井",意为谷井,喻山谷之泉,是水之源头;井穴分布在指或趾末端,为经气初出。"荥",意为小水,喻刚出的泉水微流;荥穴分布于掌指或跖趾关节之前,为经气开始流动。"输",有输注之意,喻水流由小到大,由浅渐深;输穴分布于掌指或跖趾关节之后,为经气渐盛。"经",意为水流宽大通畅;经穴多位于腕、踝关节以上之前臂、胫部,其经气盛大流行。"合",有汇合之意,喻江河之水汇合入海;合穴位于肘膝关节附近,其经气充盛且入合于脏腑。《灵枢·九针十二原》指出:"所出为井,所溜为荥,所注为输,所行为经,所入为合。"是对五输穴经气流注特点的概括。五输穴还与五行相配,故又有"五行输"之称。五输穴理论详出于《灵枢·本输》。

二、原穴

原穴是脏腑原气输注、经过和留止于十二经脉四肢部的腧穴,又称"十二原"。"原"含本原、原气之意,是人体生命活动的原动力,为十二经脉维持正常生理功能之根本。十二原穴多分布于腕踝关节附近。阴经之原穴与五输穴中的输穴同穴名,同部位,实为一穴,即所谓"阴经以输为原","阴经之输并于原"。阳经之原穴位于五输穴中的输穴之后,即另置一原。原穴理论首出于《灵枢·九针十二原》。

三、络穴

络穴是十二经脉、任脉、督脉等别络和脾之大络从经脉分出处的腧穴,合称"十五络穴"。"络",有联络、散布之意。十二经脉各有一络脉分出,故各有一络穴。十二经脉的络穴位于四肢肘膝关节以下;任脉络穴鸠尾位于上腹部;督脉络穴长强位于尾骶部;脾之大络大包穴位于胸胁部。络穴理论详出于《灵枢·经脉》。

四、郄穴

郄穴是十二经脉和奇经八脉中的阴跷、阳跷、阴维、阳维脉之经气深聚的部位,共有 16 个。"郄"有空隙之意。除胃经的梁丘之外,郄穴都分布于四肢肘膝关节以下。郄穴理论首出于《甲乙经》。

五、背俞穴

背俞穴是脏腑之气输注于背腰部的腧穴,又称为"俞穴"。六脏六腑各有一背俞穴,共 12 个。背俞穴均位于背腰部足太阳膀胱经第 1 侧线上,大体依脏腑位置的高低而上下排列,并分别冠以脏腑之名。背俞穴理论首出于《灵枢·背腧》。

六、募穴

募穴是脏腑之气汇聚于胸腹部的腧穴,又称为"腹募穴"。"募",有聚集、汇合之意。六脏六腑各有一募穴,共 12 个。募穴均位于胸腹部有关经脉上,其位置与其相关脏腑所处部位相近。募穴理论详出于《脉经》。

七、下合穴

下合穴是六腑之气下合于下肢足三阳经的腧穴,又称"六腑下合穴"。下合穴共有 6 个,其中胃、胆、膀胱的下合穴位于本经,大肠、小肠的下合穴同位于胃经,三焦的下合穴位于膀胱经。下合穴理论首出于《灵枢·邪气脏腑病形》。

八、八会穴

八会穴是脏、腑、气、血、筋、脉、骨、髓等精气聚会的 8 个腧穴。八会穴分散在躯干部和四肢部,其中脏、腑、气、血、骨之会穴位于躯干部;筋、脉、髓之会穴位于四肢部。八会穴理论首出于《难经·四十五难》。

九、八脉交会穴

八脉交会穴是与奇经八脉脉气相通的 8 个腧穴,又称"交经八穴"。八脉交会穴均位于腕踝部的上下。八脉交会穴理论首出于《针经指南》。

十、交会穴

交会穴是两经或数经相交会的腧穴。交会穴多分布于头面、躯干部。交会穴理论详载于《甲乙经》。

21

第三章
经络腧穴各论

十二经脉是经络理论的主体，具有内属脏腑、外络肢节的作用。《灵枢·经脉》完整地记载了十二经脉理论，系统阐述了十二经脉循行和病候。奇经八脉理论，补充和发展了十二经脉理论，也有循行和病候的记载。

经络理论的产生和发展，与腧穴理论有着密切的联系。腧穴归经，产生了经穴的概念，尤其是十四经穴的提出，使得经络理论和腧穴理论高度相关。其中，经脉循行分布、经脉病候，与该经肘膝关节以远的腧穴主治，有着内在的联系。熟悉经脉的体表循行路线及其在体内与脏腑的联系、经脉病候等，就能更好地掌握各经所属腧穴的主治范围和特点。

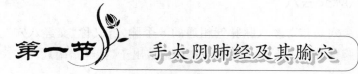

第一节　手太阴肺经及其腧穴

（一）经脉循行

手太阴肺经，起于中焦，向下联络大肠，从胃上口，通过横膈，上属于肺，联及肺系；从肺系出来，经过侧胸上部，循行于上肢内侧前缘，经过寸口、鱼际，出于拇指桡侧端；分支从腕后分出，止于食指桡侧端。

【原文】

《灵枢·经脉》：肺手太阴之脉，起于中焦，下络大肠，还循胃口[①]，上膈属肺。从肺系[②]，横出腋下，下循臑[③]内，行少阴[④]、心主[⑤]之前，下肘中，循臂内上骨[⑥]下廉，入寸口，上鱼，循鱼际，出大指之端。其支者：从腕后，直出次指内廉，出其端。

注释：①胃口：指胃之上口，贲门部。②肺系：喉咙，兼指气管。③臑：臑音闹，指上臂。④少阴：此处指手少阴心经。⑤心主：指手厥阴心包经。⑥上骨：指桡骨。

（二）脏腑经脉病候

咳嗽、气喘、少气不足以息、咳血、咽喉肿痛、伤风、胸部胀满、缺盆部及手臂内侧前缘疼痛、肩背部寒冷疼痛等。

（三）本经腧穴（11穴）

1. 中府（Zhōngfǔ，LU1）

【定位】在云门（手太阴经）下一寸，乳上三肋间陷者中，动脉应手，仰而取之

（《甲乙经》[1]），图 3-1。

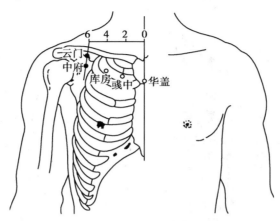

图 3-1　云门、中府

【取穴】在胸前壁之外上部，第 1 肋间隙外侧，距任脉（胸骨正中线）6 寸。

【主治】咳嗽，气喘，肺胀满，胸痛，肩背痛。

【操作】直刺 3～5 分；艾条灸 3～5 分钟，艾炷灸 3～5 壮。（针刺深度，以中指同身寸为标准。下同。）

【附注】①本穴为肺之募穴；②本穴为手、足太阴经交会穴（《甲乙经》）；③胸部横寸以两乳头间作 8 寸折量。

2. 云门（Yúnmén，LU2）

【定位】在巨骨下，气户（足阳明经）两旁各二寸陷者中（《甲乙经》），图 3-1。

【取穴】在中府上方，锁骨外端下方，当胸肌三角之外侧凹陷中取穴，距任脉 6 寸。

【主治】咳嗽，气喘，胸中热，胸痛，肩背痛，胸中烦满。

【操作】直刺 3～5 分；艾条灸 3～7 分钟。

【附注】本穴古代文献记载用艾炷灸。因近代采用艾条灸较多，故仅列艾条灸量。下列仅载艾条灸，各穴也并可应用艾炷灸。

---

[1] 本讲稿各腧穴的【定位】项中，凡标注出于《甲乙经》者，皆以人民卫生出版社影印明刊统正脉本《针灸甲乙经》为依据。

3. 天府（Tiānfǔ，LU3）

【定位】 在腋下三寸，臂臑内廉动脉中（《甲乙经》），图 3-2。

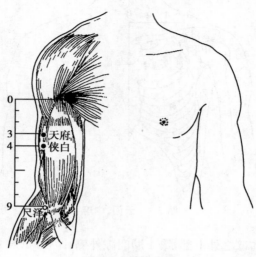

图 3-2　天府、侠白

【取穴】 在上臂内侧，尺泽（手太阴经）上方，肱二头肌桡侧，当腋纹头至肘横纹（尺泽）连线的上 1/3 折点取穴。

【主治】 气喘，鼻衄，瘿气，上臂内侧痛。

【操作】 直刺 3～5 分。

【附注】 腋纹头至肘横纹（尺泽）作 9 寸折量。

4. 侠白（Xiábái，LU4）

【定位】 在天府下，去肘五寸动脉中（《甲乙经》），图 3-2。

【取穴】 在肱二头肌桡侧，天府下 1 寸取之。

【主治】 咳嗽，短气，胸满，烦满，上臂内侧痛。

【操作】 直刺 3～5 分，艾条灸 3～7 分钟。

5. 尺泽（Chǐzé，LU5）

【定位】 在肘中约纹上动脉（《甲乙经》），图 3-3。

【取穴】 在肘横纹中，肱二头肌腱桡侧，取时微屈肘。

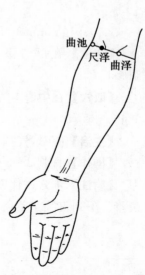

图 3-3　尺泽

【主治】咳嗽,咳血,肺痨,潮热,气喘,咽喉肿痛,胸部胀满,小儿惊风,肘臂挛痛,乳痈。

【操作】直刺5～7分,艾条灸3～7分钟。

【附注】手太阴之脉所入,为合。

6. 孔最(Kǒngzuì,LU6)

【定位】去腕七寸(《甲乙经》),图3-4。

【取穴】在前臂掌侧,当肘横纹(尺泽)与腕横纹(太渊)连线上,自腕横纹直上7寸处取之。

【主治】咳嗽,气喘,咳血,咽喉肿痛,失音,肘臂冷痛、不能屈伸。

【操作】直刺5～7分,艾条灸3～7分钟。

【附注】①本穴为手太阴之郄穴;②肘横纹(尺泽)与腕横纹(太渊)作12寸折量。

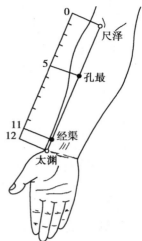

图3-4 孔最、经渠

7. 列缺(Lièquē,LU7)

【定位】去腕上一寸五分(《甲乙经》),图3-5。

【取穴】在桡骨茎突的上方,腕横纹上1.5寸,取穴时两手虎口交叉,当食指尖端到达的凹陷中是穴。

【主治】偏正头痛,咳嗽,气喘,咽喉肿痛,半身不遂,口眼㖞斜,牙关紧闭,齿痛,手腕无力。

【操作】向肘部斜刺2～3分,艾条灸3～7分钟。

【附注】①本穴为手太阴之络穴;②八脉交会穴之一,通于任脉。

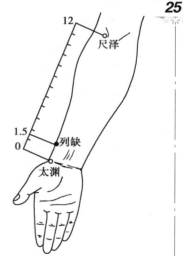

图3-5 列缺

8. 经渠(Jīngqú,LU8)

【定位】在寸口陷者中(《甲乙经》),图3-4。

【取穴】仰掌,在桡骨茎突内侧腕横纹上1寸,当桡动脉(寸口)桡侧凹陷中取之。

【主治】咳嗽,气喘,咽喉肿痛、胸痛,热病汗不出,掌中热,手腕痛。

【操作】直刺1～2分。

【附注】手太阴之脉所行,为经。

9. 太渊(Tàiyuān,LU9)

【定位】在掌后陷者中(《甲乙经》),图 3-6。

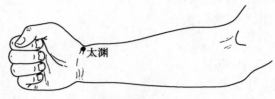

图 3-6　太渊

【取穴】仰掌,在腕横纹上,于桡动脉桡侧凹陷中取穴。

【主治】气喘,咳嗽,咳血,咽干,喉肿痛,缺盆中痛,胸膺满痛,上臂内侧痛。

【操作】直刺 2～3 分,艾条灸 3 分钟,艾炷灸 3 壮。

【附注】①手太阴之脉所注为输;②本穴为肺之原穴;③八会穴之一,脉会太渊。

10. 鱼际(Yújì,LU10)

【定位】在手大指本节后内侧散脉中(《甲乙经》),图 3-7。

【取穴】仰掌,在第 1 掌骨掌侧中部,赤白肉际处。

【主治】咳嗽,咯血,咽喉肿痛,发热,失音不语,肘挛,掌心热。

【操作】直刺 5～7 寸,艾条灸 3～5 分钟。

【附注】手太阴之脉所溜为荥。

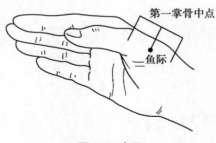

图 3-7　鱼际

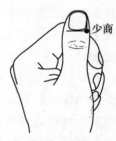

图 3-8　少商

11. 少商(Shàoshāng,LU11)

【定位】在手大指端内侧,去爪甲如韭叶(《甲乙经》),图 3-8。

【取穴】在拇指桡侧距爪甲角后 1 分许取穴。

【主治】咳嗽,气喘,咽喉肿痛,鼻衄,重舌,手指挛痛,热痛,中风昏迷、癫狂。

【操作】斜刺1分,或三棱针点刺出血。

【附注】①治疗癫狂,鼻衄,可用小艾炷灸3~5壮。②手太阴之脉所出,为井。

手太阴肺经经穴歌(共 11 穴)

手太阴肺十一穴,中府云门天府诀,
侠白之下是尺泽,孔最下行接列缺,
更有经渠与太渊,鱼际少商如韭叶。

表 3-1　手太阴肺经腧穴主治提要表

穴名	部位	主治	
		本经及脏腑重点病症	特殊或全身病症
中府	胸	咳嗽、气喘、胸痛	
云门	胸	咳嗽、气喘、胸痛	
以上胸部穴:主治胸、肺疾患			
天府	上臂	气喘	鼻衄
侠白	上臂	咳嗽	
尺泽	肘	咳嗽、咳血、气喘、胸满	潮热
孔最	前臂	咳嗽、咳血	
列缺	前臂	咳嗽	喉肿、口歪、偏正头痛
经渠	前臂	咳嗽	咽喉肿痛
太渊	腕关节	咳嗽、喘咳	咽肿
鱼际	掌	咳嗽、咳血	咽喉肿痛
少商	拇指端	咳嗽	咽喉肿痛、中风昏迷
以上手臂部穴:主治喉、胸、肺病,热病			

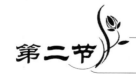

第二节　手阳明大肠经及其腧穴

(一)经脉循行

手阳明大肠经,起于食指末端,循行于上肢外侧的前缘,上走肩端,进入缺盆,络肺属大肠;从缺盆上走颈部,经颈部入下齿,过人中沟,止于对侧鼻旁。

【原文】

《灵枢·经脉》:大肠手阳明之脉,起于大指次指之端,循指上廉,出合谷两骨①之间,上入两筋②之中,循臂上廉,入肘外廉,上臑外前廉,上肩,出髃骨③之前廉,上出于柱骨之会上④,下入缺盆,络肺,下膈,属大肠。其支者:从缺盆上颈,贯颊,入下齿中;还出夹口,交人中,左之右、右之左,上夹鼻孔。

注释:①合谷两骨:指第1、第2掌骨。②两筋:指拇长伸肌腱、拇短伸肌腱。③髃骨:髃读作隅,角的意思,此指肩峰部。④柱骨之会上:"柱骨"意指颈椎;柱骨之"会上"指大椎。

(二)脏腑经脉病候

腹痛、肠鸣、泄泻、便秘、痢疾、咽喉肿痛、齿痛、鼻流清涕或出血,本经循行部位疼痛、热肿或寒冷等。

(三)本经腧穴(20穴)

1. 商阳(Shāngyáng,LI1)

【定位】在大指次指内侧,去爪甲如韭叶(《甲乙经》),图3-9。

【取穴】在食指末节桡侧距爪甲角后1分许。

【主治】耳聋,齿痛,咽喉肿痛,颔肿,青盲,手指麻木,热病汗不出,中风昏迷。

【操作】斜刺1分,或三棱针点刺出血。

【附注】手阳明之脉所出,为井。

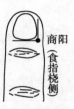

图3-9 商阳

2. 二间(Èrjiān,LI2)

【定位】在手大指次指本节前,内侧陷者中(《甲乙经》),图3-10。

【取穴】在第2掌指关节前桡侧陷中,握拳取穴。

【主治】目昏,鼻衄,齿痛,口㖞,颔肿,咽喉肿痛,热病。

【操作】直刺2~3分,艾条灸3分钟。

【附注】手阳明之脉所溜,为荥。

3. 三间(Sānjiān,LI3)

【定位】在手大指次指本节后,内侧陷者中(《甲乙经》),图3-10。

【取穴】在食指桡侧第2掌骨小头之后方,握拳取穴。

【主治】目痛,齿痛,咽喉肿痛,手指手背红肿,身热,胸满肠鸣。

【操作】直刺3~5分,艾条灸3~7分钟。

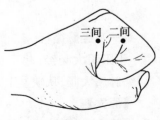

图3-10 二间、三间

【附注】手阳明之脉所注,为输。

4. 合谷(Hégǔ,LI4)

【定位】在手大指次指间(《甲乙经》),图 3-11。

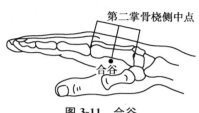

第二掌骨桡侧中点

合谷

图 3-11　合谷

【取穴】在第 1、2 掌骨之间,约当第 2 掌骨桡侧之中点取穴。或以一手的拇指指骨关节横纹,放在另一手拇食指之间的指蹼缘上,当拇指尖尽处是穴。

【主治】头痛,目赤肿痛,鼻衄,鼻渊,齿痛,耳聋,面肿,疔疮,咽喉肿痛,咳嗽,指挛,臂痛,牙关紧闭,口眼㖞斜,热病无汗,多汗,经闭,滞产,腹痛,便秘,痢疾,小儿惊风,瘾疹,痄腮。

【操作】直刺 5～8 分,艾条灸 3～7 分钟。

【附注】①手阳明之脉所过为原;②孕妇禁针灸。

29

5. 阳溪(Yángxī,LI5)

【定位】在腕中上侧两筋陷者中(《甲乙经》),图 3-12。

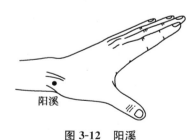

阳溪

图 3-12　阳溪

【取穴】在腕关节桡侧凹陷部,取穴时大拇指向上翘起,当拇长、短伸肌腱之间的凹陷中。

【主治】头痛,耳鸣,耳聋,齿痛,咽喉肿痛,目翳,手腕痛。

【操作】直刺 5～7 分,艾条灸 3～7 分钟。

【附注】手阳明之脉所行,为经。

6. 偏历(Piānlì，LI6)

【定位】在腕后三寸(《甲乙经》)，图 3-13。

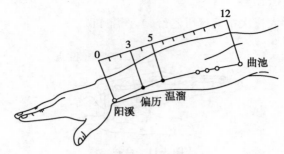

图 3-13　偏历、温溜

【取穴】侧腕屈肘，位于阳溪与曲池连线上，阳溪上 3 寸。取穴时两虎口交叉，当中指尖到达之处之桡骨外侧凹陷中是穴。

【主治】鼻衄，目赤，耳聋，耳鸣，手臂酸痛，喉痛，水肿。

【操作】斜刺 3～4 分，艾条灸 3～7 分钟。

【附注】①本穴为手阳明经之络穴；②腕横纹(阳溪)至肘横纹(曲池)作 12 寸折量。

7. 温溜(Wēnliū，LI7)

【定位】在腕后，少士五寸，大士六寸(《甲乙经》)，图 3-13。

【取穴】侧拳屈肘，在阳溪上 5 寸，当阳溪与曲池连线上取穴。

【主治】头痛，面肿，口舌肿痛，咽喉肿痛，肩背酸痛，肠鸣腹痛。

【操作】直刺 3～5 分，艾条灸 3～7 分钟。

【附注】本穴为手阳明经的郄穴。

8. 下廉(Xiàlián，LI8)

【定位】在辅骨下，去上廉一寸(《甲乙经》)，图 3-14。

【取穴】当曲池下 4 寸取穴。

【主治】头风，眩晕，目痛，肘臂痛，腹痛，食物不化。

9. 上廉(Shànglián，LI9)

【定位】在三里下一寸(《甲乙经》)，图 3-14。

【取穴】当曲池下 3 寸取穴。

30

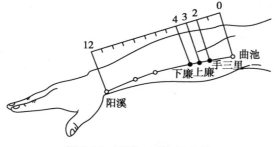

图 3-14　下廉、上廉、手三里

【主治】肩髃酸痛,上肢不遂,手臂麻木,肠鸣腹痛。

【操作】直刺 5～7 分,艾条灸 3～7 分钟。

10. 手三里(Shǒusānlǐ,LI10)

【定位】在曲池下二寸(《甲乙经》),图 3-14。

【取穴】当下廉与曲池连线之中点取穴。

【主治】齿痛,颊颔肿,肩髃疼痛,上肢不遂,腹痛吐泻。

【操作】直刺 5～8 分,艾条灸 3～7 分钟。

11. 曲池(Qūchí,LI11)合穴

【定位】在肘外辅骨、肘骨之中(《甲乙经》),图 3-15。

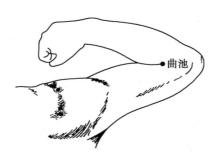

图 3-15　曲池

【取穴】屈肘时,当肘横纹外端凹陷处,当尺泽(手太阴经)与肱骨外上髁之中点,屈肘取之。

【主治】咽喉肿痛,手臂肿痛,手肘无力,上肢不遂,月经不调,瘰疬,瘾疹,丹毒,腹痛吐泻,痢疾,热病。

【操作】直刺 8～15 分,艾条灸 3～7 分钟。

31

【附注】①手阳明之脉所入,为合。②大肠下合穴上巨虚,属足阳明胃经,为治疗大肠腑证的主穴。

12. 肘髎(Zhǒuliáo,LI12)

【定位】在肘大骨外廉陷者中(《甲乙经》),图 3-16。

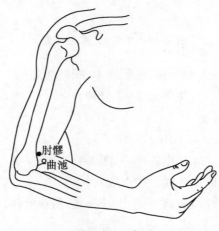

图 3-16　肘髎

【取穴】以肘屈置,于肱骨外上髁的上方,曲池外上方 1 寸,肱骨边缘取穴。
【主治】肘臂痛、挛急、麻木,肘节风痹。
【操作】直刺 3～5 分,艾条灸 3～7 分钟。
【附注】肘横纹(曲池)至腋前纹头水平线作 9 寸折量。

13. 手五里(Shǒuwǔlǐ,LI13)

【定位】在肘上三寸(《甲乙经》),图 3-17。
【取穴】以肘屈置,于曲池与肩髃连线上,当曲池上 3 寸取穴。
【主治】肘臂挛急、疼痛,瘰疬。
【操作】艾条灸 3～7 分钟。

14. 臂臑(Bìnào,LI14)

【定位】在肘上七寸,腘肉端(《甲乙经》),图 3-17。
【取穴】垂臂屈肘,在肱骨外侧三角肌下端,当曲池与肩髃的连线上取穴。
【主治】肘臂疼痛不举,颈项拘急,瘰疬。

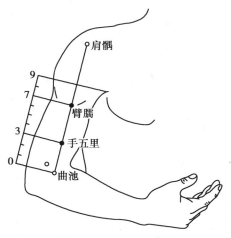

图 3-17　手五里、臂臑

【操作】直刺或向上斜刺 5～7 分,艾条灸 5～10 分钟。

【附注】本穴为手阳明络之会(《甲乙经》)。

15. 肩髃(Jiānyú,LI15)

【定位】在肩端,两骨间(《甲乙经》),图 3-18。

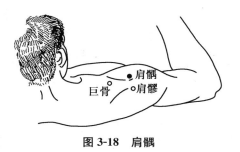

图 3-18　肩髃

【取穴】在肩峰与肱骨大结节间,三角肌上部中央。上臂外展至水平位时,当肩峰锁骨关节外部出现 2 个凹陷,在前方小凹陷中取之。

【主治】肩臂痛,上肢不遂,风热瘾疹,瘰疬。

【操作】直刺 6～12 分,艾条灸 5～10 分钟。

【附注】①如上臂下垂时,亦可向下斜刺。②本穴为手阳明、跷脉之会(《甲乙经》)。

33

16. 巨骨(Jùgǔ,LI16)

【定位】 在肩端上行,两叉骨间陷者中(《甲乙经》),图 3-19。

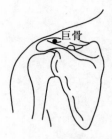

图 3-19　巨骨

【取穴】 在肩端上,锁骨肩峰端与肩胛冈之间凹陷部取穴。

【主治】 肩背、手臂痛不得屈伸,瘰疬,瘿气。

【操作】 直刺 5～7 分,艾条灸 5～10 分钟。

【附注】 本穴为手阳明、跷脉之会(《甲乙经》)。

17. 天鼎(Tiāndǐng,LI17)

【定位】 在缺盆上,直扶突,气舍后一寸五分(《甲乙经》),图 3-20。

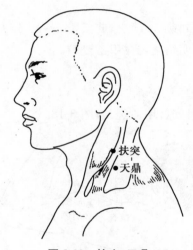

图 3-20　扶突、天鼎

【取穴】 正坐仰靠,在颈侧部扶突下 2 横指,当胸锁乳突肌的后缘取穴。

【主治】 咽喉肿痛,暴喑,气梗,瘰疬,瘿气。

【操作】 直刺 3～5 分,艾条灸 3～5 分钟。

18. 扶突(Fútū,LI18)

【定位】 人迎后一寸五分(《甲乙经》),图 3-20。

【取穴】 正坐仰靠,在颈侧部人迎后约 2 横指,当胸锁乳突肌的胸骨头与锁骨头之间,与结喉平高处取穴。

【主治】 咳嗽,气喘,咽喉肿痛,暴喑,瘰疬,瘿气。

【操作】直刺 3～5 分,艾条灸 3～5 分钟。

19. 口禾髎(KǒuhéLiáo,LI19)
【定位】在直鼻孔下,侠水沟旁五分(《甲乙经》),图 3-21。

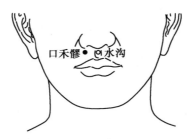

图 3-21　口禾髎

【取穴】在鼻孔外缘直下,与上唇联线上 1/3 与中 1/3 的交界点取穴。
【主治】鼽衄,鼻塞,息肉,口喎,口噤不开。
【操作】斜刺 2～3 分。

20. 迎香(Yíngxiāng,LI20)
【定位】在禾髎上,鼻下孔傍(《甲乙经》),图 3-22。

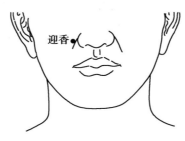

图 3-22　迎香

【取穴】在与鼻翼外缘中点相平齐的鼻唇沟里取穴。
【主治】鼻塞不闻香臭,鼽衄,鼻渊,口眼喎斜,面痒,浮肿。
【操作】针 3 分。
【附注】本穴为手、足阳明之会(《甲乙经》)。

手阳明大肠经经穴歌(共 20 穴)

手阳明穴起商阳,二间三间合谷藏,

35

阳溪偏历复温溜,下廉上廉三里长,
曲池肘髎五里近,臂臑肩髃巨骨当,
天鼎扶突禾髎接,鼻旁五分号迎香。

表3-2 手阳明大肠经腧穴主治提要表

穴名	部位	主治	
		本经及脏腑重点病症	特殊或全身病症
商阳	次指端	耳聋、齿痛、颔肿、喉肿痛	中风昏迷、热病
二间	指	目昏、鼻衄、齿痛、口歪	
三间	指	下齿痛、喉肿痛	
合谷	手背	头痛、鼻衄、耳聋、齿痛面肿、口歪、喉肿痛	热病、多汗
阳溪	腕关节	头痛、目赤、耳聋、齿痛	
偏历	前臂	鼻衄	水肿
温溜	前臂	头痛、面肿、喉肿痛	肠鸣、腹痛
下廉	前臂	肘臂痛	腹痛
上廉	前臂	上肢不遂	肠鸣、腹痛
手三里	前臂	颊颔肿、上肢瘫痪	吐血
曲池	前臂	喉痛、上肢瘫痪	热病、瘾疹
以上手、肘部穴：主治头面、目、耳、鼻、口、齿疾病，热病			
肘髎	上臂	肘臂痛	
手五里	上臂	肘臂痛	
臂臑	上臂	臂痛	
肩髃	肩关节	肩臂痛、上肢瘫痪	
巨骨	肩	肩臂痛	
以上上臂、肩部穴：主治局部病症			
天鼎	颈	暴喑、咽喉肿痛	
扶突	颈	暴喑、咽喉肿痛	
颈部：咽喉病症			
口禾髎	面	鼻塞、鼻衄、口歪	
迎香	面	鼻塞、鼻渊、鼻衄、口歪、面痒、浮肿	
以上面部穴：主治鼻疾患			

第三节　足阳明胃经及其腧穴

（一）经脉循行

足阳明胃经起于鼻旁，上行鼻根，沿着鼻外侧（承泣）下行，入上齿，环绕口唇，交会承浆，循行过下颌、耳前、止头角；主干线从颈下胸，内行部分入缺盆，属胃络脾；外行部分循行于胸腹第 2 侧线，抵腹股沟处，下循下肢外侧前缘，止于第 2 趾外侧端；分支从膝下 3 寸和足背分出，分别到中趾和踇趾。

【原文】

《灵枢·经脉》：胃足阳明之脉，起于鼻，交頞中①，旁约太阳之脉，下循鼻外，入上齿中，还出夹口，环唇，下交承浆，却循颐②后下廉，出大迎，循颊车③，上耳前，过客主人④，循发际，至额颅。

其支者：从大迎前，下人迎⑤，循喉咙，入缺盆，下膈，属胃，络脾。

其直者：从缺盆下乳内廉，下夹脐，入气街⑥中。

其支者：起于胃口⑦，下循腹里，下至气街中而合。以下髀关⑧，抵伏兔⑨，下膝髌中，下循胫外廉，下足跗，入中指内间⑩。

其支者：下膝三寸而别，下入中指外间。

其支者：别跗上，入大指间，出其端。

注释： ①頞：音遏。鼻茎，指鼻根。②颐：音夷。口角后，下颌部。③颊车：穴在下颌角前，咬肌中。④客主人：即上关穴，当耳前颧弓上缘。⑤人迎：穴在结喉两侧，颈动脉搏动处。⑥气街：此处指气冲部，当股动脉搏动处。⑦胃口：指胃之下口，即幽门部。⑧髀关：股外为髀。穴在髂前上棘直下，缝匠肌外侧，约平会阴。⑨伏兔：大腿前正中部，股四头肌隆起状如伏兔。⑩中指内间："指"通"趾"。内间指它的内侧趾缝，实则止于第 2 趾外侧端。

（二）脏腑经脉病候

肠鸣、腹胀、水肿、胃痛、呕吐或消谷善饥、口㖞、咽喉肿痛、鼻衄、胸部及膝髌等经脉循行部位疼痛、热病、发狂等。

（三）本经腧穴（45 穴）

1. 承泣（Chéngqì，ST1）

【定位】 在目下七分，直目瞳子（《甲乙经》），图 3-23。

【取穴】 位于眼球与眶下缘之间，取穴时正视当瞳孔直下。

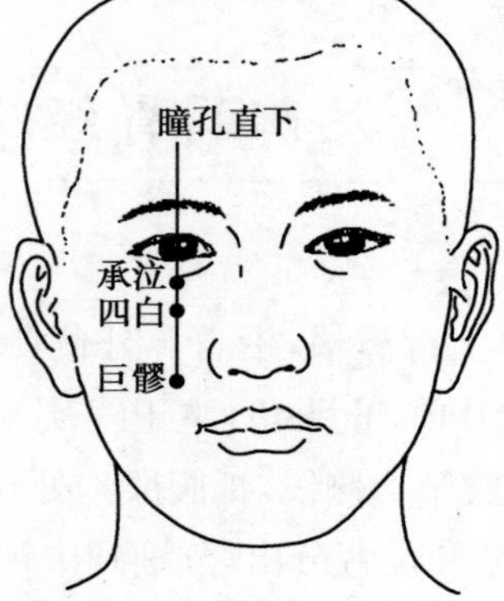

图 3-23　承泣、四白、巨髎

【主治】目赤肿痛,流泪,夜盲,口眼㖞斜,眼睑瞤动。

【操作】沿眶下缘直刺 3～4 分,不做捻转。

【附注】本穴为足阳明、阳跷、任脉之会(《甲乙经》)。

2. 四白(Sìbái,ST2)

【定位】在目下一寸(《甲乙经》),图 3-23。

【取穴】在眶下孔凹陷部,正对瞳孔。

【主治】目赤、痛、痒,目翳,口眼㖞斜,眼睑瞤动,头痛眩晕。

【操作】直刺 2～3 分,不可深刺。

3. 巨髎(Jùliáo,ST3)

【定位】在侠鼻孔旁八分,直瞳子(《甲乙经》),图 3-23。

【取穴】在四白直下方,与鼻翼下缘平齐,相当于鼻唇沟的外侧取穴。

【主治】口眼㖞斜,眼睑瞤动,鼻衄,齿痛,唇颊肿。

【操作】直刺 3～4 分,艾条灸 3～5 分钟。

【附注】本穴为足阳明、阳跷之会(《甲乙经》)。

4. 地仓(Dìcāng,ST4)

【定位】侠口旁四分,如近下是(《甲乙经》),图 3-24。

【取穴】在口角外侧,巨髎直下方取穴。

【主治】口角㖞斜,流涎,眼睑瞤动。

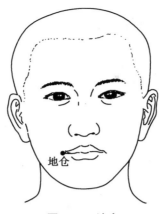

图 3-24　地仓

【操作】针尖斜向颊车,针 3～7 分,艾炷灸 3～7 壮。

【附注】本穴为手足阳明、阳跻之会(《甲乙经》)。

5. 大迎(Dàyíng,ST5)

【定位】在曲颌前一寸三分,骨陷者中动脉(《甲乙经》),图 3-25。

【取穴】在下颌角前凹陷部,咬肌附着部前缘;闭口鼓气时,即出现一沟形凹陷,即于凹陷之下端取穴。

【主治】牙关紧闭,口喎,颊肿,齿痛,面肿,牙关脱臼。

【操作】避开动脉,斜向颊车针 3 分;艾条灸 3～5 分钟。

6. 颊车(Jiáchē,ST6)

【定位】在耳下曲颊端陷者中,开口有孔(《甲乙经》),图 3-25。

【取穴】在下颌角前上方,咬肌附着部,上下齿咬紧时出现肌肉隆起,压之有凹陷处取穴。

【解剖】在下颌角前方,有咬肌;有咬肌动、静脉;布有耳大神经,面神经分支及咬肌神经。

【主治】口眼喎斜,颊肿,齿痛,牙关紧闭,失音不语,颈项强痛。

【操作】直刺 3～5 分,或向地仓斜刺;艾炷灸 3～7 壮。

7. 下关(Xiàguān,ST7)

【定位】在客主人下,耳前动脉下空下廉,合口有孔,张口即闭(《甲乙经》),图 3-25。

39

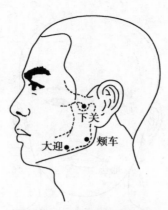

图 3-25 大迎、颊车、下关

【取穴】在颧弓下缘凹陷中,当下颌骨髁状突之前方,闭口取穴。

【主治】耳聋,耳鸣,聤耳,口眼㖞斜,齿痛,眩晕,牙关开合不利。

【操作】直刺 3～5 分,艾条灸 3～5 分钟。

【附注】本穴为足阳明、少阳之会(《甲乙经》)。

8. 头维(Tóuwéi,ST8)

【定位】在额角发际,侠本神两傍各一寸五分(《甲乙经》),图 3-26。

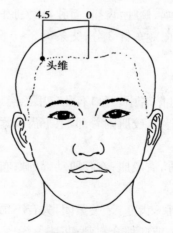

图 3-26 头维

【取穴】在鬓发前缘直上入发际五分,神庭旁 4.5 寸取穴。

【主治】头痛,目眩,目痛,流泪,视物不明,眼睑𥆧动。

【操作】针尖沿皮向下或向后,针 5～10 分。

【附注】①本穴为足少阳经、足阳明经、阳维脉之会。②两头维之间的横向长度,相当于耳后两乳突之间的横向长度,为9寸。

9. 人迎(Rényíng,ST9)

【定位】在颈,大脉动应手,侠结喉(《甲乙经》),图3-27。

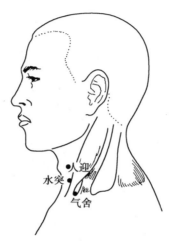

图 3-27　人迎、水突、气舍

【取穴】平喉结旁,当颈总动脉之后,胸锁乳突肌前缘取穴。

【主治】咽喉肿痛,喘息,瘿气,瘰疬,项肿气闷,饮食难下。

【操作】避开动脉直刺1~3分。

【附注】足阳明、少阳之会。

10. 水突(shuǐtū,ST10)

【定位】在颈大筋前,直人迎下,气舍上(《甲乙经》),图3-27。

【取穴】在人迎与气舍之间,当胸锁乳突肌前缘。

【主治】咽喉肿痛,咳嗽气逆,喘息不安。

【操作】直刺3~5分,艾条灸3~5分钟。

11. 气舍(Qìshè,ST11)

【定位】在颈,直人迎下,侠天突陷者中(《甲乙经》),图3-27。

【取穴】人迎直下,锁骨内侧端之上缘,在胸锁乳突肌的胸骨头与锁骨头之间。

【主治】咽喉肿痛,喘息,呃逆,肩肿,瘿瘤,瘰疬。

【操作】直刺 3～4 分,艾条灸 3～5 分钟。

12. 缺盆(Quēpén,ST12)

【定位】在肩上横骨陷者中(《甲乙经》),图 3-28。

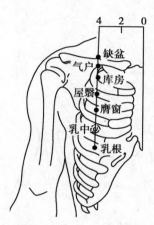

图 3-28　缺盆、气户、库房、屋翳、膺窗、乳中、乳根

【取穴】当乳头线直上锁骨上窝之中点,天突(任脉)旁 4 寸取穴。

【主治】咳嗽,气喘,咽喉肿痛,缺盆中痛,瘰疬。

【操作】直刺,向背侧进针 3～5 分,不宜深刺;艾条灸 5～10 分钟。

13. 气户(Qìhù,ST13)

【定位】在巨骨下,俞府两旁各二寸陷者中(《甲乙经》),图 3-28。

【取穴】在锁骨中点之下缘,乳中线上取穴。

【主治】气喘,咳嗽,胸胁胀满,吐血,呃逆,胁肋痛。

【操作】直刺 3 分;艾条灸 5～10 分钟。

14. 库房(Kùfáng,ST14)

【定位】在气户下一寸六分陷者中(《甲乙经》),图 3-28。

【取穴】在乳中线上第 1 肋间隙取之。

【主治】胸胁胀痛,咳嗽,气逆,多唾浊沫脓血。

【操作】斜刺 3 分,艾条灸 5～10 分钟。

【附注】胸腔内有重要脏器,历代文献记载,胸、背部腧穴均不宜深刺。

15. 屋翳(wūyì,ST15)

【定位】在库房下一寸六分(《甲乙经》),图 3-28。

【取穴】在乳中线上,第 2 肋间隙取之。

【主治】咳嗽,气喘,胸胁胀痛,乳痈。

【操作】斜刺 3 分,艾条灸 5~10 分钟。

16. 膺窗(Yīngchuāng,ST16)

【定位】在屋翳下一寸六分(《甲乙经》),图 3-28。

【取穴】在乳中线上,第 3 肋间隙取之。

【主治】咳嗽,气喘,胸胁胀痛,乳痈。

【操作】斜刺 3 分,艾条灸 5~10 分钟。

17. 乳中(Rǔzhōng,ST17)

【定位】乳中(《甲乙经》),图 3-28。

【取穴】乳头中央,在第 4 肋间隙。

【附注】本穴不针不灸,只作为胸腹部取穴的定位标志。两乳头之间作 8 寸折量。

18. 乳根(Rǔgēn,ST18)

【定位】在乳下一寸六分陷者中(《甲乙经》),图 3-28。

【取穴】在乳中直下,第 5 肋间隙取穴。

【主治】咳嗽,气喘,乳痈,乳汁少,胸痛,噎膈。

【操作】斜刺 3 分,艾条灸 5~10 分钟。

19. 不容(Bùróng,ST19)

【定位】在幽门旁一寸五分,去任脉二寸(《甲乙经》原作"三寸"。明代抄本、《素问》新校正引《甲乙经》为"二寸",据改),图 3-29。

【取穴】在脐上 6 寸,巨阙(任脉)旁开 2 寸取之。

【主治】腹胀,呕吐,胃痛,食欲不振。

【操作】直刺 5~7 分,艾条灸 5~10 分钟。

【附注】上腹部从歧骨(胸骨体下端)至脐中作 8 寸折量。不容至天枢相距 6 寸。

43

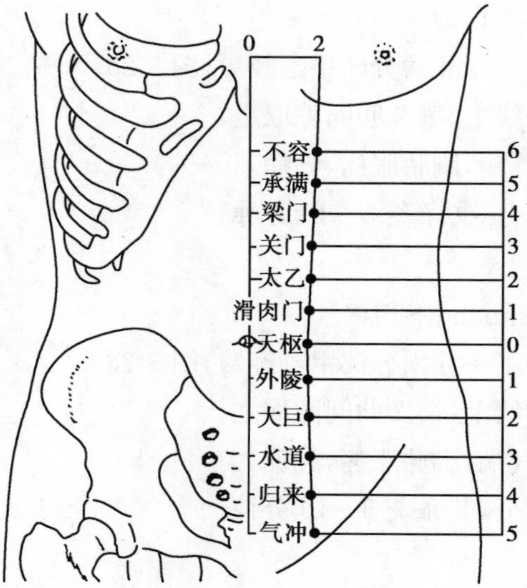

图 3-29　不容、承满、梁门、关门、太乙、滑肉门、
天枢、外陵、大巨、水道、归来、气冲

44

20. 承满(Chéngmǎn,ST20)

【定位】在不容下一寸(《甲乙经》),图 3-29。

【取穴】在脐上 5 寸,上脘(任脉)旁开 2 寸取之。

【主治】胃痛,腹胀,呕吐,食欲不振,肋下坚痛,吐血。

【操作】直刺 5～7 分,艾条灸 5～10 分钟。

21. 梁门(Liángmén,ST21)

【定位】在承满下一寸(《甲乙经》),图 3-29。

【取穴】当脐上 4 寸,中脘(任脉)旁开 2 寸取之。

【主治】胃痛,呕吐,食欲不振,大便溏。

【操作】直刺 5～10 分;艾炷灸 5～10 壮,艾条灸 5～10 分钟。

22. 关门(Guānmén,ST22)

【定位】在梁门下,太乙上(《甲乙经》),图 3-29。

【取穴】在梁门下 1 寸,建里(任脉)旁开 2 寸取之。

【主治】腹痛,腹胀,肠鸣腹泻,食欲不振,水肿。

【操作】直刺 5～10 分,艾条灸 5～10 分钟。

23. 太乙(Tàiyǐ,ST23)

【定位】 在关门下一寸(《甲乙经》),图 3-29。

【取穴】 在关门下 1 寸,下脘(任脉)旁开 2 寸取之。

【主治】 癫狂,心烦不宁,胃痛,消化不良。

【操作】 直刺 5～10 分,艾条灸 5～10 分钟。

24. 滑肉门(Huáròumén,ST24)

【定位】 在太乙下一寸(《甲乙经》),图 3-29。

【取穴】 在太乙下 1 寸,水分(任脉)旁开 2 寸取之。

【主治】 癫狂,呕吐,胃痛。

【操作】 直刺 5～10 分,艾条灸 5～10 分钟。

25. 天枢(Tiānshū,ST25)

【定位】 去肓俞一寸五分,侠脐两旁各二寸陷者中(《甲乙经》),图 3-29。

【取穴】 在脐中——神阙(任脉)旁开 2 寸取之。

【主治】 腹痛,泄泻,痢疾,绕脐痛,肠痈,便闭,肠鸣,腹胀,水肿,月经不调。

【操作】 直刺 5～10 分;艾炷灸 5～15 壮,艾条灸 5～15 分钟。

【附注】 ①大肠之募穴。②下腹部从脐中至横骨(耻骨联合)上缘作 5 寸折量。天枢至气冲相距 5 寸。

26. 外陵(Wàilíng,ST26)

【定位】 在天枢下,大巨上(《甲乙经》),图 3-29。

【取穴】 在天枢下 1 寸,阴交(任脉)旁开 2 寸取之。

【主治】 腹痛,疝气,月经痛,心如悬引脐腹痛。

【操作】 直刺 5～10 分,艾条灸 5～10 分钟。

27. 大巨(Dàjù,ST27)

【定位】 在天枢下二寸(《甲乙经》),图 3-29。

【取穴】 在外陵下 1 寸,石门(任脉)旁开 2 寸取之。

【主治】 小腹胀满,小便不利,疝气,遗精,早泄。

【操作】 直刺 5～10 分,艾条灸 5～10 分钟。

45

28. 水道（Shuǐdào，ST28）

【定位】 在大巨下一寸（《甲乙经》原作"在大巨下三寸"，当改），图 3-29。

【取穴】 在天枢下 3 寸，关元（任脉）旁开 2 寸取之。

【主治】 小腹胀满，疝气，小便不通，月经痛。

【操作】 直刺 5～10 分，艾条灸 5～10 分钟。

29. 归来（Guīlái，ST29）

【定位】 在水道下一寸（《甲乙经》原作"在水道下二寸"，当改），图 3-29。

【取穴】 即天枢下 4 寸，中极（任脉）旁 2 寸取之。

【主治】 腹痛，疝气，经闭，阴挺，白带，阴冷肿痛。

【操作】 直刺 5～10 分，艾条灸 5～10 分钟。

30. 气冲（Qìchōng，ST30）

【定位】 归来下，鼠鼷上一寸，动脉应手（《甲乙经》），图 3-29。

【取穴】 在归来下 1 寸，腹股沟上方，股动脉内侧，当曲骨（任脉）旁开 2 寸取之。

【主治】 外阴肿痛，疝气，偏坠，月经不调，阳痿，不孕，胎产诸疾。

【操作】 直刺 3～5 分，艾条灸 5～10 分钟。

31. 髀关（Bìguān，ST31）

【定位】 在膝上，伏兔后交分中（《甲乙经》），图 3-30。

【取穴】 屈股，髂前上棘直下，与承扶相对取穴。

【主治】 髀骨痿痹，筋急不得屈伸，腹痛，足麻木不仁。

【操作】 直刺 6～12 分，艾条灸 3～5 分钟。

32. 伏兔（Fútù，ST32）

【定位】 在膝上六寸，起肉间（《甲乙经》），图 3-31。

【取穴】 在髌骨外上缘上 6 寸，髂前上棘与膝盖骨之上外缘的连线上取之。

【主治】 腰胯痛，膝冷、麻痹，脚气。

【操作】 直刺 6～12 分，艾条灸 5～10 分钟。

【附注】 大腿部从髀枢至膝中作 19 寸折量。

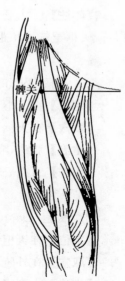

髀关

图 3-30　髀关

33. 阴市(Yīnshì,ST33)

【定位】在膝上三寸,伏兔下(《甲乙经》),图 3-32。

【取穴】屈膝,在膝髌骨上缘上 3 寸,当膝髌外上缘与伏兔连线之中点取之。

【主治】腿膝麻痹,酸痛,屈伸不利,下肢不遂。

【操作】直刺 6～10 分,艾条灸 3～7 分钟。

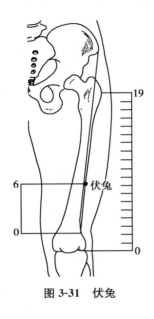

图 3-31 伏兔

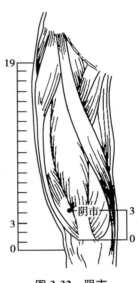

图 3-32 阴市

34. 梁丘(Liángqiū,ST34)

【定位】在膝上二寸(《甲乙经》),图 3-33。

【取穴】在阴市下 1 寸,当膝髌之上外缘上 2 寸凹陷处取之。

【主治】膝肿痛,下肢不遂,胃痛,乳痈。

【操作】直刺 6～12 分,艾条灸 3～7 分钟。

【附注】本穴为足阳明之郄穴。

35. 犊鼻(Dúbí,ST35)

【定位】在膝下胻上,侠解大筋中(《甲乙经》),图 3-34。

【取穴】屈膝成直角,当髌骨下髌韧带外侧陷中取之。

【主治】膝痛、麻木、屈伸不利,脚气。

【操作】针略向内侧斜刺 5～10 分,艾条灸 5～10 分钟。

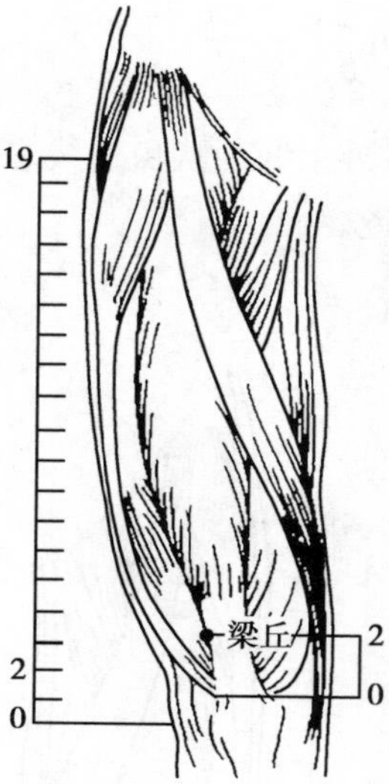

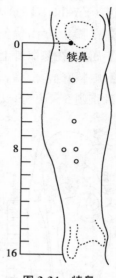

图 3-33　梁丘

图 3-34　犊鼻

36. 足三里(Zúsānlǐ，ST36)

【定位】在膝下三寸，胻外廉(《甲乙经》)，图 3-35。

【取穴】在犊鼻穴下 3 寸，距胫骨前嵴 1 横指，当胫骨前肌上，屈膝或平卧取之。

【主治】胃痛，腹胀，消化不良，呕吐，肠鸣，泄泻，便秘，痢疾，喘证，乳痈，头晕，癫狂，中风瘫痪，脚气，水肿，膝胫酸痛，疳疾。

【操作】直刺 5～13 分；艾炷灸 5～15 壮，艾条灸 5～15 分钟。

【附注】①足阳明之脉所入，为合。②为强壮要穴。③小腿部外侧，从膝髌下缘至外踝高点处作 16 寸折量。

37. 上巨虚(Shàngjùxū，ST37)

【定位】在足三里下三寸(《甲乙经》)，图 3-35。

【取穴】犊鼻穴下 6 寸，当足三里与下巨虚连线的中点取之。

【主治】肠中切痛，痢疾，肠鸣，腹胀，便秘，泄泻，肠痈，中风偏瘫，脚气。

【操作】直刺 5～12 分，艾条灸 5～10 分钟。

【附注】本穴为大肠下合穴，主治大肠腑病。

38. 条口(Tiáokǒu，ST38)

【定位】在下廉上一寸(《甲乙经》)，图 3-35。

【取穴】膝下 8 寸,上巨虚下约 2 横指,当犊鼻与解溪连线之中点取之。

【主治】小腿冷痛、麻痹,脘腹疼痛,跗肿,转筋。

【操作】直刺 5～9 分,艾条灸 3～5 分钟。

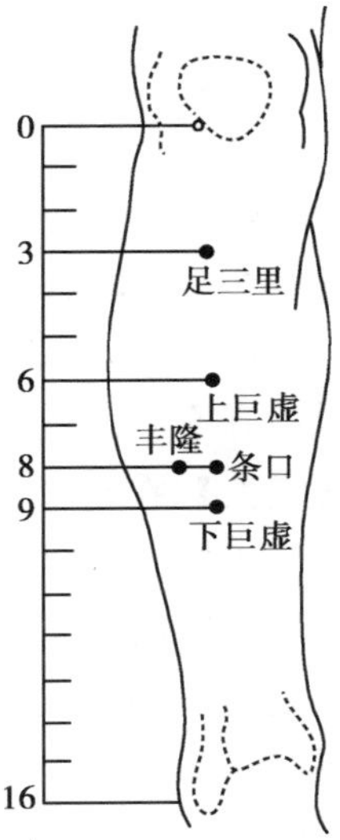

39. 下巨虚(Xiàjùxū,ST39)

【定位】在上廉下三寸(《甲乙经》),图 3-35。

【取穴】在犊鼻下九寸,当条口下约一横指,距胫骨前嵴约一横指。

【主治】小腹痛,腰脊痛引睾丸,乳痛,下肢痿痹。

【操作】直刺 5～9 分,艾条灸 5～10 分钟。

【附注】本穴为小肠下合穴,主治小肠腑病。

40. 丰隆(Fēnglóng,ST40)

【定位】在外踝上八寸,下廉胻外廉陷者中(《甲乙经》),图 3-35。

图 3-35 足三里、上巨虚、条口、下巨虚、丰隆

【取穴】位于犊鼻与解溪之间的中点,在条口后方约 1 横指取之。

【主治】胸痛,哮证,气喘,痰多,咽喉肿痛,下肢痿痹、肿痛,头痛,眩晕,大便难,癫狂,痫证。

【操作】直刺 5～12 分,艾条灸 5～10 分钟。

【附注】本穴为足阳明之络穴。

41. 解溪(Jiěxī,ST41)

【定位】在冲阳后一寸五分,腕上陷者中(《甲乙经》),图 3-36。

【取穴】在足背与小腿交界处的横纹中,当趾长伸肌腱与踇长伸肌腱之间陷中取之。

【主治】头面浮肿,头痛,眩晕,腹胀,便秘,下肢痿痹,癫疾。

【操作】针尖向足跟直刺 5～7 分,艾条灸 3～5 分钟。

【附注】足阳明之脉所行,为经。

42. 冲阳(Chōngyáng,ST42)

【定位】在足跗上五寸,骨间动脉上(《甲乙经》),图 3-36。

【取穴】在解溪下方,踇长伸肌腱和趾长伸肌腱之间,当第 2、3 跖骨与楔状

骨间凹陷部取之。

【主治】口眼㖞斜,头面浮肿,上齿痛,腹胀,足痿无力,脚背红肿。

【操作】避开动脉,直刺 3 分,艾条灸 3～5 分钟。

【附注】足阳明之脉所过为原。

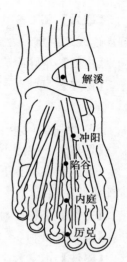

43. 陷谷(Xiàngǔ,ST43)

【定位】在足大趾次趾外间,本节后陷者中(《甲乙经》),图 3-36。

【取穴】在足背第 2、3 跖骨结合部之前凹陷中取之。

【主治】面部浮肿,水肿,肠鸣,腹痛,足背肿痛。

【操作】直刺 3～5 分,艾条灸 3～5 分钟。

【附注】足阳明之脉所注,为输。

图 3-36　解溪、冲阳、
陷谷、内庭、厉兑

44. 内庭(Nèitíng,ST44)

【定位】在足大趾次趾外间陷者中(《甲乙经》),图 3-36。

【取穴】在足背第 2、3 趾缝间,当第 2 跖趾关节前外方凹陷中取之。

【主治】齿痛,口㖞,喉痹,鼻衄,腹痛,腹胀泄泻,痢疾,足背肿痛,热病。

【操作】直刺 3～5 分,艾条灸 3～5 分钟。

【附注】足阳明之脉所溜,为荥。

45. 厉兑(Lìduì,ST45)

【定位】在足大趾次趾之端,去爪甲角如韭叶(《甲乙经》),图 3-36。

【取穴】在第 2 趾外侧,距趾爪甲角 1 分许取之。

【主治】面肿,口㖞,齿痛,鼻衄,胸腹胀满,足胫寒冷,热病,多梦,癫狂。

【操作】斜刺 1 分,小艾炷灸 3～5 壮。

【附注】足阳明之脉所出,为井。

足阳明胃经经穴歌(共 45 穴)

四十五穴足阳明,承泣四白巨髎经,
地仓大迎颊车对,下关头维和人迎,
水突气舍连缺盆,气户库房屋翳屯,
膺窗乳中延乳根,不容承满及梁门,

关门太乙滑肉门,天枢外陵大巨存,
水道归来气冲穴,髀关伏兔走阴市,
梁丘犊鼻足三里,上巨虚连条口位,
下巨虚穴上丰隆,解溪冲阳陷谷中,
下行内庭厉兑穴,大趾次趾之终端。

表3-3　足阳明胃经腧穴主治提要表

穴名	部位	主治	
		本经及脏腑重点病症	特殊或全身病症
承泣	面	目赤肿痛	
四白	面	目赤痛,口眼㖞斜	
巨髎	面	口㖞,鼻衄,齿痛	
地仓	面	口㖞,唇疹	
大迎	面	口㖞,颊肿,齿痛	
颊车	面	口㖞,颊肿,齿痛,牙关紧闭	
下关	面	口㖞,齿痛,耳聋	
头维	面	头痛,目疾	
以上头面部穴:主治头面、目、鼻、口、齿病			
人迎	颈	咽喉痛肿,喘息	
水突	颈	咽喉痛肿,喘息	
气舍	颈	咽喉痛肿	
缺盆	胸	喘咳,缺盆中痛	
气户	胸	喘咳	
库房	胸	咳嗽,胸胁胀满	
屋翳	胸	咳嗽,乳痈	
膺窗	胸	咳嗽,乳痈,胸胁胀满	
乳中	胸	(禁针灸)	
乳根	胸	咳嗽胸痛,乳汁少	
以上颈胸部穴:主治喉、胸、肺疾患			
不容	上腹	腹胀,呕吐,胃痛	
承满	上腹	肠鸣腹胀,肋下痛	
梁门	上腹	食欲不振,胃痛	
关门	上腹	肠鸣泄泻,腹痛	

51

续表

穴名	部位	主治	
		本经及脏腑重点病症	特殊或全身病症
太乙	上腹	脘痛	癫狂
滑肉门	上腹	呕吐	癫狂
天枢	上腹	痢疾,肠鸣痛,绕脐痛	
以上上腹部穴:主治胃肠病及神志病			
外陵	下腹	腹痛	疝气
大巨	下腹	小腹胀痛,小便不利	疝气
水道	下腹	小便不通	
归来	下腹	经闭	疝气
气冲	下腹	外阴肿痛,月经不调	
以上下腹部穴:主治生育、小溲疾患			
髀关	大腿	痿痹股痛	
伏兔	大腿	腰胯痛,膝冷麻痹,脚气	
阴市	大腿	腿膝麻痹酸痛	
梁丘	大腿	胃痛,膝痛	
犊鼻	膝	膝痛麻木	
膝上部:下肢局部疾患			
足三里	小腿	消化不良,腹胀,肠鸣便秘,膝胫酸痛	全身性强壮要穴
上巨虚	小腿	肠鸣泄泻,腹胀	肠痈
条口	小腿	小腿麻痹	
下巨虚	小腿	小腹痛,下肢痿痹	乳痈
丰隆	小腿	胸痛,呕吐,大便难	痰多,癫狂
以上小腿部穴:主治胃肠病及神志病			
解溪	踝关节	头痛	癫疾
冲阳	足背	口眼㖞斜	
陷谷	足背	肠鸣腹痛	
内庭	足背	口㖞,齿痛,腹胀,痢疾	
厉兑	趾端	面肿,口㖞,齿痛,腹胀	癫狂,多梦
以上足部穴:主治头面、目、鼻、口、齿病,胃肠病,神志病			

52

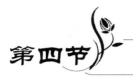

第四节　足太阴脾经及其腧穴

（一）经脉循行

足太阴脾经起于蹞趾,循行于小腿内侧的中间,至内踝上8寸后循行于小腿内侧的前缘,经膝股部内侧前缘,入腹属脾络胃,上膈,经过咽,止于舌;分支从胃注心中;另有一条分布于胸腹部第3侧线,经锁骨下,止于腋下大包穴。

【原文】

《灵枢·经脉》:脾足太阴之脉,起于大指之端,循指内侧白肉际,过核骨①后,上内踝前廉,上腨②内,循胫骨后,交出厥阴③之前,上膝股内前廉,入腹,属脾,络胃,上膈,夹咽④,连舌本,散舌下。

其支者:复从胃,别上膈,注心中。

注释:①核骨:即指第1跖骨的头部突起。②腨:音 shuàn(涮),小腿肚,即腓肠肌部。③厥阴:指足厥阴肝经。④咽:此兼指食管而言。

（二）脏腑经脉病候

胃脘痛、腹胀、食则呕、嗳气、便溏、黄疸、身体沉重无力、舌根强痛、膝股部内侧肿胀、厥冷。

（三）本经腧穴(21穴)

1. 隐白(Yǐnbái,SP1)

【定位】 在足大趾内侧端,去爪甲如韭叶(《甲乙经》),图3-37。

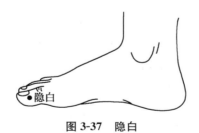

图 3-37　隐白

【取穴】 于足大趾内侧,距爪甲角后1分许取之。

【主治】 腹胀,月经过多,崩漏,癫狂,多梦,惊风。

【操作】 浅刺1分,小艾炷灸3～5壮。

【附注】 足太阴之脉所出,为井。

53

2. 大都(Dàdū,SP2)

【定位】足大趾本节前陷者中(《甲乙经》原作"本节后",当改),图 3-38。

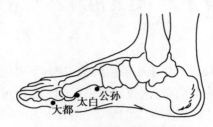

图 3-38　大都、太白、公孙

【取穴】于足大趾内侧,第 1 跖趾关节前下方,赤白肉际取之。

【主治】腹胀,胃痛,食不化,呕逆,泄泻,热病无汗。

【操作】直刺 1～2 分,艾条灸 3～5 分钟。

【附注】足太阴之脉所溜,为荥。

3. 太白(Tàibái,SP3)

【定位】在足内侧核骨下陷者中(《甲乙经》),图 3-38。

【取穴】于第 1 跖骨小头的后下方,赤白肉际取之。

【主治】胃痛,腹胀,身体沉重,痢疾,便秘,吐泻,脚气。

【操作】直刺 3 分,艾条灸 3～5 分钟。

【附注】①足太阴之脉所注,为输。②本穴为脾之原穴。

4. 公孙(Gōngsūn,SP4)

【定位】足大趾本节后一寸(《甲乙经》),图 3-38。

【取穴】在第 1 跖骨基底之前下缘凹陷处,赤白肉际取之。

【主治】胃痛,呕吐,饮食不化,肠鸣,腹痛,泄泻,痢疾。

【操作】直刺 5～8 分,艾条灸 3～5 分钟。

【附注】①本经为足太阴之络穴。②本穴为八脉交会穴之一,通于冲脉。

5. 商丘(Shāngqiū,SP5)

【定位】在足内踝下,微前陷者中(《甲乙经》),图 3-39。

【取穴】于内踝前下方凹陷处,当舟骨结节与内踝尖连线之中点取之。

【主治】肠鸣,腹胀,舌本强痛,便秘,泄泻,黄疸,食不化,足踝部疼痛。

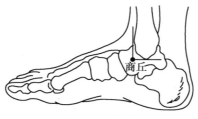

图 3-39　商丘

【操作】直刺 2～3 分,艾条灸 3～5 分钟。

【附注】足太阴之脉所行,为经。

6. 三阴交(Sānyīnjiāo,SP6)

【定位】在内踝上三寸,骨下陷者中(《甲乙经》),图 3-40。

【取穴】于内踝尖上约 4 横指(3 寸),胫骨后缘取之。

【主治】脾胃虚弱,肠鸣腹胀,大便溏泄,消化不良,月经不调,崩漏,带下,阴挺,经闭,不孕,难产,遗精,阳痿,阴茎痛,水肿,小便不利,遗尿,疝气,足痿,痹痛,脚气,失眠。

【操作】直刺 5～9 分,艾条灸 5～10 分钟。

【附注】①本穴为足太阴、少阴、厥阴之会(《甲乙经》)。②孕妇禁针。③小腿内侧从内踝尖至内辅骨下廉(胫骨内踝下之阴陵泉穴)作 13 寸折量。

7. 漏谷(Lòugǔ,SP7)

【定位】在内踝上六寸,骨下陷者中(《甲乙经》),图 3-40。

【取穴】于三阴交之上约 4 横指(3 寸),胫骨后缘取之。

【主治】腹胀,肠鸣,偏坠,腿膝厥冷,麻痹不仁,足踝肿痛。

【操作】直刺 5～8 分,艾条灸 3～5 分钟。

8. 地机(Dìjī,SP8)

【定位】在膝下五寸(《甲乙经》),图 3-40。

【取穴】在阴陵泉下约 4 横指(3 寸),阴陵泉至内踝尖的连线上取之。

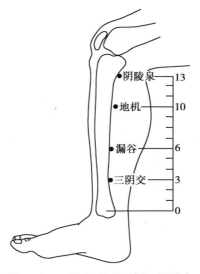

图 3-40　三阴交、漏谷、地机、阴陵泉

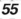

【主治】腹胀,食欲不振,痢疾,月经不调,月经痛,小便不利,遗精,水肿。

【操作】直刺 5～8 分,艾条灸 3～7 分钟。

【附注】本穴为足太阴之郄穴。

9. 阴陵泉(Yīnlíngquán,SP9)

【定位】在膝下,内侧辅骨下陷者中(《甲乙经》),图 3-40。

【取穴】于胫骨内侧髁下缘,胫骨内侧之陷凹部取之。

【主治】腹胀,水肿,黄疸,小便不利,泄泻,阴茎痛,遗精,小便失禁,膝痛。

【操作】直刺 5～8 分,艾条灸 3～5 分钟。

【附注】足太阴之脉所入,为合。

10. 血海(Xuèhǎi,SP10)

【定位】在膝髌上内廉,白肉际二寸半(《甲乙经》),图 3-41。

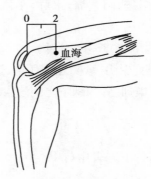

图 3-41　血海

【取穴】屈膝,于髌骨内上缘上 2 寸,当股骨内上髁上缘两横指股内肌的隆起上。屈膝成直角时,以手掌按其膝盖,2 至 5 指向膝上,大指向膝内侧,大指端尽处是穴。

【主治】月经不调,月经痛,经闭,崩漏,股内侧痛,皮肤湿疹,瘾疹,丹毒。

【操作】直刺 5～10 分,艾条灸 3～5 分钟。

【附注】大腿内侧,从横骨(耻骨联合)上缘至髌骨上缘作 18 寸折量。

11. 箕门(Jīmén,SP11)

【定位】鱼腹上越两筋间,动脉应手(《甲乙经》),图 3-42。

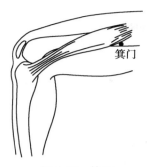

图 3-42　箕门

【取穴】于血海上 6 寸,在血海与冲门穴的连线上,当缝匠肌内侧取之。

【主治】小便不通,遗溺,腹股沟肿痛。

【操作】直刺 3～5 分,不可深刺;艾条灸 3～5 分钟。

12. 冲门(Chōngmén,SP12)

【定位】上去大横五寸,在府舍下,横骨两端约文中动脉(《甲乙经》),图 3-43。

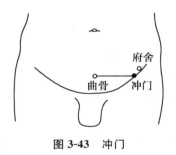

图 3-43　冲门

【取穴】腹股沟外端之外缘,股动脉外侧,平耻骨联合上缘,曲骨(任脉)旁 3.5 寸取之。

【主治】腹痛,疝气,痔痛,小便不利,胎气上冲。

【操作】直刺 5～7 分,艾条灸 3～7 分钟。

【附注】本穴为足太阴、厥阴之会(《甲乙经》)。

13. 府舍(Fǔshè,SP13)

【定位】在腹结下三寸(《甲乙经》),图 3-44。

【取穴】于冲门上 7 分,任脉旁开 4 寸取之。

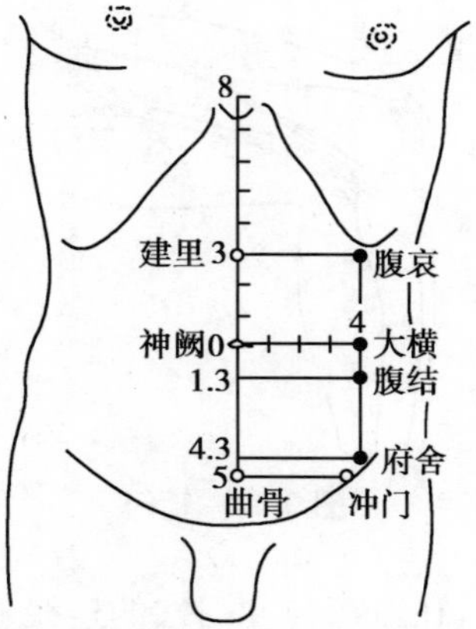

图 3-44　府舍、腹结、大横、腹哀

【主治】腹痛,疝气,痞块。

【操作】直刺 5～8 分,艾条灸 3～7 分钟。

【附注】本穴为足太阴、厥阴、阴维之会(《甲乙经》)。

14. 腹结(Fùjié,SP14)

【定位】在大横下一寸三分(《甲乙经》),图 3-44。

【取穴】府舍上 3 寸,当府舍与大横连线上取之。

【主治】绕脐腹痛,疝气,腹寒泄泻。

【操作】直刺 5～8 分,艾条灸 5～10 分钟。

15. 大横(Dàhéng,SP15)

【定位】在腹哀下三寸,直脐傍(《甲乙经》),图 3-44。

【取穴】脐中旁开 4 寸,腹直肌外侧取之。

【主治】虚寒泻痢,大便秘结,小腹痛。

【操作】直刺 5～8 分,艾条灸 5～10 分钟。

【附注】本穴为足太阴、阴维之会(《甲乙经》)。

16. 腹哀(Fù'āi,SP16)

【定位】在日月下一寸五分(《甲乙经》),图 3-44。

【取穴】在大横上 3 寸,建里旁 4 寸取之。

【主治】腹痛,消化不良,便秘,痢疾。

【操作】直刺 5～7 分,艾条灸 5～10 分钟。

【附注】本穴为足太阴、阴维之会(《甲乙经》)。

17. 食窦(Shídòu, SP17)

【定位】在天溪下一寸六分陷者中(《甲乙经》),图 3-45。

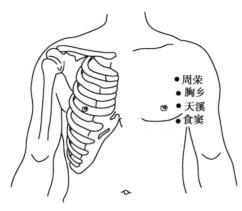

图 3-45　食窦、天溪、胸乡、周荣

【取穴】任脉旁开 6 寸,即乳中线外 2 寸,在第 5 肋间隙中取之。

【主治】胸胁胀痛。

【操作】斜刺 3~4 分,艾条灸 5~10 分钟。

18. 天溪(Tiānxī, SP18)

【定位】在胸乡下一寸六分陷者中(《甲乙经》),图 3-45。

【取穴】食窦上 1 肋,当第 4 肋间隙取之。

【主治】胸部疼痛,咳嗽,乳痛,乳汁少。

【操作】斜刺 4~5 分,艾条灸 5~10 分钟。

19. 胸乡(Xiōngxiāng, SP19)

【定位】在周荣下一寸六分陷者中(《甲乙经》),图 3-45。

【取穴】天溪上 1 肋,当第 3 肋间隙取之。

【主治】胸胁胀痛。

【操作】斜刺 4~5 分,艾条灸 5~10 分钟。

20. 周荣(Zhōuróng,SP20)

【定位】在中府下一寸六分陷者中(《甲乙经》),图 3-45。

【取穴】胸乡上 1 肋,当第 2 肋间隙取之。

【主治】胸胁胀满,咳嗽气逆,胁痛。

【操作】艾条灸 5～10 分钟。

21. 大包(Dàbāo,SP21)

【定位】在渊腋下三寸(《甲乙经》),图 3-46。

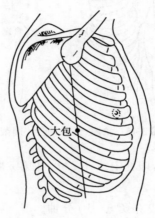

图 3-46 大包

【取穴】在腋中线上,第 6 肋间隙,约当腋窝与 11 肋端之中点取之。

【主治】胸胁痛,气喘,全身疼痛,四肢无力。

【操作】斜刺 4～5 分,艾条灸 3～5 分钟。

【附注】本穴为脾之大络。

足太阴脾经经穴歌(21 穴)

足太阴经脾中州,隐白穴在跚趾头,
大都太白公孙盛,商丘三阴交可求,
漏谷地机阴陵泉,血海箕门冲门开,
府舍腹结大横排,腹哀食窦天溪连,
胸乡周荣大包尽,二十一穴太阴全。

表3-4　足太阴脾经腧穴主治提要表

穴名	部位	主治	
		本经及脏腑重点病症	特殊或全身病症
隐白	趾端	腹胀,月经过多	癫狂
大都	趾	腹胀,胃痛	热病无汗
太白	足	腹胀,胃痛,呕吐,泄泻	
公孙	足	呕吐,泄泻,不饮食,腹痛,胃痛	痢疾
商丘	踝关节	肠鸣,腹胀,泄泻,足踝痛	
三阴交	小腿	脾胃虚弱,肠鸣腹胀,月经不调,遗精,小便不利,遗尿,水肿	失眠
漏谷	小腿	腹胀肠鸣,痢疾,月经不调,遗精,小便不利	
地机	小腿	食欲不振,痢疾,月经不调,遗精,小便不利	水肿
阴陵泉	小腿	遗精,小便不利,膝痛	水肿
血海	大腿	月经不调,股内侧痛	
箕门	大腿	小便不通,遗溺	
以上下肢部穴:主治胃肠疾患,其次治生育、小溲疾患			
冲门	腹	腹痛	疝气
府舍	腹	腹痛	疝气
腹结	腹	绕脐腹痛	疝气
大横	腹	小腹痛,痢疾,便秘	
腹哀	腹	腹痛,消化不良,便秘,痢疾	
以上腹部穴:主治胃、肠病			
食窦	胸	胸胁胀满	
天溪	胸	咳嗽,胸部疼痛	
胸乡	胸	胸胁胀满	
周荣	胸	咳嗽,胸胁胀满	全身疼痛,四肢无力
大包	胸	胸胁痛,气场	
以上胸部穴:主治胸、肺疾患			

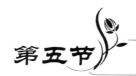

第五节　手少阴心经及其腧穴

(一)经脉循行

手少阴心经起于心中,联系心系、肺、咽及目系,属心络小肠,从肺部浅出腋下,循行于上肢内侧后缘,至掌后豌豆骨部,入掌内,止于小指桡侧端。

【原文】

《灵枢·经脉》:心手少阴之脉,起于心中,出属心系①,下膈,络小肠。

其支者:从心系,上夹咽,系目系②。

其直者:复从心系,却上肺,下出腋下,下循臑内后廉,行太阴、心主之后,下肘内,循臂内后廉,抵掌后锐骨③之端,入掌内后廉,循小指之内,出其端。

注释:①心系:是指心与各脏相连的组织。②目系:指眼后与脑相连的组织。③掌后锐骨:指腕后之豌豆骨部。

(二)脏腑经脉病候

心痛、咽痛、口渴、目黄、胁痛、上臂内侧痛、手心发热等。

(三)本经腧穴(9穴)

1. 极泉(Jíquán,HT1)

【定位】在腋下筋间动脉(《甲乙经》),图 3-47。

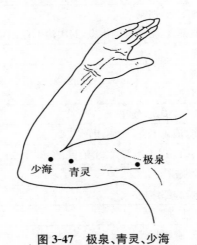

图 3-47 极泉、青灵、少海

【取穴】上臂外展,在腋窝正中,腋动脉内侧取之。

【主治】胁肋疼痛,心痛,干呕,咽干烦渴,瘰疬,肘臂冷痛。

【操作】直刺,上向腋窝,斜 2～3 分;艾条灸 3～5 分钟。

2. 青灵(Qīnglíng,HT2)

【定位】在肘上三寸(《铜人》),图 3-47。

【取穴】在上臂内侧,少海上 3 寸,肱二头肌的内侧沟中,当少海与极泉之连线上,中 1/3 与下 1/3 接连点取穴。

【主治】目黄,头痛振寒,胁痛,肩臂痛。

【操作】直刺 3～5 分,艾条灸 3～5 分钟。

【附注】上臂从腋纹头(极泉)至肘横纹(少海)作 9 寸折量。

3. 少海(Shàohǎi,HT3)

【定位】在肘内廉,节后陷者中(《甲乙经》),图 3-47。

【取穴】屈肘成直角,在肘关节内侧横纹头与肱骨内上髁之间凹陷中取之。

【主治】心痛,臂麻,手颤,手挛,腋胁痛,瘰疬,颈痛。

【操作】直刺 5～8 分,艾条灸 5～10 分钟。

【附注】手少阴之脉所入,为合。

4. 灵道(Língdào,HT4)

【定位】在掌后一寸五分(《甲乙经》),图 3-48。

【取穴】在掌侧尺侧腕屈肌腱之桡侧,当腕横纹上 1.5 寸取之。

【主治】心痛,悲恐,暴瘖不语,肘臂挛急,瘛疭。

【操作】直刺 3～4 分,艾条灸 3～7 分钟。

【附注】①手少阴之脉所行,为经。②肘横纹(少海)至腕横纹(神门)作 12 寸折量。

63

5. 通里(Tōnglǐ,HT5)

【定位】在腕后一寸(《甲乙经》),图 3-48。

【取穴】在尺侧腕屈肌腱之桡侧,灵道下 5 分,腕横纹后 1 寸取之。

【主治】心悸怔忡,头晕,目眩,咽喉肿痛,暴瘖,舌强不语,腕臂痛。

【操作】直刺 3～4 分,艾条灸 3～5 分钟。

【附注】本穴为手少阴之络穴。

6. 阴郄(Yīnxì,HT6)

【定位】在掌后脉中,去腕五分(《甲乙经》),图 3-48。

【取穴】在尺侧腕屈肌腱之桡侧,通里下 5 分,腕横纹上 5 分取之。

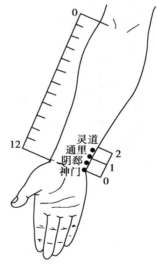

图 3-48　灵道、通里、阴郄、神门

【主治】心痛,惊悸,骨蒸盗汗,吐血衄血,洒淅畏寒。

【操作】直刺3~4分;艾炷灸3~5壮;艾条灸3~5分钟。

【附注】本穴为手少阴之郄穴。

7. 神门(Shénmén,HT7)

【定位】在掌后兑骨之端陷者中(《甲乙经》),图3-48。

【取穴】在阴郄下五分,当尺侧腕屈肌腱之桡侧,腕横纹上尺侧凹陷中取之。

【主治】心痛,心烦,癫、狂、痫证,健忘,怔忡,惊悸,失眠,目黄,胁痛,掌中热。

【操作】直刺3~4分;艾炷灸3~5壮;艾条灸3~5分钟。

【附注】①手少阴之脉所注,为输。②手少阴原穴。

8. 少府(Shàofǔ,HT8)

【定位】在小指本节后陷者中(《甲乙经》),图3-49。

【取穴】仰掌屈指,于无名指与小指之间,当第4、5掌骨间取之。

【主治】心悸,胸痛,手小指拘挛,掌中热,阴痒,小便不利,遗尿。

【操作】直刺2~3分,艾条灸3~5分钟。

【附注】手少阴之脉所溜,为荥。

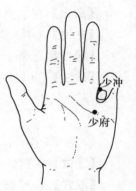

图3-49 少府、少冲

9. 少冲(Shàochōng,HT9)

【定位】在手小指内廉之端,去爪甲如韭叶(《甲乙经》),图3-49。

【取穴】在手小指桡侧,距爪甲角后1分许取之。

【主治】心悸,心痛,胸胁痛,癫狂,热病,中风昏迷。

【操作】斜刺1分或三棱针点刺出血,艾炷灸3~5壮。

【附注】手少阴之脉所出,为井。

手少阴心经经穴歌(共9穴)

九穴心经手少阴,极泉青灵少海深,

灵道通里阴郄邃,神门少府少冲寻。

表 3-5　手少阴心经腧穴主治提要表

穴名	部位	主治	
		本经及脏腑重点病症	特殊或全身病症
极泉	腋中	心痛,胁肋疼痛	
青灵	上臂	胁痛,肩臂痛	
少海	肘	心痛,臂麻,手颤肘挛	瘰疬
灵道	前臂	心痛,肘臂挛急	瘛疭
通里	前臂	心悸怔忡,臂腕痛	舌强不语,暴喑
阴郄	前臂	心痛,惊悸	盗汗
神门	腕关节	心痛,心烦,癫痫,健忘,怔忡,失眠	
少府	掌	心痛,胸痛,手小指拘挛	阴痒
少冲	指端	心悸,心痛,热病,心烦,胸肋痛,癫狂	中风昏迷
以上上肢部穴:主治胸、心病、神志病、热病			

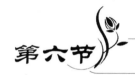

第六节　手太阳小肠经及其腧穴

(一) 经脉循行

手太阳小肠经起于小指尺侧端,循行于上肢外侧的后缘,绕行肩胛部,内行线从缺盆进入,下行络心,属小肠,联系胃、咽;上行线从缺盆至目外眦、耳,分支从面颊抵鼻,止于目内眦。

【原文】

《灵枢·经脉》:小肠手太阳之脉,起于小指之端,循手外侧上腕,出踝①中,直上循臂骨②下廉,出肘内侧两骨③之间,上循臑外后廉,出肩解④,绕肩胛,交肩上,入缺盆,络心,循咽下膈,抵胃,属小肠。

其支者:从缺盆循颈,上颊,至目锐眦⑤,却入耳中。

其支者:别颊上頔⑥,抵鼻,至目内眦(斜络于颧)。

注释:①踝:此指手腕后方小指侧的高骨。②臂骨:指尺骨。③两骨:指尺骨鹰嘴和肱骨内上髁。④肩解:"肩后骨缝曰肩解"(张介宾注)。⑤目锐眦:指目外眦。⑥頔:音拙。眼眶的下方,包括颧骨内连及上牙床的部位。

(二) 脏腑经脉病候

少腹痛、腰脊痛引睾丸、耳聋、目黄、颊肿、咽喉肿痛、肩臂外侧后缘痛等。

（三）本经腧穴（19穴）

1. 少泽（Shàozé，SI1）

【定位】在手小指之端,去爪甲一分陷者中（《甲乙经》），图 3-50。

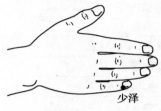

图 3-50　少泽

【取穴】于小指尺侧,距爪甲角后 1 分许取之。

【主治】热证,中风昏迷,乳汁少,咽喉肿痛,目翳。

【操作】斜刺 1 分,艾炷灸 3～5 壮。

【附注】手太阳之脉所出,为井。

2. 前谷（Qiángǔ，SI2）

【定位】在手小指外侧,本节前陷者中（《甲乙经》），图 3-51。

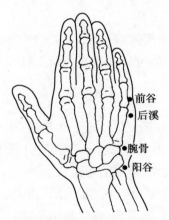

前谷

后溪

腕骨

阳谷

图 3-51　前谷、后溪、腕骨、阳谷

【取穴】于第 5 掌指关节前尺侧,握拳时,当掌指关节前之横纹头赤白肉际
取之。

【主治】咳而胸满,劳疟溲赤,目痛流泪,热病无汗,产后无乳汁,手指麻木。

【操作】直刺 2～3 分,艾条灸 3～7 分钟。

66

【附注】手太阳之脉所溜,为荥。

3. 后溪(Hòuxī,SI3)

【定位】在手小指外侧,本节后陷者中(《甲乙经》),图 3-51。

【取穴】于第 5 指掌关节后横纹头,当第 5 掌骨小头后之尺侧赤白肉际陷中,握拳取之。

【主治】头项强痛,目赤,耳聋,肘臂及手指挛急,热病,癫痫,疟疾。

【操作】直刺 5～7 分,艾条灸 3～7 分钟。

【附注】①手太阳之脉所注,为输。②本穴为八脉交会穴之一,通于督脉。

4. 腕骨(Wàngǔ,SI4)

【定位】在手外侧腕前,起骨下陷者中(《甲乙经》),图 3-51。

【取穴】握拳,于第 5 掌骨之基底与三角骨之间赤白肉际的陷凹部取之。

【主治】头项强痛,耳鸣,目翳,指挛臂痛,黄疸,热病汗不出。

【操作】直刺 3～5 分,艾条灸 3～7 分钟。

【附注】手太阳之脉所过为原。

5. 阳谷(Yánggǔ,SI5)

【定位】在手外侧腕中,兑骨下陷者中(《甲乙经》),图 3-51。

【取穴】腕关节之尺侧,豌豆骨与尺骨茎突之间凹陷处,屈腕取之。

【主治】颈颔肿,臂外侧痛,手腕痛,热病无汗,头眩目痛。

【操作】直刺 3～4 分,艾条灸 5～10 分钟。

【附注】手太阳之脉所行,为经。

6. 养老(Yǎnglǎo,SI6)

【定位】在手踝骨上一空,腕后一寸陷者中(《甲乙经》),图 3-52。

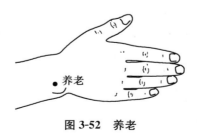

图 3-52　养老

67

【取穴】 位于尺骨小头上方。取穴时，屈肘掌心向胸，当尺骨茎突之桡侧骨缝中。

【主治】 目视不明，肩、背、肘、臂酸痛。

【操作】 直刺 3 分，艾条灸 5～10 分钟。

【附注】 本穴为手太阳之郄穴。

7. 支正(Zhīzhèng, SI7)

【定位】 在肘后五寸(《甲乙经》)，图 3-53。

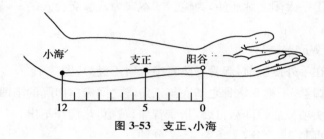

图 3-53　支正、小海

【取穴】 在阳谷上 5 寸，当阳谷与小海的连线上取之。

【主治】 项强，肘挛，手指痛，热病，癫狂，头痛目眩。

【操作】 直刺 3～5 分，艾条灸 5～10 分钟。

【附注】 ①本穴为手太阳之络穴。②从腕横纹(阳谷)至肘(小海)作十二寸折量。

8. 小海(Xiǎohǎi, SI8)

【定位】 在肘内大骨外，去肘端五分陷者中，屈肘乃得之(《甲乙经》)，图 3-53。

【取穴】 在肘关节后，屈肘当尺骨鹰嘴与肱骨内上髁之间取之。

【主治】 颊肿，颈项、肩、臂外后侧痛，癫痫，风眩头痛，耳鸣耳聋。

【操作】 直刺 3～4 分，艾条灸 5～10 分钟。

【附注】 ①手太阳之脉所入，为合。②小肠下合穴下巨虚，属足阳明胃经，为治疗小肠腑证主穴。

9. 肩贞(Jiānzhēn, SI9)

【定位】 在肩曲胛下，两骨解间，肩髃后陷者中(《甲乙经》)，图 3-54。

【取穴】 在肩关节后下方，当上臂内收时从腋后纹头上 1 寸处取之。

【主治】肩胛痛,手臂痛不能举,缺盆中痛,瘰疬。

【操作】直刺5～10分,艾条灸5～10分钟。

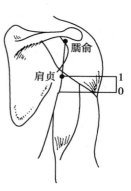

图 3-54　臑俞、肩贞

10. 臑俞(Nàoshū,SI10)

【定位】在肩臑后,大骨下胛上廉陷者中(《甲乙经》),图 3-54。

【取穴】正坐,上臂内收,从肩贞直上,当肩胛骨肩峰突起之后下际凹陷中取之。

【主治】肩臂疼痛无力,肩肿,颈项瘰疬。

【操作】直刺6～10分,艾条灸5～10分钟。

【附注】本穴为手太阳、阳维、跻脉交会穴(《甲乙经》)。

11. 天宗(Tiānzōng,SI11)

【定位】在秉风后大骨下陷者中(《甲乙经》),图 3-55。

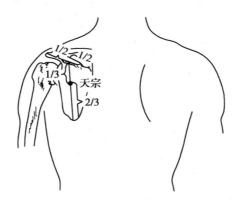

图 3-55　天宗

【取穴】于肩胛骨冈下窝的中央,约与臑俞、肩贞呈三角形处取之。

【主治】肩胛疼痛,肘臂外后侧痛,颊颔肿痛,气喘。

【操作】直刺5～7分,艾条灸5～7分钟。

12. 秉风(Bǐngfēng,SI12)

【定位】侠天髎,在外肩上小髃骨后,举臂有空(《甲乙经》),图 3-56。

【取穴】在肩胛骨冈上窝之中点,当天宗直上,举臂有凹陷处取之。

【主治】肩胛疼痛、不能举手,上肢酸麻。

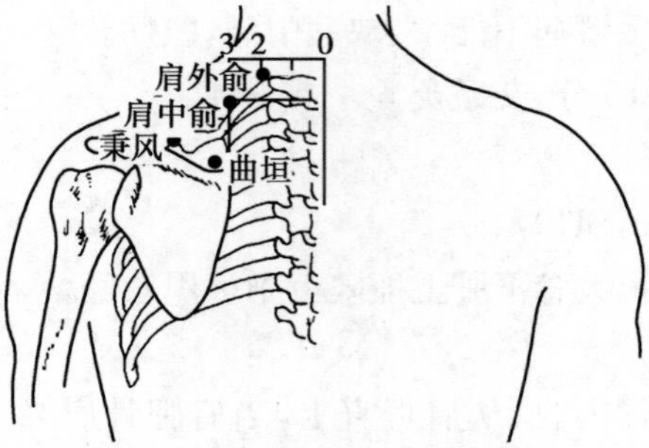

图 3-56　秉风、曲垣、肩外俞、肩中俞

【操作】直刺 3 分,艾条灸 5～7 分钟。

【附注】本穴为手阳明、太阳、手足少阳交会穴(《甲乙经》)。

13. 曲垣(Qūyuán,SI13)

【定位】在肩中央曲胛陷者中(《甲乙经》),图 3-56。

【取穴】在肩胛冈上窝之内侧端,约当臑俞与第 2 胸椎棘突连线的中央取之。

【主治】肩胛拘挛疼痛,气注,周痹。

【操作】直刺 3～5 分,艾条灸 3～7 分钟。

14. 肩外俞(Jiānwàishū,SI14)

【定位】在肩胛上廉,去脊三寸陷者中(《甲乙经》),图 3-56。

【取穴】在第 1 胸椎棘突下陶道(督脉)旁开 3 寸,当肩胛骨脊柱缘的垂直线上取之。

【主治】肩背酸疼,颈项强急,上肢冷痛。

【操作】斜刺 3～6 分,艾条灸 3～7 分钟。

【附注】两肩胛骨脊柱缘之间,作 6 寸折量。

15. 肩中俞(Jiānzhōngshū,SI15)

【定位】在肩胛内廉,去脊二寸陷者中(《甲乙经》),图 3-56。

【取穴】在第 7 颈椎棘突下大椎(督脉)旁开 2 寸取之。

【主治】咳嗽,气喘,肩背疼痛,唾血,寒热,目视不明。

【操作】斜刺 3～6 分,艾条灸 5～10 分钟。

16. 天窗(Tiānchuāng, SI16)

【定位】 在曲颊下扶突后，动脉应手陷者中(《甲乙经》)，图 3-57。

【取穴】 在胸锁乳突肌之后缘，当扶突后方取穴。

【主治】 耳聋，耳鸣，咽喉肿痛，颈项强痛，暴瘖不能言。

【操作】 直刺 3～5 分，艾条灸 3～5 分钟。

17. 天容(Tiānróng, SI17)

【定位】 在耳曲颊后(《甲乙经》)，图 3-57。

【取穴】 在下颌角后方，胸锁乳突肌的前缘凹陷中取之。

【主治】 耳聋，耳鸣，咽喉肿痛，咽中如梗，颊肿，瘿气。

【操作】 直刺 5～8 分，艾条灸 3～5 分钟。

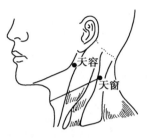

图 3-57　天窗、天容

18. 颧髎(Quánliáo, SI18)

【定位】 在面，頄骨下廉陷者中(《甲乙经》)，图 3-58。

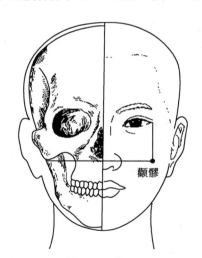

图 3-58　颧髎

【取穴】 目外眦角直下，当颧骨下缘中央凹陷中取之。

【主治】 口眼㖞斜、眼睑眴动、齿痛，頬肿，目黄。

【操作】 直刺 5～8 分，艾条灸 3～5 分钟。

19. 听宫(Tīnggōng,SI19)

【定位】在耳中大珠子前(《甲乙经》),图3-59。

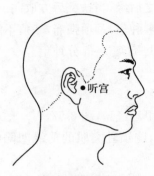

图3-59 听宫

【取穴】在耳屏与下颌关节之间,微张口呈凹陷处取之。

【主治】耳聋,耳鸣,聤耳,失音,癫疾,齿痛。

【操作】直刺3~5分,小艾炷灸3~5壮。

手太阳小肠经(共19穴)

手太阳穴一十九,少泽前谷后溪数,
腕骨阳谷养老绳,支正少海外辅肘,
肩贞臑俞接天宗,髎外秉风曲垣首,
肩外俞连肩中俞,天窗乃与天容偶,
锐骨之端上颧髎,听宫耳前珠上走。

表3-6 手太阳小肠经腧穴主治提要表

穴名	部位	主治	
		本经及脏腑重点病症	特殊或全身病症
少泽	指端	目翳,喉肿痛	中风昏迷,热病,乳汁少
前谷	指	手臂麻木	热病
后溪	掌侧	头项强,目赤,耳聋,肘臂挛急	癫痫,疟疾
腕骨	腕前	头项强痛,耳鸣,目翳,指挛臂痛	黄疸,热病
阳谷	腕	颈肿,臂外侧痛	热病
养老	前臂	目视不明	
支正	前臂	项强,肘挛,手指痛	热病,癫狂

续表

穴名	部位	主治	
		本经及脏腑重点病症	特殊或全身病症
小海	肘	颊肿,颈颔痛,肩臑肘臂外后侧痛	癫痫
以上手肘部穴:主治头、项、耳、目、鼻、喉疾患及热病、神志病			
肩贞	肩胛	肩胛痛	
臑俞	肩胛	肩胛疼痛	
天宗	肩胛	肩胛疼痛	
秉风	肩胛	肩胛疼痛	
曲垣	肩胛	肩胛拘挛疼痛	
肩外俞	肩胛	肩背酸痛,颈项强急	
肩中俞	背	肩背疼痛	
以上肩胛部穴:主治肩胛病			
天窗	颈	耳鸣,耳聋,咽喉肿痛	
天容	颈	耳鸣,耳聋,咽喉肿胀	
以上颈部穴:主治喉、耳病			
颧髎	面	口眼㖞斜,眼睑瞤动,齿痛	
听宫	耳	耳鸣,耳聋	
以上面部穴:主治口、齿、耳病			

73

第七节 足太阳膀胱经及其腧穴

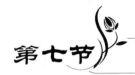

(一) 经脉循行

足太阳膀胱经起于目内眦,循行至头顶并入络脑;分支至耳上角;主干经脉从头顶向下到枕部,循行于脊柱两侧,经过背腰臀部,入内属膀胱络肾,向下贯臀;止腘窝;枕部分支向下循行于背腰部主干经线外侧,至腘窝部相合后循行于小腿后侧,经过外踝之后,前行止于小趾外侧端。

【原文】

《灵枢·经脉》:膀胱足太阳之脉,起于目内眦,上额,交巅①。

其支者:从巅至耳上角。

其直者:从巅入络脑,还出别下项②,循肩膊③内,夹脊抵腰中,入循膂④,络肾,属膀胱。

其支者:从腰中,下夹脊,贯臀,入腘中。

其支者:从髆内左右别下贯胛,夹脊内,过髀枢⑤,循髀外后廉,下合腘中——以下贯腨内,出外踝之后,循京骨⑥至小指外侧。

注释: ①交巅:当百会穴处与督脉相交会。②还出别下项:原文指经脉从脑后浅出,并从天柱穴分别而下。目前认为足太阳经脉在头顶至后枕部有一外行线。③肩髆:指肩胛区。④膂:夹脊两旁的肌肉。⑤髀枢:当股骨大转子部,环跳穴所在。⑥京骨:即第5跖骨粗隆。又为穴名。

(二)脏腑经脉病候

小便不通、遗尿、癫狂、疟疾、目痛、见风流泪、鼻塞多涕、鼻衄、头痛、项背腰臀部及下肢后侧经脉循行所过部位疼痛等。

(三)本经腧穴(67 穴)

1. 睛明(Jīngmíng,BL1)

【定位】 在目内眦处(《甲乙经》),图 3-60。

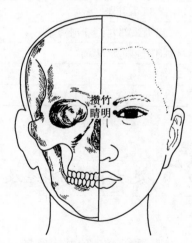

攒竹
睛明

图 3-60 睛明、攒竹

【取穴】 鼻根之两旁,在目内眦之内上方陷中取之。

【主治】 目赤肿痛,流泪,眦痒,夜盲,色盲,目眩。

【操作】 直刺,沿眼眶边缘 3～4 分,不捻转。

【附注】 本穴为手足太阳、足阳明、阴跷、阳跷五脉之会(《素问·气府论》王冰注)。

2. 攒竹(Cuánzhú,BL2)

【定位】在眉头陷者中(《甲乙经》),图 3-60。

【取穴】在睛明上方,眉毛内侧端处取之。

【主治】头痛,目眩,眉棱骨痛,视物不明,流泪,目赤肿痛,眼睑瞤动。

【操作】沿皮刺,向下或向外针 3～4 分,或三棱针点刺出血。

3. 眉冲(Méichōng,BL3)

【定位】直眉头上神庭、曲差之间(《针灸资生经》),图 3-61。

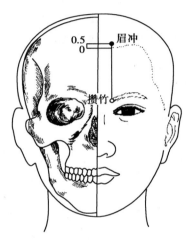

图 3-61　眉冲

【取穴】从眉头直上入发际,当神庭(督脉)与曲差之间取之。

【主治】痫证,眩晕,头痛,鼻塞。

【操作】沿皮刺,针尖向上,针 3～5 分。

4. 曲差(Qūchā,BL4)

【定位】侠神庭,两旁各一寸五分,在发际(《甲乙经》),图 3-62。

【取穴】在神庭(督脉)旁 1.5 寸,即神庭与头维(足阳明经)之间的中 1/3 与内 1/3 连线点取穴。

【主治】头前顶痛,目眩痛,鼻塞,鼻衄。

【操作】针尖向上方沿皮刺 3～5 分,艾条灸 3～5 分钟。

【附注】头部前发际至后发际作 12 寸折量。

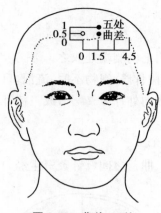

图 3-62　曲差、五处

5. 五处(Wǔchù,BL5)

【定位】在督脉旁,去上星一寸五分(《甲乙经》),图 3-62。

【取穴】从曲差直上,入发际 1 寸取之。

【主治】头痛,目眩,癫痫,瘛疭。

【操作】沿皮刺 3 分,艾条灸 3～5 分钟。

6. 承光(Chéngguāng,BL6)

【定位】在五处后一寸五分(《千金要方》作"在五处后一寸,不灸。一本言一寸半"。当以"一寸五分"为是),图 3-63。

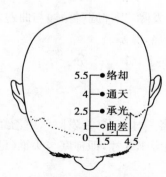

图 3-63　承光、通天、络却

【取穴】在五处与通天之间取之。

【主治】头痛,目眩,涕多鼻塞,热病无汗。

【操作】沿皮刺 3 分。

7. 通天(Tōngtiān,BL7)

【定位】 承光后一寸五分(《甲乙经》),图 3-63。

【取穴】 在承光与络却之间取之。

【主治】 头痛,眩晕,鼻塞,鼻衄,鼻渊。

【操作】 沿皮刺 2～3 分,艾条灸 3～7 分钟。

8. 络却(Luòquè,BL8)

【定位】 通天后一寸半(《千金要方》),图 3-63。

【取穴】 入前发际 5.5 寸,督脉旁 1.5 寸取之。

【主治】 头眩,耳鸣,癫狂,项肿瘿瘤,目视不明。

【操作】 沿皮刺 3 分。

9. 玉枕(Yùzhěn,BL9)

【定位】 在络却后七分半,挟脑户旁一寸三分(《千金要方》),图 3-64。

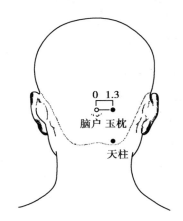

图 3-64　玉枕、天柱

【取穴】 脑户(督脉)旁 1.3 寸,当枕外粗隆上缘之外侧取之。

【主治】 头痛,目痛,鼻塞。

【操作】 针尖向下沿皮刺 3 分,艾条灸 3～5 分钟。

10. 天柱(Tiānzhù,BL10)

【定位】 在侠项后发际,大筋外廉陷者中(《甲乙经》),图 3-64。

【取穴】 在哑门(督脉)旁 1.3 寸,当项后发际内斜方肌之外侧取之。

【主治】头痛,项强,鼻塞,肩背痛。

【操作】直刺 5 分。

11. 大杼(Dàzhù,BL11)

【定位】在项第一椎下,两旁各一寸五分陷者中(《甲乙经》),图 3-65。

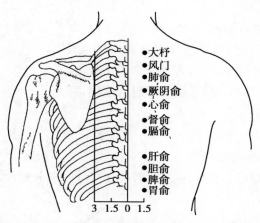

图 3-65　大杼、风门、肺俞、厥阴俞、心俞、督俞、膈俞、肝俞、胆俞、脾俞、胃俞

【取穴】俯伏,在第 1 胸椎棘突下陶道(督脉)旁 1.5 寸处取之。

【主治】咳嗽,发热,头痛,肩胛酸痛,颈项强急。

【操作】向下斜刺 5 分,艾条灸 5～10 分钟。

【附注】①本穴为手、足太阳经交会穴(《甲乙经》)。②本穴为八会穴之一,骨会大杼。③背部横寸,从脊椎正中(督脉)至肩胛骨脊柱缘作 3 寸折量。大杼至白环俞各穴,均位于督脉旁开 1.5 寸。

12. 风门(Fēngmén,BL12)

【定位】在第二椎下,两旁各一寸五分(《甲乙经》),图 3-65。

【取穴】俯伏,在第 2 胸椎棘突下,督脉旁开 1.5 寸取之。

【主治】伤风咳嗽,发热头痛,项强,腰背痛。

【操作】向下斜刺 5 分,艾条灸 3～5 分钟。

【附注】本穴为督脉、足太阳交会穴(《甲乙经》)。

13. 肺俞(Fèishū,BL13)

【定位】在第三椎下,两旁各一寸五分(《甲乙经》),图 3-65。

【取穴】俯伏,在第 3 胸椎棘突下,身柱(督脉)旁开 1.5 寸取之。

【主治】咳嗽,气喘,吐血,骨蒸,潮热,盗汗。

【操作】向下斜刺 5 分;艾炷灸 5～15 壮;艾条灸 5～15 分钟。

【附注】①本穴为肺的背俞穴。②背部自第 1 至 10 胸椎之间的背俞穴,因内有重要脏器,均禁深刺。

14. 厥阴俞(Juéyīnshū,BL14)

【定位】在第四椎下,两旁各一寸五分(《铜人》),图 3-65。

【取穴】俯伏,于第 4 胸椎棘突下,旁开 1.5 寸取之。

【主治】咳嗽,心痛,胸闷,呕吐。

【操作】向下斜刺 3 分;艾炷灸 5～7 壮;艾条灸 5～7 分钟。

【附注】本穴为心包背俞穴。

15. 心俞(Xīnshū,BL15)

【定位】在第五椎下,两旁各一寸五分(《甲乙经》),图 3-65。

【取穴】俯伏,于第 5 胸椎棘突下,神道(督脉)旁开 1.5 寸取之。

【主治】癫痫,惊悸,健忘,心烦,咳嗽,吐血,梦遗。

【操作】向下斜刺 3 分;艾炷灸 5～15 壮;艾条灸 5～15 分钟。

【附注】本穴为心的背俞穴。

16. 督俞(Dūshū,BL16)

【定位】在六椎下两旁各寸半(《针灸资生经》),图 3-65。

【取穴】俯伏,于第 6 胸椎棘突下,灵台(督脉)旁开 1.5 寸取之。

【主治】寒热心痛,腹痛肠鸣,胸膈气逆。

【操作】向下斜刺 3 分,艾条灸 3～5 分钟。

17. 膈俞(Géshū,BL17)

【定位】在第七椎下,两旁各一寸五分(《甲乙经》),图 3-65。

【取穴】俯伏,于第 7 胸椎棘突下,至阳(督脉)旁开 1.5 寸取之。

【主治】呕吐,噎膈,饮食不下,气喘,咳嗽,吐血,潮热,盗汗。

【操作】向下斜刺 5 分;艾炷灸 5～15 壮;艾条灸 5～15 分钟。

【附注】本穴为八会穴之一,血会膈俞。

79

18. 肝俞(Gānshū,BL18)

【定位】在第九椎下,两旁各一寸五分(《甲乙经》),图 3-65。

【取穴】俯伏,于第 9 胸椎棘突下,筋缩(督脉)旁开 1.5 寸取之。

【主治】黄疸,胁痛,吐血,鼻衄,目赤,目眩,夜盲,脊背痛,癫狂,痫证。

【操作】向下斜刺 5 分;艾炷灸 5～15 壮;艾条灸 5～15 分钟。

【附注】本穴为肝的背俞穴。

19. 胆俞(Dǎnshū,BL19)

【定位】在第十椎下,两旁各一寸五分(《甲乙经》),图 3-65。

【取穴】俯卧,于第 10 胸椎棘突下,中枢(督脉)旁开 1.5 寸取之。

【主治】黄疸,口苦,胸胁痛,肺痨,潮热。

【操作】向下斜刺 5 分;艾炷灸 5～15 壮;艾条灸 5～15 分钟。

【附注】本穴为胆的背俞穴。

20. 脾俞(Píshū,BL20)

【定位】在第十一椎下,两旁各一寸五分(《甲乙经》),图 3-65。

【取穴】俯卧,于第 11 胸椎棘突下,脊中(督脉)旁开 1.5 寸取之。

【主治】腹胀,黄疸,呕吐,泄泻,痢疾,便血,水肿,背痛,脾胃虚弱。

【操作】向下斜刺 5 分;艾炷灸 5～15 壮;艾条灸 5～10 分钟。

【附注】本穴为脾的背俞穴。

21. 胃俞(Wèishū,BL21)

【定位】在第十二椎下,两旁各一寸五分(《甲乙经》),图 3-65。

【取穴】俯卧,于第 12 胸椎棘突下,督脉旁开 1.5 寸取之。

【主治】胸胁痛,胃脘痛,腹胀,翻胃,呕吐,肠鸣,脾胃虚弱。

【操作】向下斜刺 5 分;艾炷灸 5～15 壮;艾条灸 5～15 分钟。

【附注】本穴为胃的背俞穴。

22. 三焦俞(Sānjiāoshū,BL22)

【定位】在第十三椎下,两旁各一寸五分(《甲乙经》),图 3-66。

【取穴】俯卧,于第 1 腰椎棘突下,悬枢(督脉)旁开 1.5 寸取之。

【主治】腹胀,肠鸣,水谷不化,呕吐,泄泻,痢疾,水肿,腰背强痛。

【操作】向下斜刺 5 分;艾炷灸 5～15 壮;艾条灸 5～15 分钟。

【附注】本穴为三焦背俞穴。

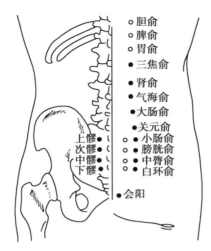

图 3-66　三焦俞、肾俞、气海俞、大肠俞、关元俞、小肠俞、膀胱俞、
中膂俞、白环俞、上髎、次髎、中髎、下髎、会阳

23. 肾俞(Shènshū,BL23)

【定位】在第十四椎下,两旁各一寸五分(《甲乙经》),图 3-66。

【取穴】俯卧,于第 2 腰椎棘突下,命门(督脉)旁开 1.5 寸取之。

【主治】遗精,阳痿,遗尿,月经不调,白带,肾虚腰痛,目昏,耳鸣,耳聋,水肿。

【操作】直刺 5～10 分;艾炷灸 5～15 壮;艾条灸 5～15 分钟。

【附注】本穴为肾的背俞穴。

24. 气海俞(Qìhǎishū,BL24)

【定位】在十五椎下两旁各寸半(《针灸资生经》),图 3-66。

【取穴】俯卧,于第 3 腰椎棘突下,督脉旁开 1.5 寸取之。

【主治】腰痛,痛经,痔漏。

【操作】直刺 5～10 分,艾条灸 5～15 分钟。

25. 大肠俞(Dàchángshū,BL25)

【定位】在第十六椎下,两旁各一寸五分(《甲乙经》),图 3-66。

【取穴】俯卧,于第 4 腰椎棘突下,腰阳关(督脉)旁开 1.5 寸取之,约当与髂嵴高度相平。

81

【主治】腹痛，腹胀，肠鸣，泄泻，便秘，腰痛。

【操作】直刺 7～10 分；艾炷灸 5～15 壮；艾条灸 5～15 分钟。

【附注】本穴为大肠背俞穴。

26. 关元俞(Guānyuánshū，BL26)

【定位】在十七椎下两旁各寸半(《针灸资生经》)，图 3-66。

【取穴】俯卧，于第 5 腰椎棘突下，督脉旁开 1.5 寸取之。

【主治】腹胀，泄泻，腰痛，遗尿，消渴，小便频数或小便难。

【操作】直刺 7～10 分，艾条灸 5～15 分钟。

27. 小肠俞(Xiǎochángshū，BL27)

【定位】在第十八椎下，两旁各一寸五分(《甲乙经》)，图 3-66。

【取穴】平第 1 骶后孔，督脉旁开 1.5 寸，当髂后上棘内缘与骶骨之间凹陷中，俯卧取之。

【主治】遗精，尿血，遗溺，白带，小腹胀痛，痢疾。

【操作】直刺 5～10 分；艾炷灸 5～15 壮；艾条灸 5～15 分钟。

【附注】本穴为小肠背俞穴。

28. 膀胱俞(Pángguāngshū，BL28)

【定位】在第十九椎下，两旁各一寸五分(《甲乙经》)，图 3-66。

【取穴】平第 2 骶后孔，当髂后上棘内缘下与骶骨之间凹陷中，俯卧取之。

【主治】小便不通，遗尿，泄泻，便秘，腰脊强痛。

【操作】直刺 5～10 分；艾炷灸 5～15 壮；艾条灸 5～15 分钟。

【附注】本穴为膀胱背俞穴。

29. 中膂俞(Zhōnglǚshū，BL29)

【定位】在第二十椎下，两旁各一寸五分(《甲乙经》)，图 3-66。

【取穴】平第 3 骶后孔，督脉旁开 1.5 寸，俯卧取之。

【主治】痢疾，疝气，消渴，腰脊强痛。

【操作】直刺 7～10 分，艾条灸 5～15 分钟。

30. 白环俞(Báihuánshū，BL30)

【定位】在第二十一椎下，两旁各一寸五分(《甲乙经》)，图 3-66。

【取穴】平第4骶后孔,督脉旁开1.5寸,俯卧取之。

【主治】遗精,月经不调,白带,疝痛,腰髋痛。

【操作】直刺7~10分。

31. 上髎(Shàngliáo,BL31)

【定位】在第一空,腰髁下一寸,侠脊陷者中(《甲乙经》),图3-66。

【取穴】俯卧,于第1骶后孔中取之,约当髂后上棘与督脉之中点。

【主治】腰痛,月经不调,阴挺,带下,大小便不利。

【操作】直刺7~10分,艾条灸5~15分钟。

32. 次髎(Cìliáo,BL32)

【定位】在第二空,挟脊陷者中(《甲乙经》),图3-66。

【取穴】俯卧,于第2骶后孔中取之,约当髂后上棘下与督脉之中点。

【主治】腰痛,月经不调,带下,痛经,疝气,下肢痿痹。

【操作】直刺7~10分,艾条灸5~15分钟。

33. 中髎(Zhōngliáo,BL33)

【定位】在第三空,挟脊陷者中(《甲乙经》),图3-66。

【取穴】俯卧,于第3骶后孔中取之,当中膂俞与督脉之间。

【主治】月经不调,带下,腰痛,小便不利,便秘。

【操作】直刺7~10分,艾条灸5~15分钟。

34. 下髎(Xiàliáo,BL34)

【定位】在第四空,侠脊陷者中(《甲乙经》),图3-66。

【取穴】俯卧,于第4骶后孔中取之,当白环俞与督脉之间。

【主治】小腹痛,便秘,小便不利,腰痛。

【操作】直刺5~9分,艾条灸5~15分钟。

35. 会阳(Huìyáng,BL35)

【定位】在阴尾骨两旁(《甲乙经》),图3-66。

【取穴】在尾骨下端之两旁,督脉旁5分取之。

【主治】带下,阳痿,痢疾,便血,痔疾,泄泻。

【操作】直刺5~8分,艾条灸5~15分钟。

83

36. 承扶(Chéngfú,BL36)

【定位】在尻臀下股阴上约纹中(《甲乙经》),图 3-67。

【取穴】臀下横纹正中,伏卧取之。

【主治】痔疾,腰、骶、臀、股部疼痛。

【操作】直刺 7～15 分,艾条灸 5～15 分钟。

37. 殷门(Yīnmén,BL37)

【定位】在肉郄(承扶别名)下六寸(《甲乙经》),图 3-67。

【取穴】当承扶与委中之连线上,承扶下 6 寸,俯卧取之。

【主治】腰脊强直而痛,不可俯仰,大腿部疼痛。

【操作】直刺 7～15 分,艾条灸 5～10 分钟。

【附注】大腿后侧,从臀横纹(承扶)至腘横纹(委中)作 14 寸折量。

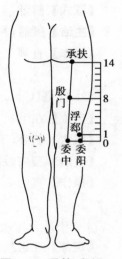

图 **3-67** 承扶、殷门、浮郄、委阳、委中

38. 浮郄(Fúxì,BL38)

【定位】在委阳上一寸(《甲乙经》),图 3-67。

【取穴】微屈膝,在股二头肌腱内侧,委阳穴上方 1 寸取之。

【主治】臀股麻木,腘筋挛急。

【操作】直刺 5～9 分,艾条灸 3～7 分钟。

39. 委阳(Wěiyáng,BL39)

【定位】在腘中外廉,两筋间(《甲乙经》),图 3-67。

【取穴】当腘窝外侧,股二头肌腱内缘,与委中相平,屈膝取之。

【主治】腰脊强痛,小腹胀满,小便不利,腿足拘挛疼痛。

【操作】直刺 5～9 分,艾条灸 3～7 分钟。

【附注】本穴为三焦下合穴,主治三焦腑病。

40. 委中(Wěizhōng,BL40)

【定位】在腘中央约纹中动脉(《甲乙经》),图 3-67。

【取穴】当腘窝横纹中央,于股二头肌腱与半腱肌腱的中间,屈膝或俯卧取之。

【主治】腰痛,髋关节屈伸不利,腘筋挛急,下肢痿、痹,半身不遂,腹痛,吐泻,丹毒。

【操作】直刺 8～15 分,或三棱针点刺出血。

【附注】足太阳之脉所入,为合。

41. 附分(Fùfēn,BL41)

【定位】在第二椎下,两旁各三寸(《甲乙经》),图 3-68。

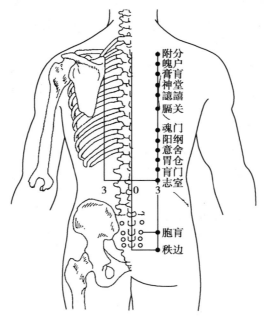

图 3-68 附分、魄户、膏肓、神堂、譩譆、膈关、魂门、阳纲、
意舍、胃仓、肓门、志室、胞肓、秩边

【取穴】平第 2 胸椎棘突下,督脉旁开 3 寸,于肩胛骨脊柱缘,俯伏取之。

【主治】肩背拘急,颈项强痛,肘臂麻木。

【操作】向下斜刺 3～5 分,艾条灸 5～15 分钟。

【附注】①本穴为手、足太阳经交会穴(《外台》)。②从附分至秩边各穴,均位于督脉旁三寸,约当脊柱正中旁开四横指。

42. 魄户(Pòhù,BL42)

【定位】 在第三椎下,两旁各三寸(《甲乙经》),图 3-68。

【取穴】 平第 3 胸椎棘突下,身柱(督脉)旁开 3 寸,于肩胛骨脊柱缘,俯伏取之。

【主治】 肺痨,咳嗽,气喘,项强,肩背痛。

【操作】 向下斜刺 3～5 分,艾条灸 5～15 分钟。

43. 膏肓(Gāohuāng,BL43)

【定位】 在第四椎下近五椎上两旁各三寸(《铜人》),图 3-68。

【取穴】 平第 4 胸椎棘突下,督脉旁开 3 寸,于肩胛骨脊柱缘,两手抱肘,俯伏取穴。

【主治】 肺痨,咳嗽,气喘,吐血,盗汗,健忘,遗精,脾胃虚弱。

【操作】 向肩胛骨下斜刺 3～5 分;艾炷灸 7～15 壮;艾条灸 7～15 分钟。

44. 神堂(Shéntáng,BL44)

【定位】 在第五椎下,两旁各三寸(《甲乙经》),图 3-68。

【取穴】 平第 5 胸椎棘突下,神道(督脉)旁开 3 寸,于肩胛骨脊柱缘,俯伏取之。

【主治】 气喘,咳嗽,胸腹满,脊背强急或疼痛。

【操作】 向下斜刺 5 分,艾条灸 7～15 分钟。

45. 譩譆(Yìxī,BL45)

【定位】 在肩髆内廉,侠第六椎下,两旁各三寸(《甲乙经》),图 3-68。

【取穴】 平第 6 胸椎棘突下,灵台(督脉)旁开 3 寸,于肩胛骨脊柱缘,俯伏取之。

【主治】 咳嗽,气喘,肩背痛,目眩,疟疾,热病汗不出。

【操作】 向下斜刺 5 分,艾条灸 5～10 分钟。

46. 膈关(Géguān,BL46)

【定位】 在第七椎下,两旁各三寸陷者中(《甲乙经》),图 3-68。

【取穴】 平第 7 胸椎棘突下,至阳(督脉)旁三寸,于肩胛骨脊柱缘,俯伏取之。

【主治】 饮食不下,呕吐,嗳气,脊背强痛。

【操作】 向下斜刺 5 分,艾条灸 5~10 分钟。

47. 魂门(Húnmén,BL47)

【定位】 在第九椎下,两旁各三寸(《甲乙经》),图 3-68。

【取穴】 平第 9 胸椎棘突下,筋缩(督脉)旁开 3 寸,俯卧取之。

【主治】 胸胁痛,背痛,呕吐,泄泻。

【操作】 向下斜刺 5 分,艾条灸 3~7 分钟。

48. 阳纲(Yánggāng,BL48)

【定位】 在第十椎下,两旁各三寸(《甲乙经》),图 3-68。

【取穴】 平第 10 胸椎棘突下,中枢(督脉)旁开 3 寸,俯卧取之。

【主治】 肠鸣,腹痛,泄泻,黄疸,消渴。

【操作】 向下斜刺 5 分,艾条灸 3~7 分钟。

49. 意舍(Yìshè,BL49)

【定位】 在第十一椎下,两旁各三寸(《甲乙经》),图 3-68。

【取穴】 平第 11 胸椎棘突下,脊中(督脉)旁开 3 寸,俯卧取之。

【主治】 腹胀,肠鸣,泄泻,呕吐,饮食不下。

【操作】 向下斜刺 5 分,艾条灸 3~7 分钟。

50. 胃仓(Wèicāng,BL50)

【定位】 在第十二椎下,两旁各三寸(《甲乙经》),图 3-68。

【取穴】 平第 12 胸椎棘突下,督脉旁开 3 寸,俯卧取之。

【主治】 腹胀,胃脘痛,脊背痛,水肿,小儿食积。

【操作】 向下斜刺 5 分,艾条灸 3~7 分钟。

51. 肓门(Huāngmén,BL51)

【定位】 在第十三椎下,两傍各三寸(《甲乙经》),图 3-68。

【取穴】 平第 1 腰椎棘突下,悬枢(督脉)旁开 3 寸,俯卧取之。

【主治】 上腹痛,痞块,便秘,妇人乳疾,心下大坚。

【操作】 直刺 5 分;艾炷灸 5~10 壮;艾条灸 5~10 分钟。

52. 志室（Zhìshì，BL52）

【定位】 在第十四椎下，两旁各三寸（《甲乙经》），图 3-68。

【取穴】 平第 2 腰椎棘突下，命门（督脉）旁开 3 寸，俯卧取之。

【主治】 遗精，阳痿，小便不利，水肿，腰脊强痛。

【操作】 直刺 7～10 分；艾炷灸 5～10 壮；艾条灸 5～10 分钟。

53. 胞肓（Bāohuāng，BL53）

【定位】 在第十九椎下，两旁各三寸（《甲乙经》），图 3-68。

【取穴】 平第 2 骶后孔，督脉旁开 3 寸，俯卧取之。

【主治】 肠鸣，腹胀，腰脊痛，癃闭，大便难，阴肿。

【操作】 直刺 7～13 分，艾条灸 5～10 分钟。

54. 秩边（Zhìbiān，BL54）

【定位】 在第二十一椎下，两旁各三寸陷者中（《甲乙经》），图 3-68。

【取穴】 胞肓直下方，腰俞（督脉）旁开 3 寸，当骶骨裂孔旁开 4 横指处，俯卧取之。

【主治】 腰骶痛，下肢痿、痹，小便不利，阴痛，痔疾，大便难。

【操作】 直刺 10～15 分，艾条灸 5～10 分钟。

55. 合阳（Héyáng，BL55）

【定位】 在膝约文中央下二寸（《甲乙经》），图 3-69。

【取穴】 在委中直下 2 寸，腓肠肌二头之间，当委中与承山之连线上取之。

【主治】 腰脊痛，下肢酸痛，麻痹，崩漏，疝痛。

【操作】 直刺 7～10 分，艾条灸 5～10 分钟。

【附注】 从腘横纹（委中）至平外踝尖作 16 寸量。

56. 承筋（Chéngjīn，BL56）

【定位】 在腨肠中央陷者中（《甲乙经》），图 3-69。

【取穴】 于合阳与承山连线的中点，当腓肠肌肌腹中央取之。

【主治】 小腿痛，膝酸重，痔疾，腰背拘急，霍乱转筋。

【操作】 艾条灸 5～10 分钟。

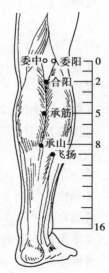

图 3-69　合阳、承筋、承山、飞扬

57. 承山(Chéngshān,BL57)

【定位】 在兑(锐)腨肠下分肉间陷者中(《甲乙经》),图 3-69。

【取穴】 于腓肠肌肌腹下,伸小腿时,当肌腹下出现交角处取之。

【主治】 腰痛,腿痛转筋,痔疾,便秘,脚气。

【操作】 直刺 5~8 分,艾条灸 5~10 分钟。

58. 飞扬(Fēiyáng,BL58)

【定位】 在足外踝上七寸(《甲乙经》),图 3-69。

【取穴】 于承山外侧下方,当昆仑穴上 7 寸处取之。

【主治】 头痛,目眩,鼻塞,鼻衄,腰痛,腿软无力。

【操作】 直刺 7~10 分,艾条灸 5~10 分钟。

【附注】 本穴为足太阳之络穴。

59. 跗阳(Fūyáng,BL59)

【定位】 在足外踝上三寸(《甲乙经》),图 3-70。

【取穴】 足外踝后昆仑穴直上 3 寸取之。

【主治】 头重,头痛,腰骶痛,外踝红肿,瘫痪。

【操作】 直刺 5~10 分,艾条灸 5~10 分钟。

【附注】 本穴为阳跷脉郄穴。

60. 昆仑(Kūnlún,BL60)

【定位】 在足外踝后,跟骨上陷者中(《甲乙经》),图 3-70。

【取穴】 在外踝与跟腱中央凹陷部取之。

【主治】 头痛,项强,目眩,鼻衄,肩臂拘急,腰痛,脚跟痛,小儿痫证,难产。

【操作】 直刺 5 分,艾条灸 3~5 分钟。

【附注】 ①足太阳之脉所行,为经。②孕妇禁针。

61. 仆参(Púcān,BL61)

【定位】 在跟骨下陷者中(《甲乙经》),图 3-70。

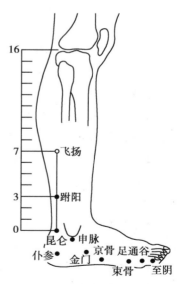

图 3-70 跗阳、昆仑、仆参、申脉、金门、京骨、束骨、足通谷、至阴

【取穴】外踝后下方,昆仑直下,当跟骨凹陷中赤白肉际取之。

【主治】下肢痿弱,足跟痛,霍乱转筋,癫痫,脚气膝肿。

【操作】直刺3～5分,艾条灸3～5分钟。

【附注】本穴为阳跷之本。

62. 申脉(Shēnmài,BL62)

【定位】在足外踝下陷者中(《甲乙经》),图3-70。

【取穴】于外踝正下方中取之。

【主治】痫证,癫狂,头痛,眩晕,腰腿酸痛。

【操作】直刺3分,艾条灸3～5分钟。

【附注】①本穴为八脉交会穴之一,通于阳跷脉。②本穴为阳跷所生。

63. 金门(Jīnmén,BL63)

【定位】在足外踝下(《甲乙经》),图3-70。

【取穴】在申脉穴前下方,当骰骨外侧凹陷处取之。

【主治】癫痫,小儿惊风,腰痛,外踝疼,下肢痹痛。

【操作】直刺5分,艾条灸3～5分钟。

【附注】①本穴为足太阳之郄穴。②本穴为阳维所别属。

64. 京骨(Jīnggǔ,BL64)

【定位】在足外侧大骨下,赤白肉际陷者中(《甲乙经》),图3-70。

【取穴】于足跗外侧,第5跖骨粗隆下方,赤白肉际取之。

【主治】癫痫,头痛,目翳,项强,腰髀痛,膝痛脚挛。

【操作】直刺3～5分,艾条灸3～5分钟。

【附注】足太阳之脉所过为原。

65. 束骨(Shùgǔ,BL65)

【定位】在足小指外侧,本节后陷者中(《甲乙经》),图3-70。

【取穴】于第5跖骨小头的后下方,赤白肉际取之。

【主治】癫狂,头痛,项强,目眩,腰背及下肢后侧痛。

【操作】直刺3分,艾条灸3～5分钟。

【附注】足太阳之脉所注,为输。

66. 足通谷(Zútōnggǔ, BL66)

【定位】在足小指外侧,本节前陷者中(《甲乙经》),图3-70。

【取穴】在第5跖骨关节前下方凹陷处取之。

【主治】头痛,项痛,目眩,鼻衄,癫狂。

【操作】直刺2分,艾条灸3~5分钟。

【附注】足太阳之脉所溜,为荥。

67. 至阴(Zhìyīn, BL67)

【定位】在足小指外侧,去爪甲如韭叶(《甲乙经》),图3-70。

【取穴】足小趾外侧,距爪甲角后1分许取之。

【主治】头痛,鼻塞,鼻衄,目痛,足下热,胞衣不下,难产。

【操作】斜刺1分;艾炷灸3~5壮;艾条灸3~5分钟。

【附注】①足太阳之脉所出,为井。②孕妇禁针。

足太阳膀胱经(共67穴)

足太阳穴六十七,睛明目内红肉藏,
攒竹眉冲与曲差,五处寸半上承光,
通天络却玉枕昂,天柱后际大筋旁,
大杼挟脊第一行,直下风门肺俞长,
又厥阴俞与心俞,督俞膈俞俱一行,
肝胆脾胃接三焦,肾俞气海大肠乡,
关元小肠到膀胱,中膂白环仔细量,
上髎次髎中复下,一空二空腰髁当,
会阳阴尾骨外取,附分挟脊第二行,
魄户膏肓神堂走,譩譆膈关魂门当,
阳纲意舍仍胃仓,肓门志室续胞肓,
二十一椎秩边场,承扶臀横纹中央,
殷门浮郄委阳到,委中合阳承筋乡,
承山飞扬束骨接,昆仑仆参申脉忙,
金门京骨束骨接,通谷至阴小趾旁。

91

表 3-7　足太阳膀胱经腧穴主治提要表

穴名	部位	主治	
		本经及脏腑重点病症	特殊或全身病症
睛明	内眦	目疾	
攒竹	眉头	头痛,眉棱骨痛,目赤痛	
眉冲	前头	头痛眩晕	
曲差	前头	前顶痛,鼻塞,鼻衄	
五处	前头	头痛,目眩	癫痫
承光	前头	头痛,鼻塞	
通天	前头	头痛,眩晕,鼻塞,鼻衄	
络却	后头	头眩,耳鸣	癫狂
玉枕	后头	头痛,目痛,鼻塞	
天柱	项	头痛,鼻塞,项强	
以上头项部穴:主治头、项、目上、鼻疾患,神志病			
大杼	背	咳嗽发热,项强,肩胛酸痛	
风门	背	伤风咳嗽,项强,腰背痛	
肺俞	背	吐血,气喘,咳嗽,骨蒸	
厥阴俞	背	咳嗽,心痛	
心俞	背	咳嗽,吐血	惊悸健忘,癫痫
督俞	背	心痛	
膈俞	背	咳嗽,吐血,呕吐	
以上第1~7椎侧第一行穴:主治胸、肺疾患			
肝俞	背	吐血,胁痛,目眩	癫狂
胆俞	背	胸胁痛,肺痨	黄疸
脾俞	背	腹胀,泄痢	水肿,黄疸,脾虚
胃俞	背	胃脘痛,肠鸣,呕吐	胃虚
三焦俞	腰	肠鸣,腹胀,呕吐,腰背强痛	水肿
以上第9~13椎侧第一行穴:治胃、肠疾患为主,胸、肺疾患次之			
肾俞	腰	遗精,月经不调,腰痛,阳痿	水肿,耳鸣,耳聋
气海俞	腰	腰痛	
大肠俞	腰	肠鸣,泄泻,腹痛,便秘,腰痛	
关元俞	臀	泄泻,腰痛	
小肠俞	臀	小腹胀痛,遗溺,痢疾	
膀胱俞	臀	遗溺,腰脊强痛	

穴名	部位	主治	
		本经及脏腑重点病症	特殊或全身病症
中膂俞	臀	痢疾,腰脊强痛	
白环俞	臀	遗精,月经不调,白带,腰髋痛	
上髎	荐	带下,小便不利,阴挺,腰痛	
次髎	荐	月经不调,带下,腰痛	下肢痿痹
中髎	荐	月经不调,带下,小便不利,腰痛	
下髎	荐	小便不利	
会阳	臀	带下,痔疮	
以上第14椎只至臀部侧第一行穴:主治肠及生育、小溲病			
承扶	大腿	腰骶臀股部痛	
殷门	大腿	腰脊大腿部痛	
浮郄	大腿	臀股麻木	
委阳	膝腘	腿足拘挛疼痛	
委中	膝腘	吐泻,腹痛,腰痛	下肢痿痹
以上腘以上穴:主治局部疾患及肠疾患			
附分	背	肩背拘急,项强	
魄户	背	肺痨,咳嗽,项强,肩背痛	
膏肓	背	肺痨,盗汗,咳嗽,吐血	健忘,遗精
神堂	背	气喘,咳嗽,背脊强急	
譩譆	背	咳嗽,肩背痛	
膈关	背	饮食不下,呕吐,嗳气	
以上第1~7椎侧第二行穴:主治胸、肺疾患			
魂门	背	呕吐,背痛	
阳纲	背	肠鸣腹痛,泄泻	黄疸
意舍	背	腹胀,呕吐	
胃仓	腰	腹胀,胃脘痛,背脊痛	
肓门	腰	上腹痛,便秘	
以上第9~13椎侧第二行穴:主治胃、肠疾患			
志室	腰	遗精,小便不利,腰脊强痛	
胞肓	臀	腰脊痛	
秩边	臀	痔疾,腰骶痛	下肢痿痹
以上第14~21椎侧第二行穴:主治肠及生育、小溲疾患			

93

续表

穴名	部位	主治	
		本经及脏腑重点病症	特殊或全身病症
合阳	小腿	腰脊痛	
承筋	小腿	痔疾,腰背拘急	
承山	小腿	痔疾,转筋,腰痛	
飞扬	小腿	头痛,目眩,腰痛,腿软无力	
跗阳	小腿	头痛,腰骶痛,外踝红肿	瘫痪
昆仑	踝关节	头痛,项强,目眩,肩背拘急,腰痛	
仆参	足	足跟痛	
申脉	足	头痛,眩晕,腰腿酸痛	痫证
金门	足	外踝痛	癫痫
京骨	足	头痛,项强,腰腿痛	癫痫
束骨	足	头痛,项强,目眩,腰背下肢后侧痛	癫狂
足通谷	足	头痛,顶痛,目眩	癫痫
至阴	趾端	头痛,目痛	难产
以上腘以下穴:主治头、项、目、背、腰病,肠痔,神志,下肢后侧疾患			

94

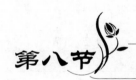

第八节　足少阴肾经及其腧穴

(一) 经脉循行

足少阴肾经起于足小趾之下,斜走足心,经舟骨粗隆下、内踝后侧,沿小腿、腘窝、大腿的内后侧上行,穿过脊柱,属于肾,络膀胱;另有分支向上行于腹部前正中线旁 0.5 寸,胸部前正中线旁 2 寸,止于锁骨下缘。肾部直行脉向上穿过肝、膈,进入肺中,再沿喉咙上行,止于舌根两旁;肺部支脉,联络于心,流注于胸中。

【原文】

《灵枢·经脉》:肾足少阴之脉,起于小指之下,邪①走足心,出于然谷②之下,循内踝之后,别入跟中,以上腨内,出腘内廉,上股内后廉,贯脊属肾,络膀胱。

其直者:从肾上贯肝、膈,入肺中,循喉咙,夹舌本。

其支者:从肺出,络心,注胸中。

注释：①邪：邪通斜。②然谷：穴名,在舟骨粗隆下方。谷,《脉经》作"骨"。"然骨"即指舟骨粗隆。

（二）脏腑经脉病候

咳血、气喘、舌干、咽喉肿痛、腰痛、水肿、大便秘结、泄泻、脊股内后侧痛、痿弱无力、足心热等。

（三）本经腧穴（27 穴）

1. 涌泉（Yǒngquán,KI1）

【**定位**】在足心陷者中,屈足卷指宛宛中（《甲乙经》）,图 3-71。

【**取穴**】于足底（去趾）前 1/3 处,蹠足时呈凹陷处取之。

【**主治**】头顶痛,头眩,目昏花,咽喉痛,舌干,失音,小便不利,大便难,小儿惊风,足心热,癫疾,霍乱转筋。

【**操作**】直刺 3～5 分,艾条灸 3～7 分钟。

【**附注**】足少阴之脉所出为井。

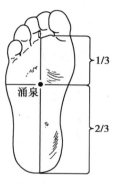

图 3-71　涌泉

2. 然谷（Rángǔ,KI2）

【**定位**】在足内踝前起大骨下陷者中（《甲乙经》）,图 3-72。

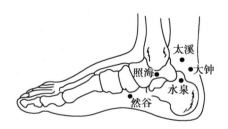

图 3-72　然谷、太溪、大钟、水泉、照海

【**取穴**】在舟骨粗隆下缘凹陷中取之。

【**主治**】阴痒,阴挺,月经不调,遗精,咳血,黄疸,泄泻,消渴,足跗肿痛,小儿脐风口噤。

【**操作**】直刺 3 分,艾条灸 3～7 分钟。

【**附注**】足少阴之脉所溜,为荥。

3. 太溪（Tàixī,KI3）

【**定位**】在足内踝后跟骨上,动脉陷者中（《甲乙经》）,图 3-72。

【取穴】在内踝与跟腱之间凹陷中,平对内踝尖取之。

【主治】咽喉痛,齿痛,耳聋,咳血,气喘,消渴,月经不调,失眠,遗精,阳痿,小便频数,腰脊痛。

【操作】直刺3分,艾条灸3～7分钟。

【附注】①足少阴之脉所注,为输。②本穴为肾经原穴。

4. 大钟(Dàzhōng,KI4)

【定位】在足跟后冲中(《甲乙经》),图3-72。

【取穴】于内踝后下方,当跟腱附着部的内侧凹陷中取之。

【主治】咳血,气喘,腰脊强痛,痴呆,嗜卧,足跟痛。

【操作】直刺3分,艾条灸3～7分钟。

【附注】本穴为足少阴经的络穴。

5. 水泉(Shuǐquán,KI5)

【定位】去太溪下一寸,在足内踝下(《甲乙经》),图3-72。

【取穴】在太溪穴直下方1寸,当跟骨结节之内侧前上部凹陷中取之。

【主治】月经不调,痛经,阴挺,小便不利,目昏花。

【操作】直刺4分,艾条灸3～7分钟。

【附注】本穴为足少阴经郄穴。

6. 照海(Zhàohǎi,KI6)

【定位】在足内踝下一寸(《甲乙经》),图3-72。

【取穴】在内踝正下缘之凹陷中取穴。

【主治】月经不调,赤白带下,阴挺,阴痒,疝气,小便频数,癫痫,咽喉干痛,失眠。

【操作】直刺3～5分,艾条灸3～7分钟。

【附注】①本穴为阴跷脉所生。②本穴为八脉交会穴之一,通于阴跷脉。

7. 复溜(Fùliū,KI7)

【定位】在足内踝上二寸陷者中(《甲乙经》),图3-73。

【取穴】在太溪穴上2寸,当跟腱之前缘取之。

【主治】泄泻,肠鸣,水肿,腹胀,腿肿,足痿,盗汗,脉微细时无,身热无汗。

【操作】直刺3～5分,艾条灸3～7分钟。

【附注】①足少阴之脉所行,为经。②小腿内侧,从内踝尖至胫骨内踝下(阴陵泉)作 13 寸折量。

8. 交信(Jiāoxìn,KI8)
【定位】在足内踝上二寸,少阴前、太阴后,筋骨间(《甲乙经》),图 3-73。
【取穴】亦在太溪穴上 2 寸,约当复溜与胫骨内侧缘之间取之。
【主治】月经不调,崩漏,阴挺,泄泻,大便难,睾丸肿痛。
【操作】直刺 4 分,艾条灸 3～7 分钟。
【附注】本穴为阴跷脉郄穴。

9. 筑宾(Zhùbīn,KI9)
【定位】在足内踝上腨分中(《甲乙经》),图 3-73。
【取穴】于太溪、阴谷之连线上,当腓肠肌内侧肌腹下端取之。
【主治】癫狂,呕吐痰沫,疝痛,小儿胎疝,小腿内侧痛。
【操作】直刺 5～8 分,艾条灸 3～7 分钟。
【附注】本穴为阴维脉郄穴。

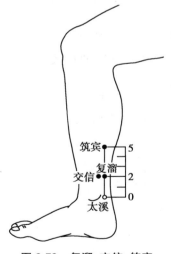

图 3-73　复溜、交信、筑宾

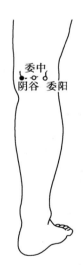

图 3-74　阴谷

10. 阴谷(Yīngǔ,KI10)
【定位】在膝下内辅骨后,大筋之下,小筋之上,按之应手,屈膝得之(《甲乙经》),图 3-74。

【取穴】当腘窝内侧，和委中相平，在半腱肌腱、半膜肌腱之间屈膝取之。

【主治】阳痿，疝痛，崩漏，溺难，癫狂，膝股内侧痛。

【操作】直刺5～8分，艾条灸3～7分钟。

【附注】足少阴之脉所入，为合。

11. 横骨（Hénggǔ，KI11）

【定位】在大赫下一寸（《甲乙经》），图3-75。

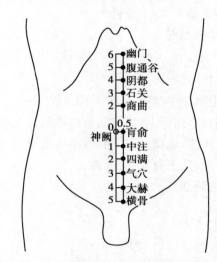

图3-75 横骨、大赫、气穴、四满、中注、肓俞、商曲、石关、阴都、腹通谷、幽门

【取穴】在下腹部，耻骨联合上际，曲骨（任脉）旁开5分取之。

【主治】阴部痛，遗精，阳痿，遗尿，少腹痛，小便不通。

【操作】直刺5～8分，艾条灸3～5分钟。

【附注】①本穴为足少阴、冲脉交会穴（《甲乙经》）。②少腹部，从横骨至肓俞作5寸折量。腹部横寸，以两乳头之间作8寸折量。

12. 大赫（Dàhè，KI12）

【定位】在气穴下一寸（《甲乙经》），图3-75。

【取穴】在横骨上1寸，中极（任脉）旁开5分取之。

【主治】阴部痛，子宫脱垂，遗精，带下。

【操作】直刺5～8分，艾条灸3～5分钟。

【附注】本穴为足少阴、冲脉交会穴（《甲乙经》）。

13. 气穴(Qìxué, KI13)

【定位】 在四满下一寸(《甲乙经》),图 3-75。

【取穴】 在横骨上 2 寸,关元(任脉)旁开 5 分取之。

【主治】 月经不调,白带,小便不通,泄泻。

【操作】 直刺 5~8 分,艾条灸 3~5 分钟。

【附注】 本穴为足少阴、冲脉交会穴(《甲乙经》)。

14. 四满(Sìmǎn, KI14)

【定位】 在中注下一寸(《甲乙经》),图 3-75。

【取穴】 在横骨上 3 寸,石门(任脉)旁开 5 分取之。

【主治】 月经不调,小腹痛,便秘,遗精,疝气。

【操作】 直刺 5~8 分,艾条灸 5~7 分钟。

【附注】 本穴为足少阴、冲脉交会穴(《甲乙经》)。

15. 中注(Zhōngzhù, KI15)

【定位】 在肓俞下一寸。《铜人》,图 3-75。

【取穴】 在横骨穴上 4 寸,阴交穴(任脉)旁开 5 分取之。

【主治】 月经不调,腰腹疼痛,大便燥结。

【操作】 直刺 5~8 分,艾条灸 5~7 分钟。

【附注】 足少阴、冲脉之会(《甲乙经》)。

99

16. 肓俞(Huāngshū, KI16)

【定位】 在商曲下一寸,直脐傍五分(《甲乙经》),图 3-75。

【取穴】 与神阙相平,任脉旁开 5 分取之。

【主治】 腹痛,呕吐,腹胀,便秘,疝痛。

【操作】 直刺 5~8 分,艾条灸 5~7 分钟。

【附注】 本穴为足少阴、冲脉交会穴(《甲乙经》)。

17. 商曲(Shāngqū, KI17)

【定位】 在石关下一寸(《甲乙经》),图 3-75。

【取穴】 在肓俞上 2 寸,下脘(任脉)旁开 5 分取之。

【主治】 腹痛,泄泻,便秘,腹中积聚。

【操作】 直刺 5~8 分,艾条灸 5~7 分钟。

【附注】①本穴为足少阴、冲脉交会穴(《甲乙经》)。②上腹部,从肓俞至幽门作 6 寸折量。

18. 石关(Shíguān,KI18)

【定位】在阴都下一寸(《甲乙经》),图 3-75。

【取穴】在肓俞上 3 寸,建里(任脉)旁开 5 分取之。

【主治】呕吐,腹痛,便秘,产后腹痛,妇人不孕。

【操作】直刺 5～8 分,艾条灸 5～7 分钟。

【附注】本穴为足少阴、冲脉交会穴(《甲乙经》)。

19. 阴都(Yīndū,KI19)

【定位】在通谷下一寸(《甲乙经》),图 3-75。

【取穴】在肓俞上 4 寸,中脘(任脉)旁开 5 分取之。

【主治】肠鸣,腹胀,便秘,腹痛,妇人不孕。

【操作】直刺 5～8 分,艾条灸 5～7 分钟。

【附注】本穴为足少阴、冲脉交会穴(《甲乙经》)。

20. 腹通谷(Fùtōnggǔ,KI20)

【定位】在幽门下一寸陷者中(《甲乙经》),图 3-75。

【取穴】在肓俞上 5 寸,上脘(任脉)旁开 5 分取之。

【主治】腹痛,腹胀,呕吐,脾胃虚弱。

【操作】直刺 5～8 分,艾条灸 5～7 分钟。

【附注】本穴为足少阴、冲脉交会穴(《甲乙经》)。

21. 幽门(Yōumén,KI21)

【定位】在巨阙两旁各五分陷中(《甲乙经》),图 3-75。

【取穴】在肓俞上 6 寸,巨阙(任脉)旁开 5 分取之。

【主治】腹痛,呕吐,善哕,消化不良,泄泻。

【操作】直刺 3～7 分,艾条灸 5～7 分钟。

【附注】本穴为足少阴、冲脉交会穴(《甲乙经》)。

22. 步廊(Bùláng,KI22)

【定位】在神封下一寸六分陷者中(《甲乙经》),图 3-76。

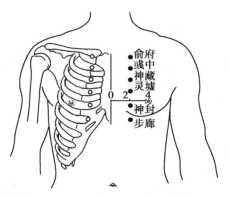

图 3-76　步廊、神封、灵墟、神藏、彧中、俞府

【取穴】在第 5 肋间隙，任脉旁开 2 寸，当胸骨中线（任脉）与乳中线之间取之。

【主治】咳嗽，气喘，胸胁支满，呕吐，食欲不振。

【操作】斜刺 3～5 分，艾条灸 3～7 分钟。

101

23. 神封（Shénfēng，KI23）

【定位】在灵墟下一寸六分陷者中（《甲乙经》），图 3-76。

【取穴】在第 4 肋间隙，当胸骨中线与乳中线之间取之。

【主治】咳嗽，气喘，胸胁支满，乳痈，呕吐，不嗜食。

【操作】斜刺 3～5 分，艾条灸 3～7 分钟。

24. 灵墟（Língxū，KI24）

【定位】在神藏下一寸六分陷者中（《甲乙经》），图 3-76。

【取穴】在第 3 肋间隙，当胸骨中线与乳中线之间取之。

【主治】咳嗽，气喘，胸胁胀痛，呕吐，乳痈。

【操作】斜刺 3～5 分，艾条灸 3～5 分钟。

25. 神藏（Shéncáng，KI25）

【定位】在彧中下一寸六分陷者中（《甲乙经》），图 3-76。

【取穴】在第 2 肋间隙，当胸骨中线与乳中线之间取之。

【主治】咳嗽，气喘，胸痛，呕吐，烦满不嗜食。

【操作】斜刺 3～5 分，艾条灸 3～5 分钟。

26. 彧中(Yùzhōng,KI26)

【定位】在俞府下一寸六分陷者中(《甲乙经》),图 3-76。

【取穴】在第 1 肋间隙,当胸骨中线与乳中线之间取之。

【主治】咳嗽,气喘,痰壅,胸胁胀满,不嗜食。

【操作】斜刺 3～5 分,艾条灸 3～5 分钟。

27. 俞府(Shūfǔ,KI27)

【定位】在巨骨下,去璇玑旁各二寸陷者中(《甲乙经》),图 3-76。

【取穴】在锁骨下缘,当胸骨中线与乳中线之间凹陷中。

【主治】咳嗽,气喘,胸痛,呕吐,不嗜食。

【操作】斜刺 3 分,艾条灸 3～7 分钟。

足少阴肾经经穴歌(共 27 穴)

足少阴穴二十七,涌泉然谷太溪溢,
大钟水泉通照海,复溜交信筑宾接,
阴谷膝内辅骨后,以上从足走至膝,
横骨大赫连气穴,四满中注肓俞集,
商曲石关阴都密,通谷幽门半寸辟,
步廊神封又灵墟,神藏彧中俞府毕。

表 3-8 足少阴肾经腧穴主治提要表

穴名	部位	主治	
		本经及脏腑重点病症	特殊或全身病症
涌泉	足心	咽喉肿痛,小便不利,舌干,失音,泄泻	小儿惊风,头项痛,头眩
然谷	足部	月经不调,咳血,遗精,阴挺,足跗肿痛	小儿脐风,消渴
太溪	足部	咽痛,咳血,月经不调	齿痛
大钟	足部	小便不利,大便秘结,足跟痛	痴呆
水泉	足部	月经不调,痛经,阴挺	目昏花
照海	足部	咽干,月经不调,阴挺	
以上足部穴:主治生育、小溲、肠及胸、肺、咽喉疾患			
复溜	小腿	肠鸣,泄泻,水肿,足痿	盗汗,脉微细时无
交信	小腿	月经不调,阴挺	
筑宾	小腿	小腿内侧痛	癫狂

续表

穴名	部位	主治	
		本经及脏腑重点病症	**特殊或全身病症**
阴谷	膝腘	阳痿,崩漏,膝股内侧痛	
以上小腿部穴:主治生育、小溲、肠疾患			
横骨	下腹	遗精,小便不通	
大赫	下腹	遗精,带下	
气穴	下腹	月经不调,泄泻	
四满	下腹	月经不调	
中注	下腹	月经不调,大便燥结	
以上下腹部穴:主治生育、小溲、肠疾患			
肓俞	上腹	腹痛,便秘	
商曲	上腹	腹痛,便秘,泄泻	
石关	上腹	呕吐,腹痛	
阴都	上腹	肠鸣,腹胀痛	
腹通谷	上腹	呕吐,腹痛	
幽门	上腹	呕吐,泄泻	
以上上腹部穴:主治胃、肠疾患			
步廊	胸	咳嗽,气喘	
神封	胸	咳嗽,气喘	
灵墟	胸	咳嗽,气喘	
神藏	胸	咳嗽,气喘	
彧中	胸	咳嗽,气喘,胸胁胀满	
俞府	胸	咳嗽,气喘胸痛	
以上胸部穴:治胸、肺疾患为主			

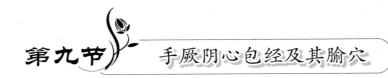

第九节　手厥阴心包经及其腧穴

(一) 经脉循行

手厥阴心包经起于胸中,属心包,下膈,联络三焦;外行支从胸中出于侧胸上部,循行于上肢内侧面的中间部,入掌止于中指端;掌中分支止于无名指末端。

【原文】

《灵枢·经脉》:心主手厥阴心包络①之脉,起于胸中,出属心包络,下膈,历络三焦②。

其支者,循胸出胁,下腋三寸,上抵腋下,循臑内,行太阴、少阴之间,入肘中,下臂,行两筋③之间,入掌中,循中指,出其端。

其支者,别掌中,循小指次指④,出其端。

注释: ①心包络:《甲乙经》无"心包络"三字。②历络三焦:指自胸至腹依次联络上、中、下三焦。③两筋:指掌长肌腱和桡侧腕屈肌腱。④小指次指:即无名指。

（二）脏腑经脉病候

心痛,胸闷,心悸,心烦,癫狂,腋下肿,肘臂拘急,掌心发热等。

（三）本经腧穴（9 穴）

1. 天池（Tiānchí,PC1）

【定位】 在乳后一寸,腋下三寸（《甲乙经》）,图 3-77。

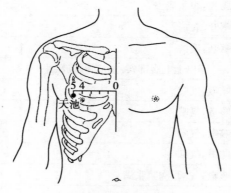

图 3-77　天池

【取穴】 乳头外侧 1 寸,当第 4 肋间陷者中取之。

【主治】 胸闷,肋痛,腋下肿痛,瘰疬。

【操作】 斜刺 2 分,不宜深刺;艾条灸 3～5 分钟。

【附注】 本穴为手厥阴、足少阳交会穴。

2. 天泉（Tiānquán,PC2）

【定位】 在曲腋下去臂二寸（《甲乙经》）,图 3-78。

【取穴】 腋纹头下 2 寸,在肱二头肌的长、短头之间取穴。

【主治】心痛,胁胀,咳嗽,胸背及上臂内侧痛。

【操作】直刺 5～7 分,艾条灸 3～7 分钟。

【附注】腋纹头至肘横纹(曲泽)作 9 寸折量。

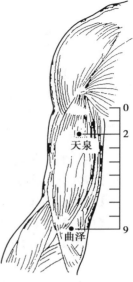

3. 曲泽(Qūzé,PC3)

【定位】在肘内廉下陷者中,屈肘得之(《甲乙经》),图 3-78。

【取穴】在肘横纹中,肱二头肌腱尺侧缘,当尺泽(手太阴经)与少海(手少阴经)之间取之。

【主治】胃痛,呕吐,热病,烦躁,心痛,心悸,肘臂痛,手臂震颤。

【操作】直刺 5～8 分,或三棱针点刺出血;艾条灸 3～7 分钟。

【附注】手厥阴之脉所入,为合。

图 3-78　天泉、曲泽

4. 郄门(Xìmén,PC4)

【定位】去腕五寸(《甲乙经》),图 3-79。

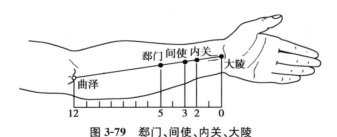

图 3-79　郄门、间使、内关、大陵

【取穴】腕横纹上 5 寸,当曲泽与大陵之连线上,于掌长肌腱和桡侧腕屈肌腱之间取之。

【主治】心痛,心悸,呕血,衄血,疔疮,癫疾。

【操作】直刺 5～8 分;艾炷灸 3～7 壮;艾条灸 3～7 分钟。

【附注】①本穴为手厥阴经郄穴。②前臂从肘横纹(曲泽)至腕横纹(大陵)作 12 寸折量。

5. 间使(Jiānshǐ,PC5)

【定位】在掌后三寸,两筋间陷者中(《甲乙经》),图 3-79。

【取穴】腕横纹上3寸,当掌长肌腱与桡侧腕屈肌腱之间取穴。

【主治】心痛,心悸,胃痛,呕吐,热病,烦躁,疟疾,癫狂,痫证,腋肿,肘挛,臂痛。

【操作】直刺5～7分,艾条灸3～7分钟。

【附注】手厥阴之脉所行,为经。

6. 内关(Nèiguān,PC6)

【定位】在掌后去腕二寸(《甲乙经》),图3-79。

【取穴】腕横纹上2寸,当掌长肌腱与桡侧腕屈肌腱之间取之。

【主治】心痛,心悸,胃痛,呕吐,癫狂,痫证,肘臂挛痛,热病,疟疾。

【操作】直刺5～7分,艾条灸3～7分钟。

【附注】①本穴为手厥阴经络穴。②本穴为八脉交会穴之一,通于阴维脉。

7. 大陵(Dàlíng,PC7)

【定位】在掌后两筋间陷者中(《甲乙经》),图3-79。

【取穴】腕横纹正中,当掌长肌腱与桡侧腕屈肌腱之间取穴。

【主治】心痛,心悸,胃痛,呕吐,惊悸,癫狂,痫证,胸胁痛。

【操作】直刺3～5分,艾条灸3～5分钟。

【附注】①手厥阴之脉所注,为输。②本穴为心包原穴。

8. 劳宫(Láogōng,PC8)

【定位】在掌中央动脉(《甲乙经》),图3-80。

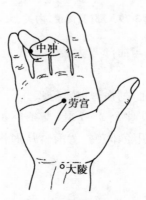

图3-80 劳宫、中冲

【取穴】仰掌,在第 2、3 指掌关节指之后的掌骨间,握拳时当中指与无名指指尖之间的掌心中取穴。

【主治】心痛,癫狂,痫证,呕吐,口疮,口臭。

【操作】直刺 3～5 分,艾条灸 3～7 分钟。

【附注】手厥阴之脉所溜,为荥。

9. 中冲(Zhōngchōng, PC9)

【定位】在手中指之端,去爪甲如韭叶陷者中(《甲乙经》),图 3-80。

【取穴】在手中指尖端之中央取穴。

【主治】心痛,心烦,中风昏迷,舌强不语,热病,中暑,小儿惊风,掌中热。

【操作】斜刺 1 分,或三棱针点刺出血;艾条灸 2 分钟。

【附注】手厥阴之脉所出,为井。

手厥阴心包经经穴歌(共 9 穴)

九穴心包手厥阴,天池天泉曲泽深,
郄门间使内关对,大陵劳宫中冲寻。

表 3-9　手厥阴心包经腧穴主治提要表

穴名	部位	主治	
		本经及脏腑重点病症	特殊或全身病症
天池	胸	胸闷,腋下肿痛	
天泉	上臂	心痛,胁胀	
以上胸、上臂部穴:主治胸、心疾患			
曲泽	肘	心痛,心悸,烦躁,手背震颤	
郄门	前臂	心痛,心悸,呕血	
间使	前臂	心痛,呕吐,癫狂,心悸,腋肿,肘挛	疟疾
内关	前臂	心痛,心悸,癫痫,呕吐,肘挛	疟疾,热病
大陵	腕关节	心痛,呕吐,惊悸,癫狂	
劳宫	掌	心痛,癫痫	口疮
中冲	指端	心痛	中风昏迷,舌强,热病
以上手臂部穴:主治胸、心、胃病,神志病,热病			

第十节 手少阳三焦经及其腧穴

(一) 经脉循行

手少阳三焦经起于无名指末端,沿手背第4、5掌骨间上行于上肢外侧中间部,上肩,经颈部上行联系耳内及耳前后、面颊、目外眦等部;体腔支从缺盆进入,分布于胸中,联系心包、膻中、三焦等。

【原文】

《灵枢·经脉》:三焦手少阳之脉,起于小指次指之端,上出两指之间,循手表腕①,出臂外两骨之间②,上贯肘,循臑外上肩,而交出足少阳之后,入缺盆,布膻中③,散络心包,下膈,遍④属三焦。

其支者:从膻中,上出缺盆,上项,系耳后,直上出耳上角,以屈下颊至頔⑤。

其支者:从耳后入耳中,出走耳前,过客主人⑥,前交颊,至目锐眦。

注释: ①手表腕:手背腕关节。②臂外两骨之间:前臂背侧,尺骨与桡骨之间。③膻中:此指胸中,不指穴名。④遍:《脉经》作"偏",指自上而下依次联属三焦。⑤頔:音拙,指目下颧部。⑥客主人:指胆经上关穴。

(二) 脏腑经脉病候

腹胀、水肿、遗尿、小便不利、耳聋、耳鸣、咽喉肿痛、颊肿、耳后肩臂肘部外侧疼痛等。

(三) 本经腧穴(23穴)

1. 关冲(Guānchōng,TE1)

【定位】 在手小指次指之端,去爪甲角如韭叶(《甲乙经》),图3-81。

【取穴】 无名指外侧端,距爪甲角后1分许取之。

【主治】 头痛,目赤,咽喉肿痛,舌强,热病,心烦。

【操作】 斜1分,艾炷灸2~5壮。

【附注】 手少阳之脉所出,为井。

2. 液门(Yèmén,TE2)

【定位】 在小指次指间陷者中(《甲乙经》),图3-81。

【取穴】 在第4、5指缝间,指蹼缘的后方,握拳取之。

【主治】 头痛,目赤,耳聋,咽喉肿痛,手臂痛,疟疾。

【操作】 直刺3~5分,艾条灸3~5分钟。

【附注】手少阳之脉所溜,为荥。

3. 中渚(Zhōngzhǔ,TE3)

【定位】在手小指次指本节后陷者中(《甲乙经》),图 3-81。

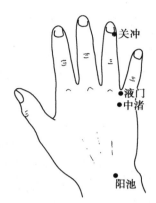

图 3-81　关冲、液门、中渚、阳池

【取穴】在手背第 4、5 指掌关节后的掌骨间,当液门后 1 寸,握拳取之。

【主治】头痛,目赤,耳聋,耳鸣,咽喉肿痛,肘臂痛,手指不能屈伸,热病。

【操作】直刺 3～5 分,艾条灸 3～5 分钟。

【附注】手少阳之脉所注,为输。

4. 阳池(Yángchí,TE4)

【定位】在手表腕上陷者中(《甲乙经》),图 3-81。

【取穴】在尺腕关节部,当指总伸肌腱的尺侧凹陷处取穴。

【主治】腕痛,肩臂痛,疟疾,耳聋,消渴口干。

【操作】直刺 3 分,艾条灸 3～5 分钟。

【附注】手少阳之脉所过为原。

5. 外关(Wàiguān,TE5)

【定位】在腕后二寸陷者中(《甲乙经》),图 3-82。

【取穴】阳池上 2 寸,当尺、桡两骨间取之。

【主治】热病,头痛,颊痛,胁痛,耳聋,耳鸣,肘臂屈伸不利,手指痛,手颤。

【操作】直刺 5～8 分,艾条灸 3～7 分钟。

109

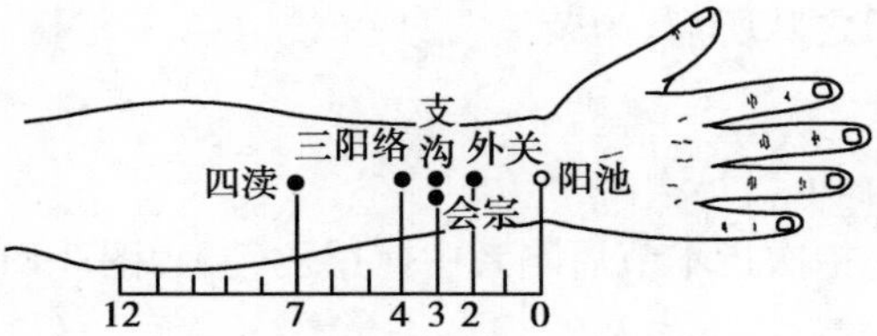

图 3-82 外关、支沟、会宗、三阳络、四渎

【附注】①本穴为手少阳经的络穴。②本穴为八脉交会穴之一,通于阳维。③前臂从腕横纹(阳池)至肘尖(尺骨鹰嘴)作 12 寸折量。

6. 支沟(Zhīgōu,TE6)(飞虎)

【定位】在腕后三寸两骨之间陷者中(《甲乙经》),图 3-82。

【取穴】阳池上 3 寸,尺、桡两骨之间,指总伸肌的桡侧取之。

【主治】暴瘖,耳鸣,耳聋,肩背酸痛,胸胁痛,呕吐,便秘,热病。

【操作】直刺 5~8 分,艾条灸 3~7 分钟。

【附注】手少阳之脉所行,为经。

7. 会宗(Huìzōng,TE7)

【定位】在腕后三寸空中(《甲乙经》),图 3-82。

【取穴】会宗与支沟同高,于支沟尺侧约 1 横指,尺骨的桡侧缘取之。

【主治】耳聋,上肢肌肤痛,痫证。

【操作】直刺 3~5 分,艾条灸 3~7 分钟。

【附注】本穴为手少阳经郄穴。

8. 三阳络(Sānyángluò,TE8)

【定位】在臂上大交脉,支沟上一寸(《甲乙经》),图 3-82。

【取穴】阳池上 4 寸,当尺、桡两骨之间取之。

【主治】暴瘖,耳聋,手臂痛,龋齿痛。

【操作】艾条灸 3~7 分钟。

9. 四渎(Sìdú,TE9)

【定位】在肘前五寸外廉陷者中(《甲乙经》),图 3-82。

【取穴】尺骨鹰嘴的下方 5 寸,在尺、桡两骨间,当指总伸肌与尺侧腕伸肌之间取之。

【主治】暴瘖,耳聋,齿痛,前臂痛。

【操作】直刺5~8分,艾条灸3~7分钟。

10. 天井(Tiānjǐng,TE10)合穴

【定位】在肘外大骨之后,两筋间陷者中(《甲乙经》),图 3-83。

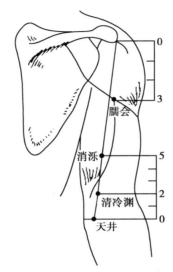

图 3-83　天井、清冷渊、消泺、臑会

【取穴】在尺骨鹰嘴后上方,屈肘时呈凹陷处取之。

【主治】偏头痛,胁肋,颈项,肩臂痛,瘰疬,瘿气,癫痫。

【操作】直刺3~5分;艾炷灸3~7壮,艾条灸3~7分钟。

【附注】①手少阳之脉所入,为合。②三焦下合穴委阳,属足太阳膀胱经,为治疗三焦腑证主穴。

11. 清冷渊(Qīnglěngyuān,TE11)

【定位】在肘上一寸,伸肘举臂取之(《甲乙经》有注"一本作二寸"),图 3-83。

【取穴】天井穴上1寸,屈肘取之。

【主治】肩臑痛不能举,头痛,目黄。

【操作】直刺3分,艾条灸3~7分钟。

【附注】上臂从肘尖(尺骨鹰嘴)至腋纹头平线作9寸折量。

12. 消泺(Xiāoluò,TE12)

【定位】 在肩下臂外,开腋斜肘分下胻(《甲乙经》),图 3-83。

【取穴】 在尺骨鹰嘴与肩髎连线上,当清冷渊与臑会之中点。前臂旋前时,适当肱三头肌外侧头隆起的下缘取之。

【主治】 头痛,颈项强急,臂痛,齿痛,癫疾。

【操作】 直刺 5~7 分,艾条灸 3~7 分钟。

13. 臑会(Nàohuì,TE13)

【定位】 在臂前廉,去肩头三寸(《甲乙经》),图 3-83。

【取穴】 在肩髎与尺骨鹰嘴的连线上,当三角肌之后缘取穴。

【主治】 肩臂痛不能举,瘿气,肩肿胛痛,目疾。

【操作】 直刺 5~8 分,艾条灸 3~7 分钟。

14. 肩髎(Jiānliáo,TE14)

【定位】 在肩端臑上,斜举臂取之(《甲乙经》),图 3-84。

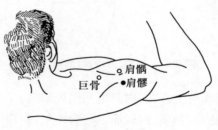

图 3-84 肩髎

【取穴】 在肩峰的后下际,上臂外展时,当肩髃(手阳明经)后寸许凹陷处取之。

【主治】 肩重不能举,臂痛。

【操作】 直刺或斜刺 5~8 分,艾条灸 3~7 分钟。

15. 天髎(Tiānliáo,TE15)

【定位】 在肩缺盆中,毖骨之间陷者中(《甲乙经》),图 3-85。

【取穴】 肩胛骨上角处,当肩井(手阳明经)与曲垣(手太阳经)连线的中点取穴。

【主治】 肩臂痛,颈项强急。

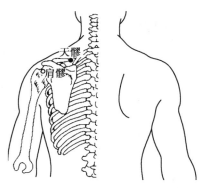

图 3-85　天髎

【操作】直刺 3～5 分,艾条灸 3～7 分钟。

【附注】本穴为手少阳、阳维脉交会穴(《甲乙经》)。

16. 天牖(Tiānyǒu,TE16)

【定位】在颈筋间,缺盆上,天容后,天柱前,完骨后,发际上(《甲乙经》),图 3-86。

【取穴】乳突后下方,胸锁乳突肌后缘,于天容(手太阳经)与天柱(足太阳经)的平行线上取之。

【主治】头晕,面肿,暴聋,目昏,项强。

【操作】直刺 3～5 分,艾条灸 3～7 分钟。

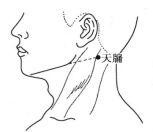

图 3-86　天牖

17. 翳风(Yìfēng,TE17)

【定位】在耳后陷者中,按之引耳中(《甲乙经》),图 3-87。

【取穴】耳垂后,下颌角与乳突之间的凹陷中取之。

【主治】耳鸣,耳聋,口眼㖞斜,牙关紧闭,颊肿,瘰疬。

【操作】直刺 5～10 分,艾条灸 3～5 分钟。

【附注】本穴为手足少阳经交会穴(《甲乙经》)。

18. 瘈脉(Chìmài,TE18)

【定位】在耳本后鸡足青络脉(《甲乙经》),图 3-87。

【取穴】在乳突之中央,当翳风与角孙沿耳翼连成一线,三折之,近翳风之一折处。

【主治】头痛,耳鸣,耳聋,小儿惊痫,呕吐,泄痢。

【操作】平刺 0.3～0.5 寸;或点刺静脉出血。

19. 颅息(Lúxī,TE19)

【定位】在耳后间青络脉(《甲乙经》),图 3-87。

【取穴】耳后,当翳风与角孙沿耳翼连成一线,三折之,近角孙之一折处。

【主治】头痛,耳鸣,耳痛,小儿惊痫,呕吐,泄痢。

【操作】斜刺一分或点刺出血,艾条灸 3 分钟。

20. 角孙(Jiǎosūn,TE20)

【定位】在耳廓中间,开口有空(《甲乙经》),图 3-87。

【取穴】在耳尖正上方,颞颥部入发际处取之。

【主治】耳部红肿,目翳,齿痛,唇燥,颈项痛。

【操作】向下斜刺 1 分,艾条灸 3 分钟。

【附注】本穴为手足少阳、手阳明经交会穴(《甲乙经》)。

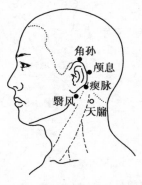

图 3-87 翳风、瘈脉、颅息、角孙

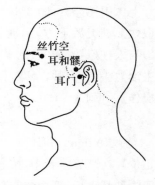

图 3-88 耳门、耳和髎、丝竹空

21. 耳门(Ěrmén,TE21)

【定位】在耳前起肉,当耳缺者(《甲乙经》),图 3-88。

【取穴】在耳屏上切迹之前与下颌骨髁状突稍上方之凹陷处,开口取穴。

【主治】耳聋,耳鸣,聤耳,齿痛,颈颔痛,唇吻强。

【操作】直刺 3～5 分,艾条灸 3～5 分钟。

22. 耳和髎(Ěrhéliáo,TE22)

【定位】在耳前兑发下横动脉(《甲乙经》),图 3-88。

【取穴】在耳门之前上方,平耳廓根前,鬓发后际,当颞浅动脉后方取穴。

【主治】耳鸣,头重痛,牙关拘急,颈颔肿,鼻准肿痛,口㖞。

【操作】斜刺1~3分,艾条灸1~3分钟。

23. 丝竹空(Sīzhúkōng,TE23)

【定位】在眉后陷者中(《甲乙经》),图3-88。

【取穴】眉毛外端,略入于眉毛的颞突之后缘凹陷处取之。

【主治】头痛,目眩,目赤痛,眼睑瞤动,牙痛,癫痫。

【操作】向后沿皮刺3分。

手少阳三焦经经穴歌(共23穴)

二十三穴手少阳,关冲液门中渚旁。

阳池外关支沟正,会宗三阳四渎长。

天井清冷渊消泺,臑会肩髎天髎堂。

天牖翳风瘛脉青,颅息角孙耳门乡。

禾髎前接丝竹空,三焦经穴此推详。

表3-10　手少阳三焦经腧穴主治提要表

穴名	部位	主治	
		本经及脏腑重点病症	特殊或全身病症
关冲	指端	头痛,目赤,咽喉肿痛	热病
液门	指间	头痛,目赤,耳聋,咽喉肿痛,手臂痛	疟疾
中渚	手背	头痛,目赤,耳聋,耳鸣,咽喉肿痛,肘臂痛	热病
阳池	腕	腕痛,肩背痛	疟疾
外关	前臂	头痛,耳鸣,耳聋,肘臂手指痛,手颤	热病
支沟	前臂	暴暗,肩臂酸痛,胸胁疼痛	热病
会宗	前臂	耳聋	痫证
三阳络	前臂	暴暗,耳聋,手臂痛	
四渎	前臂	暴暗,耳聋,齿痛,前臂痛	
天井	肘	偏头痛,颈项肩臂痛	癫痫,瘰疬
以上手肘部穴:治耳疾为主,头、目、喉病及热病次之			
清冷渊	上臂	肩背痛	
消泺	上臂	颈项强急	
臑会	上臂	肩臂痛	

续表

穴名	部位	主治	
		本经及脏腑重点病症	特殊或全身病症
肩髎	肩	肩重臂痛	
天髎	肩	肩臂痛,颈项强急	热病
以上肩臂部穴:治局部疾患为主			
天牖	颈	头晕,面肿,耳暴聋,目昏	
翳风	耳	耳鸣,耳聋,口眼㖞斜,颊肿	
瘈脉	耳	头痛,耳鸣,耳聋,牙关紧闭	
颅息	耳	头痛,耳鸣,耳痛	
角孙	耳	耳部红肿,齿痛,目翳	
耳门	耳	耳聋,耳鸣,齿痛	
耳禾髎	耳前	耳鸣,头重痛,牙关紧急	
丝竹空	眉端	头痛,目疾	
以上颈侧头部穴:治耳部疾患为主,其次为头及颜面疾患			

116

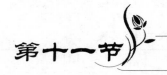

第十一节 足少阳胆经及其腧穴

(一) 经脉循行

足少阳胆经起于目外眦,向上到达额角,向后行至耳后(风池),经颈、肩部后下入缺盆。耳部支脉从耳后进入耳中,经过耳前到达目外眦后方;外眦部支脉,从外眦部下行至大迎,再向上到颧骨部,下行经颊车、经颈部向下与前脉合于缺盆;从缺盆部发出内行支进入胸中,通过横膈,联系肝胆,经胁肋内,下达腹股沟动脉部,再经过外阴毛际,横行入髋关节部(环跳);从缺盆部发出的外行支,下经腋、侧胸、季胁部与前脉会合于髋关节部,再向下沿着大腿外侧下行到外踝前至足背,止于第4趾外侧;足背分支止于蹬趾。

【原文】

《灵枢·经脉》:胆足少阳之脉,起于目锐眦,上抵头角①,下耳后,循颈,行手少阳之前,至肩上,却交出手少阳之后,入缺盆。

其支者,从耳后入耳中,出走耳前,至目锐眦后。

其支者,别目锐眦,下大迎,合于手少阳,抵于䪼,下加颊车②,下颈,合缺盆,以下胸中,贯膈,络肝,属胆,循胁里,出气街,绕毛际③,横入髀厌④中。

其直者,从缺盆下腋,循胸,过季胁,下合髀厌中。以下循髀阳⑤,出膝外廉,下外辅骨⑥之前,直下抵绝骨⑦之端,下出外踝之前,循足跗上,入小指次指之间。

其支者,别跗上,入大指之间,循大指歧骨⑧内,出其端,还贯爪甲,出三毛⑨。

注释：①头角:当额结节处。②下加颊车:指经脉向下经过颊车部位。③毛际:指耻骨阴毛部。④髀厌:即髀枢,相当于环跳穴处。⑤髀阳:指大腿外侧。⑥外辅骨:即腓骨。⑦绝骨:腓骨下段低凹处。⑧大指歧骨:指第1、2跖骨。⑨三毛:指足趾背短毛。

（二）脏腑经脉病候

口苦、目眩、疟疾、头痛、颔痛、目外眦痛、缺盆部肿痛、腋下肿、胸胁肿及下肢外侧痛、足外侧发热等。

（三）本经腧穴（44穴）

1. 瞳子髎(Tóngzǐliáo,GB1)

【定位】在目外去眦五分(《甲乙经》),图3-89。

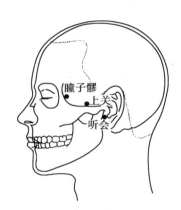

图3-89　瞳子髎、听会、上关

【取穴】在目外眦外方,眶骨外侧缘凹陷中取之。

【主治】头痛,目痛,目翳,视力衰退,目赤流泪。

【操作】沿皮向外方横刺2～3分。

【附注】本穴为手太阳、手足少阳经交会穴(《甲乙经》)。

2. 听会(Tīnghuì,GB2)

【定位】在耳前陷者中,张口得之,动脉应手(《甲乙经》),图3-89。

【取穴】在耳屏间切迹前,当听宫(手太阳经)直下,下颌骨髁状突后缘,张口有空处取穴。

【主治】耳鸣,耳聋,齿痛,下颌骨脱臼,腮肿,口眼㖞斜。

【操作】直刺 5～7 分,艾炷灸 3 壮。

3. 上关(Shàngguān,GB3)

【定位】在耳前上廉起骨端,开口有空(《甲乙经》),图 3-89。

【取穴】在耳前,颧骨弓上缘,当下关(足阳明经)直上方取之。

【主治】头痛,耳聋,耳鸣,聤耳,齿痛,口眼㖞斜,瘛疭,惊痫。

【操作】直刺 3 分,不宜深刺;艾炷灸 3 壮。

【附注】本穴为手足少阳、足阳明经交会穴。

4. 颔厌(Hànyàn,GB4)

【定位】在曲周,颞颥上廉(《甲乙经》),图 3-90。

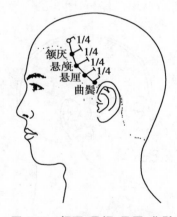

图 3-90　颔厌、悬颅、悬厘、曲鬓

【取穴】在鬓发中,当头维(足阳明经)与曲鬓穴连线的上 1/2 段的中点取之。

【主治】偏头痛,目眩,目外眦痛,耳鸣,齿痛,搐搦,惊痫。

【操作】向后沿皮刺 3～4 分,艾条灸 3 分钟。

【附注】本穴为手足少阳、足阳明经交会穴。

5. 悬颅(Xuánlú,GB5)

【定位】在曲周,颞颥中(《甲乙经》),图 3-90。

【取穴】 在鬓发中,当头维与曲鬓之间,沿鬓发弧形连线之中点取穴。

【主治】 偏头痛,目外眦痛,齿痛,面肿。

【操作】 向后沿皮刺 3～4 分,艾条灸 3 分钟。

6. 悬厘(Xuánlí,GB6)

【定位】 在曲周,颞颥下廉(《甲乙经》),图 3-90。

【取穴】 在鬓角之上际,当悬颅与曲鬓之中点取之。

【主治】 偏头痛,目外眦痛,耳鸣,善嚏,面红肿。

【操作】 向后沿皮刺 2～3 分,艾条灸 3 分钟。

【附注】 本穴为手足少阳、足阳明经交会穴(《甲乙经》)。

7. 曲鬓(Qūbìn,GB7)

【定位】 在耳上入发际,曲隅陷者中,鼓颔有空(《甲乙经》),图 3-90。

【取穴】 在耳前上方鬓发内,约当角孙(手少阳经)前 1 横指处取之。

【主治】 鬓角痛,颔颊肿,牙关紧闭,颈项强急,小儿痉挛,暴喑不语。

【操作】 向后沿皮刺 2～3 分,艾条灸 3 分钟。

【附注】 本穴为足少阳、太阳经交会穴(《甲乙经》)。

8. 率谷(Shuàigǔ,GB8)

【定位】 在耳上入发际一寸五分(《甲乙经》),图 3-91。

【取穴】 在耳廓尖上方,角孙(手少阳经)上,入发际 2 横指取之。

【主治】 偏头痛,烦满呕吐,小儿急慢惊风。

【操作】 向后沿皮刺 3 分,艾条灸 3 分钟。

【附注】 本穴为足少阳、太阳经交会穴(《甲乙经》)。

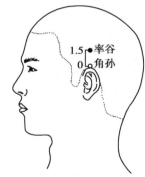

图 3-91 率谷

9. 天冲(Tiānchōng,GB9)

【定位】 在耳上如前三分(《甲乙经》),图 3-92。

【取穴】 在耳廓根后上方,入发际 2 寸,率谷后约 5 分处取之。

【主治】 头痛,齿龈痛,癫疾,惊恐,瘿气。

【操作】 沿皮刺 3 分。

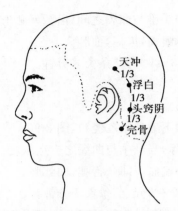

图 3-92　天冲、浮白、头窍阴、完骨

10. 浮白(Fúbái,GB10)

【定位】在耳后入发际一寸(《甲乙经》),图 3-92。

【取穴】在耳后乳突后上方,当天冲与头窍阴的弧形连线的中点取穴。

【主治】头痛,耳鸣,耳聋,颈项肿痛,瘿气,足痿不能行。

【附注】本穴为足少阳、太阳经交会穴(《甲乙经》)。

11. 头窍阴(Tóuqiàoyīn,GB11)

【定位】在完骨上,枕骨下(《甲乙经》),图 3-92。

【取穴】乳突后上方,当浮白与完骨的连线上取穴。

【主治】头项痛,耳疼,耳聋,耳鸣。

【操作】沿皮刺 3 分,艾条灸 3～5 分钟。

【附注】本穴为足少阳、太阳经交会穴(《甲乙经》)。

12. 完骨(Wángǔ,GB12)

【定位】在耳后入发际四分(《甲乙经》),图 3-92。

【取穴】在乳突后下方凹陷中取之。

【主治】头痛,颈项强痛,颊肿,齿痛,口眼㖞斜。

【操作】向下斜刺 3～5 分,艾条灸 3～5 分钟。

【附注】本穴为足少阳、太阳经交会穴(《甲乙经》)。

13. 本神(Běnshén,GB13)

【定位】在曲差两旁各一寸五分,在发际(《甲乙经》),图 3-93。

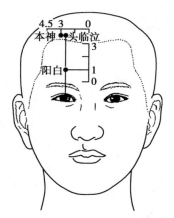

图 3-93　本神、阳白、头临泣

【取穴】在前额发际内 5 分,当神庭(督脉)与头维(足阳明经)连线上,中 1/3 与外 1/3 连接点取之。

【主治】头痛,目眩,癫痫,呕吐涎沫,颈项强急。

【操作】向后沿皮刺 3～5 分,艾条灸 3～5 分钟。

【附注】本穴为足少阳、阳维脉交会穴(《甲乙经》)。

14. 阳白(Yángbái,GB14)

【定位】在眉上一寸,直瞳子(《甲乙经》),图 3-93。

【取穴】在前额眉毛中点上 1 寸,约当前发际与眉毛之间,中 1/3 与下 1/3 连线点,正视时直对瞳孔处取之。

【主治】前额痛,目眩,流泪,外眦疼痛,眼睑瞤动。

【操作】向下沿皮刺 3～5 分,艾条灸 3 分钟。

【附注】本穴为足少阳、阳维脉交会穴(《甲乙经》)。

15. 头临泣(Tóulínqì,GB15)

【定位】当目上眦直(上),入发际五分陷者中(《甲乙经》),图 3-93。

【取穴】在前头部,阳白直上,入发际 5 分,当神庭(督脉)与头维(足阳明经)之间取之。

【主治】头痛、目眩、流泪、外眦疼痛,鼻塞,鼻渊。

【操作】向上沿皮刺 3～5 分,艾条灸 3 分钟。

【附注】①本穴为足少阳、太阳经、阳维脉交会穴(《甲乙经》)。②头部前发际至后发际作 12 寸折量。

16. 目窗(Mùchuāng,GB16)

【定位】在临泣后一寸(《甲乙经》),图 3-94。

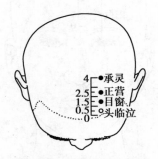

图 3-94　目窗、正营、承灵

【取穴】在临泣后 1 寸,当临泣与风池的连线上取之。

【主治】头痛,目眩,目赤痛,惊痫,鼻塞。

【操作】向后沿皮刺 3~5 分,艾条灸 3~5 分钟。

【附注】本穴为足少阳经、阳维脉交会穴(《甲乙经》)。

17. 正营(Zhèngyíng,GB17)

【定位】在目窗后一寸(《甲乙经》),图 3-94。

【取穴】在目窗后 1 寸,当头临泣与风池之连线上取之。

【主治】偏头痛,头晕,目眩,齿痛,唇吻急强。

【操作】向后沿皮刺 3~5 分,艾条灸 3~5 分钟。

【附注】本穴为足少阳经、阳维脉交会穴(《甲乙经》)。

18. 承灵(Chénglíng,GB18)

【定位】在正营后一寸五分(《甲乙经》),图 3-94。

【取穴】当头临泣与风池的连线上取之。

【主治】头痛、鼻渊、鼻衄,目痛,眩晕。

【操作】向后沿皮刺 3~5 分,艾条灸 3~5 分钟。

【附注】本穴为足少阳经、阳维脉交会穴(《甲乙经》)。

19. 脑空(Nǎokōng,GB19)

【定位】在承灵后一寸五分,挟玉枕骨下陷者中(《甲乙经》),图 3-95。

【取穴】在风池直上与脑户(督脉)相平处取之。

【主治】头痛,目眩,颈项强痛,目痛,耳鸣,癫痫。

【操作】向下沿皮刺3～5分,艾条灸3～5分钟。

【附注】本穴为足少阳经、阳维脉交会穴。

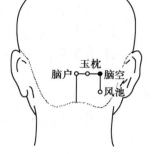

图 3-95　脑空、风池

20. 风池(Fēngchí,GB20)

【定位】在颞颥后发际陷者中(《甲乙经》),图 3-95。

【取穴】在风府(督脉)外侧,当胸锁乳突肌和斜方肌上端之间的凹陷中取之。

【主治】头痛,眩晕,颈项强痛,目赤痛,鼻渊,肩背痛,热病,感冒。

【操作】针向对侧眼球方向刺5～8分,艾条灸3～7分钟。

【附注】本穴为足少阳经、阳维脉交会穴(《甲乙经》)。

21. 肩井(Jiānjǐng,GB21)

【定位】在肩上陷者中,缺盆上大骨前(《甲乙经》),图 3-96。

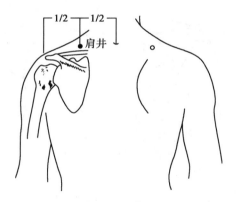

图 3-96　肩井

【取穴】在肩上,约当大椎(督脉)与肩峰连线的中央取穴。

【主治】头项强,肩背痛,手臂不举,乳痈,瘰疬,中风,难产。

【操作】直刺5分,艾条灸3～7分钟。

【附注】本穴为手足少阳经、阳维脉交会穴(《甲乙经》)。

22. 渊腋(Yuānyè,GB22)

【定位】在腋下三寸宛宛中,举臂取之(《甲乙经》),图 3-97。

123

【取穴】当腋中线上,第 4 肋间隙取之。

【主治】胁痛,腋下肿,胸满,臂痛不得举。

【操作】斜刺 3 分。

【附注】胸侧,从腋中至十一肋端作 12 寸折量。

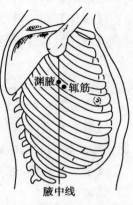

图 3-97　渊腋、辄筋

23. 辄筋(Zhéjīn,GB23)

【定位】在腋下三寸,复前行一寸著胁(《甲乙经》),图 3-97。

【取穴】渊腋穴前 1 寸,当第 4 肋间隙取之。

【主治】胸满,气喘,呕吐,吞酸,四肢不遂。

【操作】斜刺 3～5 分,艾条灸 3～5 分钟。

24. 日月(Rìyuè,GB24)

【定位】在期门下一寸五分(《甲乙经》),图 3-98。

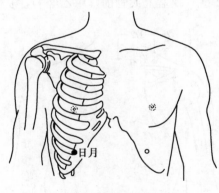

图 3-98　日月

【取穴】在乳头下方,当第 7、8 肋软骨间取之。

【主治】胁肋疼痛,呕吐,吞酸,黄疸,呃逆。

【操作】斜刺 3～5 分,艾条灸 3～7 分钟。

【附注】①本穴为胆之募穴。②本穴为足少阳、太阴经交会穴(《甲乙经》)。

25. 京门(Jīngmén,GB25)

【定位】在监骨下,腰中挟脊,季肋下一寸八分(《甲乙经》),图 3-99。

【取穴】在侧腹部,当第 12 肋游离端下际取之。

124

【主治】肠鸣,泄泻,腹胀,腰胁痛。

【操作】直刺3～5分,艾条灸3～7分钟。

【附注】本穴为肾之募穴。

26. 带脉(Dàimài,GB26)

【定位】在季胁下一寸八分(《甲乙经》),图3-99。

【取穴】第11肋端与12肋端连线之中点下,与脐相平,侧卧取之。

【主治】月经不调,带下,疝气,腰胁痛。

【操作】直刺5～8分,艾条灸3～7分钟。

【附注】本穴为足少阳经、带脉交会穴(《素问》王冰注)。

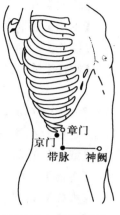

图 3-99　京门、带脉

27. 五枢(Wǔshū,GB27)

【定位】在带脉下三寸,水道旁(《甲乙经》),图3-100。

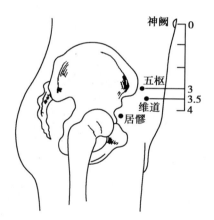

图 3-100　五枢、维道、居髎

【取穴】在腹侧,髂前上棘之前5分,约平脐下3寸处取之。

【主治】带下,腰胯痛,疝气,腹痛,便秘。

【操作】直刺5～10分,艾条灸5～10分钟。

【附注】本穴为足少阳经、带脉交会穴(《素问》王冰注)。

28. 维道(Wéidào,GB28)

【定位】在章门下五寸三分(《甲乙经》),图3-100。

【取穴】在髂骨前 5 分,五枢前下 5 分处取之。

【主治】腰胯痛,带下,少腹痛,阴挺,疝痛。

【操作】直刺 5～10 分,艾条灸 5～10 分钟。

【附注】本穴为足少阳经、带脉交会穴(《甲乙经》)。

29. 居髎(Jūliáo,GB29)

【定位】在章门下八寸三分,监骨上陷者中(《甲乙经》),图 3-100。

【取穴】髂前上棘与大转子最高点连线的中点凹陷处取之。

【主治】腰腿痹痛,瘫痪足痿,寒疝。

【操作】斜刺 5～10 分,艾条灸 5～10 分钟。

【附注】本穴为足少阳经、阳跷脉交会穴。

30. 环跳(Huántiào,GB30)

【定位】在髀枢中,侧卧,伸下足,屈上足取之(《甲乙经》),图 3-101。

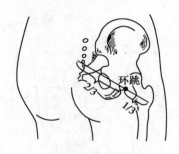

图 3-101　环跳

【取穴】股骨大转子最高点与骶管裂孔(腰俞,属督脉)的连线上,中 1/3 与外 1/3 连接点,侧卧屈股取之。

【主治】腰胯疼痛,下肢痿痹、半身不遂,遍身风疹,膝不得伸。

【操作】直刺 15～25 分,艾条灸 5～10 分钟。

【附注】本穴为足少阳经、太阳经交会穴。

31. 风市(Fēngshì,GB31)

【定位】在膝外侧两筋间(《针灸资生经》),图 3-102。

【取穴】大腿外侧,腘横纹上 7 寸,股外侧肌与股二头肌之间,当直手垂手时中指止点处取之。

【主治】半身不遂,下肢痿痹、麻木、遍身瘙痒,脚气。

【操作】直刺5~8分,艾条灸5~7分钟。

【附注】大腿外侧,从臀横纹至腘横纹平线作14寸折量。

32. 中渎(Zhōngdú,GB32)

【定位】在髀骨外,膝上五寸分肉间陷者中(《甲乙经》),图3-102。

【取穴】在大腿外侧,腘横纹上5寸,当股外侧肌与股二头肌间取之。

【主治】下肢痿痹,麻木,半身不遂,痛上下痹不仁。

【操作】直刺5~8分,艾条灸5~7分钟。

33. 膝阳关(Xīyángguān,GB33)

【定位】在阳陵泉上三分,犊鼻外陷者中(《甲乙经》),图3-102。

【取穴】阳陵泉直上,股骨外上髁的上方凹陷中取之。

【主治】膝肿痛,腘筋挛急,小腿麻木。

【操作】直刺5分。

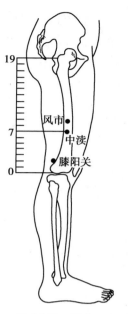

图3-102　风市、中渎、膝阳关

34. 阳陵泉(Yánglíngquán,GB34)

【定位】在膝下一寸,胻外廉陷者中,图3-103。

【取穴】在腓骨小头之前下方凹陷处取之。

【主治】半身不遂,下肢痿痹、麻木,膝肿痛,脚气,胁肋痛,口苦,呕吐,黄疸,小儿惊风。

【操作】直刺8~12分,艾条灸5~7分钟。

【附注】①足少阳之脉所入为合。②本穴为八会穴之一,筋会阳陵泉。

35. 阳交(Yángjiāo,GB35)

【定位】在外踝上七寸,斜属三阳分肉间(《甲乙经》),图3-103。

【取穴】在外踝尖上7寸,腓骨前缘,当外踝尖与阳陵泉的连线上取之。

【主治】胸胁胀满,膝痛,足痿无力,惊狂,面肿。

【操作】直刺5~8分,艾条灸3~5分钟。

【附注】①本穴为阳维脉的郄穴。②小腿,从膝中至平外踝尖作 16 寸折量。

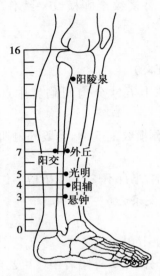

图 3-103　阳陵泉、阳交、外丘、光明、阳辅、悬钟

36. 外丘(Wàiqiū,GB36)

【定位】在外踝上七寸(《甲乙经》),图 3-103。

【取穴】与阳交同高,当阳交之后约 1 横指,腓骨后缘取之。

【主治】颈项痛,胸胁痛,猘犬伤毒不出,肤痛痿痹。

【操作】直刺 5～8 分,艾条灸 3～5 分钟。

【附注】本穴为足少阳经郄穴(《甲乙经》)。

37. 光明(Guāngmíng,GB37)

【定位】在外踝上五寸(《甲乙经》),图 3-103。

【取穴】外踝尖直上 5 寸,当腓骨前缘,趾长伸肌和腓骨短肌之间取穴。

【主治】膝痛,下肢痿痹,目痛,夜盲,乳胀痛。

【操作】直刺 3～9 分,艾条灸 3～5 分钟。

【附注】本穴为足少阳经络穴。

38. 阳辅(Yángfǔ,GB38)

【定位】在足外踝上四寸,辅骨前,绝骨端,如前三分,去丘墟七寸(《甲乙经》),图 3-103。

【取穴】外踝尖上 4 寸,微向前,当腓骨前缘,趾长伸肌与腓骨短肌之间取穴。

【主治】偏头痛,目外眦痛,缺盆中痛,腋下痛,瘰疬,胸、胁、下肢外侧痛,疟疾。

【操作】直刺5~7分;艾炷灸3~7壮,艾条灸3~7分钟。

【附注】足少阳之脉所行,为经。

39. 悬钟(Xuánzhōng,GB39)

【取穴】在足外踝上三寸,动者脉中(《甲乙经》),图 3-103。

【定位】外踝尖上 3 寸,当腓骨后缘与腓骨长、短肌腱之间凹陷处取之。

【主治】半身不遂,颈项强,胸腹胀满,胁痛,膝腿痛,脚气。

【操作】直刺4~5分;艾炷灸3~7壮,艾条灸3~7分钟。

【附注】本穴为八会穴之一,髓会绝骨。

40. 丘墟(Qiūxū,GB40)

【定位】在足外踝下如前陷者中(《甲乙经》),图 3-104。

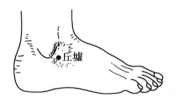

图 3-104　丘墟

【取穴】在外踝前下缘,当趾长伸肌腱的外侧凹陷处取之。

【主治】颈项痛,腋下肿,胸胁痛,下肢痿痹,外踝肿痛,疟疾。

【操作】直刺3~5分,艾条灸3~5分钟。

【附注】足少阳之脉所过为原。

41. 足临泣(Zúlínqì,GB41)

【定位】在足小指次指本节后陷者中,去侠溪一寸五分(《甲乙经》),图 3-105。

【取穴】在第 4、5 跖骨结合部前方的凹陷内取之。

【主治】目外眦痛,目眩,瘰疬,胁肋痛,足跗肿痛,乳痈,疟疾。

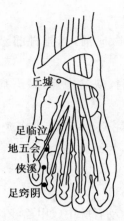

丘墟

足临泣
地五会
侠溪
足窍阴

图 3-105 足临泣、地五会、侠溪、足窍阴

【操作】直刺 3～5 分,艾条灸 3～5 分钟。

【附注】①足少阳之脉所注,为输。②本穴为八脉交会穴之一,通于带脉。

42. 地五会(Dìwǔhuì,GB42)

【定位】在足小指次指本节后陷者中(《甲乙经》),图 3-105。

【取穴】在第 4、5 跖骨间,当小趾伸肌腱的内侧缘取之。

【主治】目赤痛,腋下肿,足背红肿,乳痈。

【操作】直刺 3～4 分。

43. 侠溪(Xiáxī,GB43)

【定位】在足小指次指岐骨间,本节前陷者中(《甲乙经》),图 3-105。

【取穴】第 4、5 趾间,当趾蹼缘的上方取之。

【主治】外眦痛,头痛,目眩,耳鸣,耳聋,颊颔痛,胁肋痛,热病。

【操作】斜刺 2～3 分,艾条灸 2～3 分钟。

【附注】足少阳之脉所溜,为荥。

44. 足窍阴(Zúqiàoyīn,GB44)

【定位】足小指次指之端,去爪甲如韭叶(《甲乙经》),图 3-105。

【取穴】第 4 趾外侧,趾爪甲角后 1 分许取之。

【主治】偏头痛,目痛,耳聋,胁痛,多梦,热病。

【操作】斜刺 1～2 分,艾条灸 2～3 分钟。

【附注】足少阳之脉所出,为井。

足少阳胆经经穴歌（共 44 穴）

足少阳经瞳子髎，四十四穴行迢迢，
听会上关颔厌集，悬颅悬厘曲鬓翘，
率角天冲浮白次，窍阴完骨本神邀，
阳白临泣目窗辟，正营承灵脑壳摇，
风池肩井渊腋部，辄筋日月京门彪，
带脉五枢维道续，居髎环跳风市招，
中渎阳关阳陵穴，阳交外丘光明宵，
阳辅悬钟丘墟外，足临泣与地五会，
侠溪窍阴四指旁。

表 3-11 足少阳胆经腧穴主治提要表

穴名	部位	主治	
		本经及脏腑重点病症	特殊或全身病症
瞳子髎	外眦	头痛，目疾	
听会	耳前	耳鸣，耳聋，齿痛	
上关	耳前	偏头痛，耳鸣，耳聋，齿痛，口眼㖞斜	
颔厌	侧头	偏头痛不，目眩，耳鸣	
悬颅	侧头	偏头痛，目外眦痛	
悬厘	侧头	偏头痛，目外眦痛	
曲鬓	侧头	鬓角痛，颊肿，牙关紧闭	
率谷	侧头	偏头痛	
天冲	侧头	头痛，牙龈痛	癫疾
浮白	后头	头痛，耳鸣耳聋	
窍阴	后头	头项痛，耳疾	
完骨	后头	头痛，口眼㖞斜，齿痛，颊肿，头项强痛	
本神	前头	前头痛，目眩	癫痫
阳白	额	前额头痛，目疾	
临泣	前头	头痛，目疾，鼻塞	
目窗	前头	头痛，目疾，鼻塞	
正营	前头	偏头痛，目眩	
承灵	后头	头痛，鼻渊，鼻衄	
脑空	后头	头痛，颈项强痛	
以上侧头部穴：根据输穴不同部位，主治侧头部及附近部疾患			

穴名	部位	主治	
		本经及脏腑重点病症	特殊或全身病症
风池	项	头痛,目疾,鼻渊,颈项强痛,肩背痛	热病
肩井	肩	头项痛,肩背痛	乳痈,中风,滞产
以上颈项部穴:主治头项、肩部疾患			
渊腋	胁	胁痛,腋下肿	
辄筋	胁	胸满,气喘	
日月	季肋	胁肋疼痛,呕吐,呃逆	黄疸
以上胸胁部穴:主治胸胁部疾患			
京门	腰	腰胁痛,腹胀肠鸣,泄泻	
带脉	侧腹	腰胁痛,月经不调,带下	
五枢	侧腹	腰胯痛,带下	
维道	侧腹	腰胯痛,带下,小腹痛,阴挺	
以上季肋下穴:主治生育、小溲、肠疾患			
居髎	侧腹	腰腿痛,瘫痪	
环跳	股关节	腰胯痛,半身不遂	
风市	大腿	半身不遂	遍身瘙痒
中渎	大腿	下肢痿痹	
阳关	膝	膝肿痛	
以上髀枢至膝穴:主治腰腿部疾患			
阳陵泉	小腿	胁肋痛,半身不遂,膝肿痛	
阳交	小腿	面肿,喉肿痛,足痿无力	
外丘	小腿	颈项痛,胸胁痛	
光明	小腿	目疾,下肢痿痹	
阳辅	小腿	偏头痛,目外眦痛,腋下肿,瘰疬,胸胁下肢外侧痛	
悬钟	小腿	胁痛,半身不遂	颈项强
丘墟	足跗	颈项痛,腋下肿,胸胁痛,下肢痿痹	
临泣	足跗	目疾,胁痛,乳痈,足跗肿	
地五会	足跗	目赤痛,腋下肿,乳痈,足背红肿	
侠溪	趾间	目疾,耳鸣,耳聋,颊肿,胁肋疼痛	热病
窍阴	趾间	偏头痛,目痛,胁痛	多梦,热病
以上膝以下穴:主治头、目、喉、耳、胸胁部疾患及热病			

132

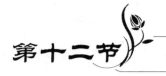

第十二节 足厥阴肝经及其腧穴

（一）经脉循行

足厥阴肝经起于蹬趾外侧,经足背、内踝前(在内踝上 8 寸处与足太阴相交而循行于其后侧)上行于大腿内侧,联系阴部,入体腔,联系于胃、肝、胆、膈、胁肋,经咽喉上联目系,上行出于额部,与督脉交会于巅顶部。目系支脉下经颊里,环绕唇内。肝部支脉上膈,注于肺中。

【原文】

《灵枢·经脉》:肝足厥阴之脉,起于大指丛毛之际,上循足跗上廉,去内踝一寸,上踝八寸,交出太阴之后,上腘内廉,循股阴[1],入毛中,环阴器,抵小腹,夹胃,属肝,络胆,上贯膈,布胁肋,循喉咙之后,上入颃颡[2],连目系,上出额,与督脉会于巅。

其支者,从目系下颊里,环唇内。

其支者,复从肝别贯膈,上注肺。

注释:①股阴:大腿内侧。②颃颡:同吭嗓。《太素》注:"喉咙上孔名颃颡。"此指喉头和鼻咽部。

（二）脏腑经脉病候

腰痛、胸满、呕逆、遗尿、小便不通、疝气、少腹肿等。

（三）本经腧穴（14 穴）

1. 大敦（Dàdūn，LR1）

【定位】在足大指端,去爪甲如韭叶及三毛中（《甲乙经》）,图 3-106。

【取穴】蹬趾末节的外侧趾背上,当外侧爪甲根与趾关节之间取之。

【主治】阴挺,疝气,崩漏,遗尿,大便不通。

【操作】斜刺 1～2 分,艾炷灸 3～5 壮。

【附注】足厥阴之脉所出,为井。

2. 行间（Xíngjiān，LR2）

【定位】在足大指间,动脉（应手）陷者中（《甲乙经》）,图 3-106。

【取穴】在足第 1、2 趾缝间,趾蹼缘之后方取之。

【主治】月经过多,尿道疼痛,遗溺,小便不通,疝气,口㖞,目赤红肿,胁痛,头痛,目眩,癫痫,瘛疭,不眠。

133

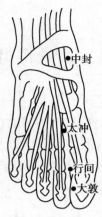

图 3-106 大敦、行间、太冲、中封

【操作】斜刺 5 分,艾条灸 3~5 分钟。

【附注】足厥阴之脉所溜,为荥。

3. 太冲(Tàichōng,LR3)

【定位】在足大指本节后二寸,或曰一寸五分,陷者中(《甲乙经》),图 3-106。

【取穴】第 1、2 趾骨结合部之前凹陷中取之。

【主治】崩漏,疝气,遗溺,小便不通,内踝前缘痛,胁痛,口㖞,小儿惊风,癫痫,头痛,目赤肿痛,眩晕,失眠。

【操作】直刺 5 分,艾条灸 3~5 分钟。

【附注】①足厥阴之脉所注,为输。②本穴为肝之原穴。

4. 中封(Zhōngfēng,LR4)

【定位】在足内踝前一寸,仰足取之,陷者中,伸足乃得之(《甲乙经》),图 3-106。

【取穴】在内踝前方,当商丘(足太阴经)与解溪(足阳明经)之间,靠胫骨前肌腱之内侧凹陷处取之。

【主治】阴茎痛,遗精,小便不利,疝气。

【操作】直刺 3~5 分,艾条灸 3~5 分钟。

【附注】足厥阴之脉所行,为经。

5. 蠡沟(Lígōu,LR5)

【定位】在足内踝上五寸(《甲乙经》),图 3-107。

【取穴】内踝尖上 5 寸,胫骨内侧面,近内侧缘处取之。

【主治】月经不调,小便不利,疝气,胫部酸痛。

【操作】沿皮刺 3～5 分,艾条灸 3～5 分钟。

【附注】①本穴为足厥阴经的络穴。②小腿内侧,从内踝尖至阴陵泉(足太阴经)作 13 寸折量。

6. 中都(Zhōngdū,LR6)

【定位】在内踝上七寸骱中(《甲乙经》),图 3-107。

【取穴】内踝尖上 7 寸,即蠡沟上 2 寸,胫骨内侧近内侧缘处取之。

【主治】崩漏,恶露不绝,疝气,肠澼,少腹痛。

【操作】沿皮刺 3～5 分,艾条灸 3～5 分钟。

【附注】本穴为足厥阴经郄穴。

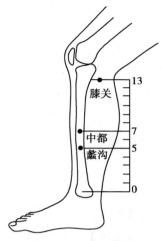

图 3-107　蠡沟、中都、膝关

7. 膝关(Xīguān,LR7)

【定位】在犊鼻下二寸陷者中(《甲乙经》),图 3-107。

【取穴】胫骨内踝后下方,屈膝,当腓肠肌内侧头之上部,阴陵泉(足太阴经)后方 1 寸处取之。

【主治】膝内侧痛,咽喉中痛,寒湿走注,历节风痛。

【操作】直刺 4～6 分,艾条灸 3～7 分钟。

8. 曲泉(Qūquán,LR8)

【定位】在膝内辅骨下,大筋上小筋下陷者中,屈膝得之(《甲乙经》),图 3-108。

【取穴】膝关节内侧,屈膝,在横纹头上方,当胫骨内踝之后,半腱肌、半膜肌止端前缘之前端取之。

【主治】阴挺,少腹痛,小便不利,阴痒,惊狂,遗精,外阴部痛,膝、股内侧痛。

【操作】直刺 5～8 分,艾条灸 3～7 分钟。

【附注】足厥阴之脉所入,为合。

9. 阴包(Yīnbāo,LR9)

【定位】在膝上四寸,股内廉两筋间(《甲乙经》),图 3-108。

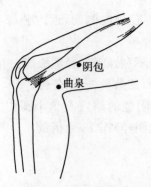

图 3-108　曲泉、阴包

【取穴】在股骨内上髁上 4 寸,当股内肌与缝匠肌之间取穴。

【主治】月经不调,小便不利,腰骶引小腹痛。

【操作】直刺 6~7 分,艾条灸 3~5 分钟。

【附注】大腿内侧,从内辅骨上廉(股骨内上髁)至横骨(耻骨联合)上缘作 18 寸折量。

10. 足五里(Zúwǔlǐ,LR10)

【定位】在阴廉下,去气冲三寸,阴股中动脉(《甲乙经》),图 3-109。

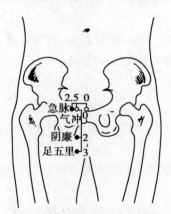

图 3-109　足五里、阴廉、急脉

【取穴】在气冲(足阳明经)下约 3 横指取穴,当长收肌之外缘。

【主治】小腹胀,小便不通,嗜卧,四肢倦怠,颈疬。

【操作】直刺 5~8 分,艾条灸 3~5 分钟。

11. 阴廉(Yīnlián,LR11)

【定位】 在羊矢下,去气冲二寸动脉中(《甲乙经》),图 3-109。

【取穴】 在气冲(足阳明经)下约 2 横指取穴,当内长收肌之外侧。

【主治】 月经不调,腿股痛。

【操作】 直刺 3～5 分,艾条灸 3～5 分钟。

12. 急脉(Jímài,LR12)

【定位】 从阴廉上行在阴上,中行两旁相去二寸半(《医宗金鉴》),图 3-109。

【取穴】 耻骨结节之下外侧,距任脉 2.5 寸,当气冲(足阳明经)之外下方腹股沟处。

【主治】 外阴腹痛,疝气,阴下脱,少腹痛。

【操作】 艾条灸 3～5 分钟。

13. 章门(Zhāngmén,LR13)

【定位】 在大横外,直脐季胁端(《甲乙经》),图 3-110。

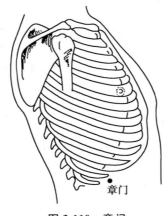

图 3-110　章门

【取穴】 在侧腹部,第 11 浮肋游离端之下际取之。

【主治】 呕吐,泄泻,脾胃虚弱,腰背胁肋痛。

【操作】 直刺 5～8 分,艾条灸 3～7 分钟。

【附注】 ①本穴为脾之募穴。②本穴为八会穴之一,脏会章门。

14. 期门 (Qímén, LR14)

【定位】在第二肋端,不容旁各一寸五分,上直两乳(《甲乙经》),图3-111。

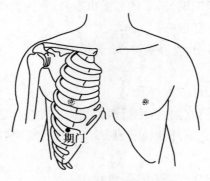

图 3-111　期门

【取穴】在乳中线上,乳头下2肋,当第6肋间隙取之。

【主治】胸胁疼痛,腹胀,胸满,呕吐,呃逆,乳痈。

【操作】斜刺3分,艾条灸3～5分钟。

【附注】本穴为肝之募穴。

足厥阴肝经经穴歌（共 14 穴）

一十四穴足厥阴,大敦行间太冲侵,

中封蠡沟中都近,膝关曲泉阴包临,

五里阴廉急脉穴,章门常对期门深。

表 3-12　足厥阴肝经腧穴主治提要表

穴名	部位	主治	
		本经及脏腑重点病症	特殊或全身病症
大敦	大趾端	崩漏,阴挺,疝气,遗尿	
行间	趾间	月经过多,尿道疼痛,遗尿,小便不通	口喎,不眠,目红肿,胁痛,癫痫
太冲	跗	崩漏,疝气,遗溺,小便不通,内踝痛	小儿惊风
中封	踝关节	阴茎痛,遗精,小便不利,疝气	
蠡沟	小腿内侧	月经不调,小便不利,疝气,胫部酸痛	
中都	小腿内侧	崩漏,疝气	
膝关	小腿内侧	膝内侧痛	

续表

穴名	部位	主治	
		本经及脏腑重点病症	特殊或全身病症
曲泉	膝关节	阴挺,小腹痛,小便不利,遗精,外阴部痛,膝痛,股内侧痛	
阴包	内股	月经不调,小便不利,腰尻引小腹痛	
足五里	内股	小便不通	
阴廉	内股	月经不调,腿股痛	
以上下肢部穴:治生育、小溲疾患为主,肠疾患次之			
急脉	下腹	外阴部痛,疝气	
章门	季肋	呕吐,脾胃虚弱,腰背胁肋疼痛	
期门	肋	呕吐,胸胁痛	
以上胁腹部穴:治胃肠疾患为主,生育疾患次之			

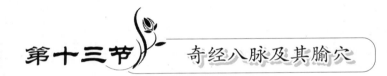

第十三节　奇经八脉及其腧穴

一、督脉及其腧穴

(一) 经脉循行

起于小腹内,下出于会阴部,向后、向上行于脊柱的内部,上达项后风府,进入脑内,上行巅顶,沿前额下行鼻柱,止于上唇内龈交穴。

【原文】

《难经·二十八难》:督脉者,起于下极之输①,并于脊里,上至风府,入属于脑②。

注释:①下极之输:指脊柱下端的长强穴。②脑:此下《甲乙经·奇经八脉第二》有"上巅,循额,至鼻柱"七字。

(二) 经脉病候

脊柱强痛、角弓反张等。

(三) 本经腧穴(28穴)

1. 长强(Chángqiáng,GV1)络穴

【定位】在脊骶端(《甲乙经》),图3-112。

【取穴】俯卧,于尾骨尖端与肛门之中点取之。

【主治】便血,脱肛,泄泻,便秘,痔疾,腰脊痛。

【操作】直刺 5～10 分,艾条灸 3～5 分钟。

【附注】①本穴为督脉、足少阴经交会穴。②本穴为督脉络穴。

2. 腰俞(Yāoshū,GV2)

【定位】在第二十一椎节下间(《甲乙经》),图 3-112。

【取穴】第 4 骶椎下,骶管裂孔中,俯卧取之。

【主治】月经不调,腰脊强痛,痔疾,下肢痿痹。

【操作】向上斜刺 5 分,艾条灸 5～10 分钟。

3. 腰阳关(Yāoyángguān,GV3)

【定位】在第十六椎节下间(《铜人》),图 3-112。

【取穴】第 4 腰椎棘突下凹陷中,俯卧取之,约与髂嵴相平。

【主治】腰骶痛,下肢痿痹,月经不调,遗精,阳痿。

【操作】直刺 5～8 分,艾条灸 3～7 分钟。

4. 命门(Mìngmén,GV4)

【定位】在第十四椎节下间(《甲乙经》),图 3-112。

【取穴】第 2 腰椎棘突下凹陷中,俯卧取之。

【主治】脊强,腰痛,带下,阳痿,遗精,泄泻。

【操作】直刺 5～8 分;艾炷灸 5～15 壮,艾条灸 5～15 分钟。

5. 悬枢(Xuánshū,GV5)

【定位】在第十三椎节下间(《甲乙经》),图 3-112。

【取穴】第 1 腰椎棘突下凹陷中,俯卧取之。

【主治】脾胃虚弱,泄泻,腰脊强痛。

【操作】直刺 3～5 分,艾条灸 3～5 分钟。

6. 脊中(Jízhōng,GV6)

【定位】在第十一椎节下间(《甲乙经》),图 3-112。

【取穴】第 11 胸椎棘突下凹陷中,俯卧取之。

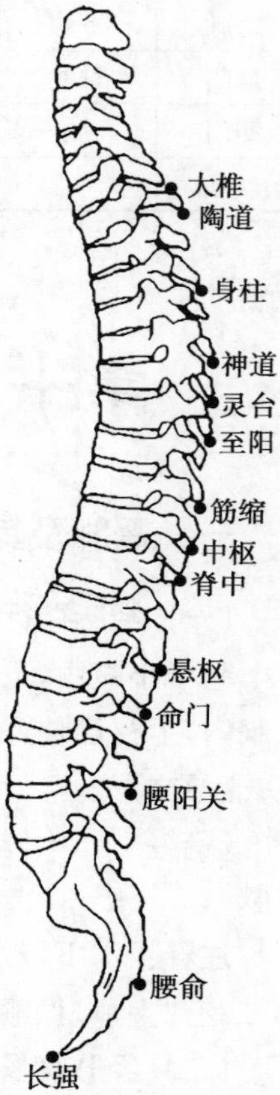

图 3-112 长强、腰俞、腰阳关、命门、悬枢、脊中、中枢、筋缩、至阳、灵台、神道、身柱、陶道、大椎

【主治】黄疸,腹泻,癫痫,痔疮便血,小儿脱肛。

【操作】直刺3~5分。

7. 中枢(Zhōngshū,GV7)

【定位】十椎节下(《医宗金鉴》),图3-112。

【取穴】第10胸椎棘突下凹陷中,俯卧取之。

【主治】腰痛,脊强,俯仰不利。

【操作】直刺3~5分,艾条灸3~5分钟。

8. 筋缩(Jīnsuō,GV8)

【定位】在第九椎节下间(《甲乙经》),图3-112。

【取穴】第9胸椎棘突下凹陷中,俯卧取之。

【主治】癫痫,脊强,胃痛。

【操作】直刺3~5分,艾条灸3~7分钟。

9. 至阳(Zhìyáng,GV9)

【定位】在第七椎节下间(《甲乙经》),图3-112。

【取穴】第7胸椎棘突下凹陷中,俯卧取之,约与肩胛骨下角相平。

【主治】咳嗽,气喘,黄疸,胸背痛,脊强。

【操作】向上斜刺5~6分;艾炷灸3~5壮,艾条灸3~5分钟。

10. 灵台(Língtái,GV10)

【定位】在第六椎节下间(《铜人》),图3-112。

【取穴】第6胸椎棘突下凹陷中,俯伏取之。

【主治】咳嗽,气喘,背痛项强,疔疮。

【操作】艾炷灸3~5壮,艾条灸3~5分钟。

11. 神道(Shéndào,GV11)

【定位】在第五椎节下间(《甲乙经》),图3-112。

【取穴】第5胸椎棘突下凹陷中,俯伏取之。

【主治】健忘,惊悸,脊背强痛,咳嗽。

【操作】艾炷灸3~7壮,艾条灸3~7分钟。

12. 身柱(Shēnzhù,GV12)

【定位】 在第三椎节下间(《甲乙经》),图 3-112。

【取穴】 第 3 胸椎棘突下凹陷中,俯伏取之。

【主治】 咳嗽,气喘,癫痫,腰脊强痛。

【操作】 向上斜刺 3～5 分;艾炷灸 3～5 壮,艾条灸 3～5 分钟。

13. 陶道(Táodào,GV13)

【定位】 在大椎节下间(《甲乙经》),图 3-112。

【取穴】 第 1 胸椎棘突下凹陷中,俯伏取之。

【主治】 脊强,头痛,疟疾,热病。

【操作】 向上斜刺 5 分;艾炷灸 3～7 壮,艾条灸 3～7 分钟。

【附注】 本穴为督脉、足太阳经交会穴(《甲乙经》)。

14. 大椎(Dàzhuī,GV14)

【定位】 在第一椎上陷者中(《甲乙经》),图 3-112。

【取穴】 第 7 颈椎与第 1 胸椎棘突之间,俯伏取之,约与肩相平。

【主治】 热病,疟疾,感冒,骨蒸潮热,咳嗽,气喘,项强,脊背强急,癫痫。

【操作】 直刺 5 分;艾炷灸 5～15 壮,艾条灸 5～15 分钟。

【附注】 本穴为督脉、手足三阳经交会穴(《铜人》)。

15. 哑门(Yǎmén,GV15)

【定位】 在(项)后发际宛宛中(《甲乙经》),图 3-113。

【取穴】 在项后正中,风府下 5 分,入后发际的凹陷中取之。

【主治】 癫狂,痫证,暴喑,中风,舌强不语。

【操作】 直刺 3～4 分,不宜深刺。

【附注】 ①本穴为督脉、阳维脉交会穴(《甲乙经》)。②头部,前发际至后发际作 12 寸折量。

16. 风府(Fēngfǔ,GV16)

【定位】 在项上,入发际 1 寸,大筋内宛宛中(《甲乙经》),图 3-113。

【取穴】 在枕后正中枕骨下缘,两侧斜方肌之间凹陷中取之。

【主治】 头痛,项强,目眩,鼻衄,咽喉肿痛,中风不语,癫狂,半身不遂。

【操作】 直刺 3～5 分,不宜深刺。

【附注】本穴为督脉、阳维脉交会穴(《甲乙经》)。

17. 脑户(Nǎohù,GV17)

【定位】在枕骨上,强间后一寸五分(《甲乙经》),图 3-113。

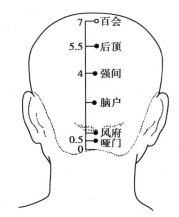

图 3-113　哑门、风府、脑户、强间、后顶

【取穴】头部正中线上,在风府上 1.5 寸,当枕骨粗隆上缘取之。

【主治】癫痫,喑不能言,头晕,颈项强痛。

【操作】艾条灸 1~3 分钟。

【附注】本穴为督脉、足太阳经交会穴(《甲乙经》)。

18. 强间(Qiángjiān,GV18)

【定位】在后顶后一寸五分(《甲乙经》),图 3-113。

【取穴】头部正中线上,在脑户上 1.5 寸,当风府与百会之中点取之。

【主治】癫狂,头痛,目眩,项强。

【操作】向后沿皮刺 2~3 分,艾条灸 3~5 分钟。

19. 后顶(Hòudǐng,GV19)

【定位】在百会后一寸五分,枕骨上(《甲乙经》),图 3-113。

【取穴】头部正中线上,在强间上 1.5 寸取之。

【主治】癫狂,痫证,头痛,眩晕。

【操作】向后沿皮刺 2~3 分,艾条灸 3~5 分钟。

20. 百会(Bǎihuì,GV20)

【定位】在前顶后一寸五分,顶中央旋毛中,陷可容指(《甲乙经》),图 3-114。

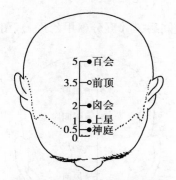

图 3-114　百会、囟会、上星、神庭

【取穴】距后发际上 7 寸,当两耳廓尖连线之中点取之。

【主治】癫狂,中风,头痛,头晕,耳鸣,目眩,鼻塞,脱肛,阴挺。

【操作】向后沿皮刺 3 分;艾炷灸 5～7 壮,艾条灸 3～5 分钟。

【附注】本穴为督脉、足太阳经交会穴。

21. 前顶(Qiándǐng,GV21)

【定位】在囟会后一寸五分,骨间陷者中(《甲乙经》),图 3-114。

【取穴】头部正中线上,在百会前 1.5 寸处,当百会与囟会之间取之。

【主治】癫痫,头晕,目眩,头顶痛,鼻渊。

【操作】向后沿皮刺 3 分,艾条灸 3 分钟。

22. 囟会(Xìnhuì,GV22)

【定位】在上星后一寸,骨间陷者中(《甲乙经》),图 3-114。

【取穴】头部正中线上,去百会前 3 寸,前额骨与两顶骨缝合处取之。

【主治】头痛,头眩,鼻渊,小儿惊痫。

【操作】向后沿皮刺 2 分,艾条灸 3～7 分钟。

23. 上星(Shàngxīng,GV23)

【定位】在颅上,直鼻中央,入发际一寸陷者中,可容豆(《甲乙经》),图 3-114。

【取穴】头部正中线上,在百会前 4 寸取之。

【主治】头痛,目痛,鼻渊,鼻衄,癫狂。

【操作】向上沿皮刺 3~4 分,或三棱针点刺出血;艾条灸 3~5 分钟。

24. 神庭(Shéntíng,GV24)

【定位】在发际,直鼻(《甲乙经》),图 3-114。

【取穴】头部正中线上,入前发际 5 分取之。

【主治】癫痫,惊悸,不眠,头痛,眩晕,鼻渊。

【操作】向上沿皮刺 2~3 分,艾条灸 3~5 分钟。

【附注】本穴为督脉、足太阳、阳明经交会穴(《甲乙经》)。

25. 素髎(Sùliáo,GV25)

【定位】在鼻柱上端(《甲乙经》),图 3-115。

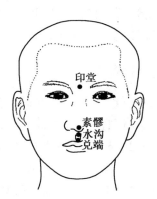

图 3-115　印堂、素髎、水沟、兑端

【取穴】于鼻尖端中央取之。

【主治】鼻塞,鼻衄,酒渣鼻,鼻中息肉。

【操作】直刺 1~2 分。

26. 水沟(Shuǐgōu,GV26)

【定位】在鼻柱下人中(《甲乙经》),图 3-115。

【取穴】在鼻唇沟的上 1/3 与中 1/3 连接点处取之。

【主治】癫狂,痫证,小儿惊风,中风昏迷,牙关紧闭,口眼㖞斜,面肿,腰脊强痛。

【操作】向上斜刺 2~3 分。

【附注】本穴为督脉、手足阳明经交会穴(《甲乙经》)。

27. 兑端(Duìduān,GV27)

【定位】在唇上端(《甲乙经》),图 3-115。

【取穴】上唇尖端,当鼻唇沟与口唇接连处取之。

【主治】癫狂,唇吻抽搐,齿龈痛,鼻中息肉。

【操作】直刺 2～3 分。

28. 龈交(Yínjiāo,GV28)

【定位】在唇内齿上龈缝中(《甲乙经》),图 3-116。

【取穴】在上唇与上齿龈之间,上唇系带与齿龈之连接处取之。

【主治】癫狂,鼻渊,齿龈肿痛,鼻塞不利,鼻中息肉。

【操作】向上斜刺 1～2 分,或三棱针点刺出血。

【附注】本穴为任、督二脉之会(《素问》王冰注)。

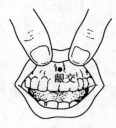

图 3-116　龈交

督脉经穴歌（共 28 穴）

督脉廿八行于脊,长强腰俞阳关密,
命门悬枢接脊中,中枢筋缩至阳逸,
灵台神道身柱长,陶道大椎平肩列,
哑门风府上脑户,强间后顶百会率,
前顶囟会下上星,神庭素髎水沟系,
兑端开口唇中央,龈交唇内齿缝间。

表 3-13　督脉腧穴主治提要表

穴名	部位	主治	
		本经及脏腑重点病症	特殊或全身病症
长强	尾端	便血,痔疾,腰脊痛	
腰俞	荐骨	月经不调,腰脊强痛	
阳关	腰椎	月经不调,遗精,腰骶痛,下肢痿痹	
命门	腰椎	带下,遗精,阳痿,脊强腰痛	
以上第 21～14 椎穴:主治神志病,肠病,生育,小溲病			
悬枢	腰椎	泄泻,腰脊强痛	
脊中	胸椎	黄疸,泄泻	癫痫
中枢	胸椎	腰脊强痛	

穴名	部位	主治	
		本经及脏腑重点病症	特殊或全身病症
筋缩	胸椎	胃痛,脊强	癫痫
第13～9椎穴:主治神志病及胃肠病			
至阳	胸椎	喘咳,黄疸,胸背痛	
灵台	胸椎	气喘,咳嗽,背痛,项强	
神道	胸椎	咳嗽,脊痛	健忘,惊悸
身柱	胸椎	咳喘,腰脊强痛	
陶道	胸椎	脊强头痛	疟疾,热病
大椎	颈胸椎	咳嗽,项痛	癫痫,疟疾
以上第7～1椎穴:主治神志病,肺病,热病			
哑门	颈椎	暴喑	癫痫
风府	后头	中风,头痛项强,目眩,鼻衄,咽喉肿痛	癫狂
以上项部穴:主治头、项、鼻、舌、喉病及神志病			
脑户	后头	头晕	癫痫
强间	后头	头痛,目眩,项强	癫狂
后顶	后头	头痛,眩晕	癫狂痫
百会	头顶	头痛,目眩,鼻塞,耳鸣	癫狂,中风,脱肛
前顶	前头	头项痛,目眩,鼻渊	癫痫
囟会	前头	头痛,头眩,鼻渊	
上星	前头	头痛,目痛,鼻渊	
神庭	前头	头痛,迎风流泪	癫痫,惊悸
以上头部穴:主治头、目、鼻、耳病及神志病			
素髎	鼻尖	鼻疾患	
水沟	人中	口眼㖞斜,面肿	癫狂痫,昏迷,小儿惊风,腰脊强痛
兑端	上唇	唇吻强,齿龈痛	癫狂
龈交	齿龈	齿龈肿痛	癫狂
以上口鼻部穴:主治神志病、鼻、口齿病			

二、任脉及其腧穴

(一)经脉循行

任脉起于小腹内,下出会阴部,向前上行于阴毛部,在腹内沿前正中线上行,经关元等穴至咽喉部,再上行环绕口唇,经过面部,进入目眶下,联系于目。

【原文】

《素问·骨空论》:任脉者,起于中极之下①,以上毛际,循腹里,上关元②,至咽喉上,颐③,循面,入目。

注释: ①中极之下:中极,穴名,在腹正中线脐下 4 寸。张介宾注:"中极之下,即胞宫之所。"②关元:穴名,在腹正中线脐下 3 寸。③颐:指下颌部,承浆穴所在。《难经》无"上颐,循面,入目"六字。

(二) 经脉病候

疝气、带下、腹中结块等。

(三) 本经腧穴(24 穴)

1. 会阴(Huìyīn,CV1)

【定位】 在大便前,小便后,两阴之间(《甲乙经》),图 3-117。

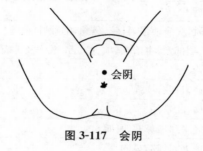

•会阴

图 3-117　会阴

【取穴】 在会阴部正中,男子当肛门与阴囊之间,女子当肛门与阴唇后联合之间,屈膝仰卧或跪伏体位取之。

【主治】 阴痒,月经不调,肛门肿痛,小便不通,遗精,癫狂。

【操作】 直刺 5~8 分,艾条灸 3~7 分钟。

【附注】 本穴为任脉与督脉、冲脉交会穴(《甲乙经》)。

2. 曲骨(Qūgǔ,CV2)

【定位】 在横骨上,中极下一寸毛际陷者中,动脉应手(《甲乙经》),图 3-118。

【取穴】 在脐下 5 寸,腹部正中线上,当耻骨联合之上缘,仰卧取之。

【主治】 遗精,阳痿,带下,尿闭,疝气。

【操作】 直刺 3~10 分,艾条灸 7~15 分钟。

【附注】 ①本穴为任脉、足厥阴经交会穴(《甲乙经》)。②下腹部直寸,从脐中至耻骨联合上缘作 5 寸折量。

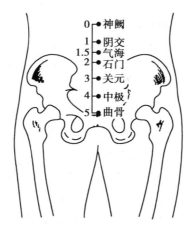

图 3-118 曲骨、中极、关元、石门、气海、阴交、神阙

3. 中极(Zhōngjí,CV3)

【**定位**】在脐下四寸(《甲乙经》),图 3-118。

【**取穴**】于腹部正中线上,曲骨上 1 寸,仰卧取之。

【**主治**】遗精,遗尿,小便不通,小便频数,淋证,小腹痛,月经不调,经闭,带下,阴挺,阴痒。

【**操作**】直刺 8 分;艾炷灸 3~7 壮,艾条灸 3~7 分钟。

【**附注**】①本穴为任脉与足三阴经交会穴(《甲乙经》)。②本穴为膀胱募穴。

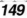

4. 关元(Guānyuán,CV4)

【**定位**】在脐下三寸(《甲乙经》),图 3-118。

【**取穴**】于腹部正中线上,曲骨上 2 寸,仰卧取之。

【**主治**】遗精,阳痿,遗尿,小便频数,尿闭,月经不调,经闭,带下,崩漏,阴挺,产后出血,疝气,小腹痛,泄泻,脱肛,中风脱证。

【**操作**】直刺 8~12 分;艾炷灸 5~15 壮,艾条灸 5~15 分钟。

【**附注**】①本穴为任脉与足三阴经交会穴(《甲乙经》)。②本穴为强壮要穴。③本穴为小肠募穴。

5. 石门(Shímén,CV5)

【**定位**】在脐下二寸(《甲乙经》),图 3-118。

【**取穴**】于腹部正中线上,曲骨上 3 寸,仰卧取之。

【主治】崩漏,带下,经闭,产后出血,疝气,腹痛,泄泻,尿闭,遗溺,水肿。

【操作】直刺 5～10 分;艾炷灸 7～15 壮,艾条灸 5～15 分钟。

【附注】①本穴为三焦募穴。②据文献记载,针灸本穴可能绝孕。

6. 气海(Qìhǎi,CV6)

【定位】在脐下一寸五分(《甲乙经》),图 3-118。

【取穴】腹正中线上,当关元与神阙之间取之。

【主治】崩漏,带下,阴挺,月经不调,经闭,产后出血,疝气,遗尿,尿闭,遗精,腹痛,泄泻,便秘,脱肛,水肿,喘证,中风脱证。

【操作】直刺 8～12 分;艾炷灸 5～15 壮,艾条灸 5～15 分钟。

【附注】本穴为强壮要穴。

7. 阴交(Yīnjiāo,CV7)

【定位】在脐下一寸(《甲乙经》),图 3-118。

【取穴】腹正中线上,石门与神阙之间取之。

【主治】崩漏,带下,月经不调,阴痒,脐周围痛,疝气,产后出血。

【操作】直刺 8～12 分,艾条灸 5～15 分钟。

【附注】本穴为任脉与足少阴经、冲脉交会穴(《外台》、《素问》王冰注)。

8. 神阙(Shénquè,CV8)

【定位】脐中(《甲乙经》),图 3-118。

【取穴】在脐窝正中,仰卧取之。

【主治】中风脱证,肠鸣,腹痛,泄泻不止,脱肛。

【操作】禁针;大艾炷灸 5～15 壮,艾条灸 5～15 分钟。

9. 水分(Shuǐfèn,CV9)

【定位】在下脘下一寸,脐上一寸(《甲乙经》),图 3-119。

【取穴】脐上 1 寸,腹部正中线上,仰卧取之。

【主治】肠鸣,泄泻,腹痛,水肿,小便不通,头面浮肿。

【操作】直刺 5～10 分;艾炷灸 5～15 壮,艾条灸 5～15 分钟。

【附注】①腹部水肿病患者,本穴不宜针。②上腹部直寸,从脐中至岐骨(胸骨体与剑突接合部)作 8 寸折量。

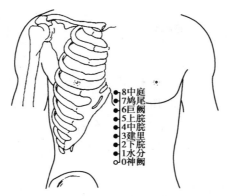

图 3-119　　水分、下脘、建里、中脘、上脘、巨阙、鸠尾、中庭

10. 下脘(Xiàwǎn,CV10)

【定位】在建里下一寸(《甲乙经》),图 3-119。

【取穴】脐上 2 寸,腹正中线上,仰卧取之。

【主治】胃痛,腹胀,痢疾,肠鸣,呕吐,脾胃虚弱。

【操作】直刺 8～12 分,艾条灸 5～15 分钟。

【附注】本穴为任脉、足太阴经交会穴(《甲乙经》)。

151

11. 建里(Jiànlǐ,CV11)

【定位】在中脘下一寸(《甲乙经》),图 3-119。

【取穴】脐上 3 寸,腹正中线上,仰卧取之。

【主治】胃痛,呕吐,食欲不振,腹胀,水肿。

【操作】直刺 8～12 分,艾条灸 5～15 分钟。

12. 中脘(Zhōngwǎn,CV12)

【定位】在上脘下一寸,居心蔽骨与脐之中(《甲乙经》),图 3-119。

【取穴】脐上 4 寸,腹正中线上,仰卧当岐骨与神阙之间取穴。

【主治】胃痛,腹胀,反胃吞酸,呕吐,泄泻,痢疾,黄疸,脾胃虚弱。

【操作】直刺 10～15 分;艾炷灸 5～15 壮,艾条灸 5～15 分钟。

【附注】①本穴为胃之募穴。②本穴为八会穴之一,腑会中脘。③本穴为任脉与手太阳、少阳、足阳明经交会穴(《甲乙经》)。

13. 上脘(Shàngwǎn,CV13)

【定位】 在巨阙下一寸五分(今作一寸),去蔽骨三寸(《甲乙经》),图 3-119。

【取穴】 脐上 5 寸,腹正中线上,仰卧取之。

【主治】 胃痛,反胃,呕吐,痫证。

【操作】 直刺 8～12 分,艾条灸 5～15 分钟。

【附注】 本穴为任脉与足阳明、手太阳经交会穴(《甲乙经》)。

14. 巨阙(Jùquè,CV14)

【定位】 在鸠尾下一寸(《甲乙经》),图 3-119。

【取穴】 脐上 6 寸,腹正中线上,仰卧取之。

【主治】 心胸痛,反胃,吞酸,噎膈,呕吐,癫狂,痫证,心悸。

【操作】 直刺 3～8 分,艾条灸 5～15 分钟。

【附注】 本穴为心之募穴。

15. 鸠尾(Jiūwěi,CV15,又名尾翳)

【定位】 在臆前,蔽骨下五分(《甲乙经》),图 3-119。

【取穴】 剑突下,当脐上 7 寸,仰卧,两臂上举取穴。

【主治】 心胸痛,反胃,癫狂,痫证。

【操作】 向下斜刺 5 分,艾条灸 5～15 分钟。

【附注】 ①任脉之别络。②如胸骨剑突过长时,则取巨阙代之。

16. 中庭(Zhōngtíng,CV16)

【定位】 在膻中下一寸六分陷者中(《甲乙经》),图 3-119。

【取穴】 胸骨正中线上,平第 5 肋间隙,仰卧取之。

【主治】 胸胁胀满,噎膈吐逆,小儿吐乳。

【操作】 向下沿皮刺 3～4 分,艾条灸 3～5 分钟。

17. 膻中(Dànzhōng,CV17)

【定位】 在玉堂下一寸六分陷者中(《甲乙经》),图 3-120。

【取穴】 胸骨中线上,平第 4 肋间隙,适当两乳之间,仰卧取之。

【主治】 气喘,噎膈,胸痛,产妇乳汁少。

【操作】 向下沿皮刺 3～5 分;艾炷灸 3～7 壮,艾条灸 3～7 分钟。

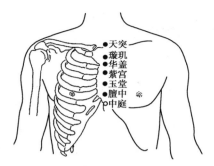

图 3-120　膻中、玉堂、紫宫、华盖、璇玑、天突

【附注】①心包之募穴。②本穴为八会穴之一,气会膻中。

18. 玉堂(Yùtáng,CV18)

【定位】在紫宫下一寸六分陷者中(《甲乙经》),图 3-120。

【取穴】在胸骨正中线上,平第 3 肋间隙,仰卧取之。

【主治】咳嗽,气喘,胸痛,喉痹咽塞,呕吐寒痰。

【操作】向下沿皮刺 2～3 分,艾条灸 3～5 分钟。

19. 紫宫(Zǐgōng,CV19)

【定位】在华盖下一寸六分陷者中(《甲乙经》),图 3-120。

【取穴】在胸骨正中线上,平第 2 肋间隙,仰卧取之。

【主治】咳嗽,气喘,胸痛,喉痹咽塞。

【操作】向下沿皮刺 2～3 分,艾条灸 3～5 分钟。

20. 华盖(Huágài,CV20)

【定位】在璇玑下一寸陷者中(《甲乙经》),图 3-120。

【取穴】在胸骨正中线上,胸骨角处,仰卧取之。

【主治】气喘,咳嗽,胸胁满痛。

【操作】向下沿皮刺 2～3 分,艾条灸 3～5 分钟。

21. 璇玑(Xuánjī,CV21)

【定位】在天突下一寸中央陷者中(《甲乙经》),图 3-120。

【取穴】在胸骨正中线上,胸骨柄中央,天突与华盖之间仰卧取之。

【主治】咳嗽,气喘,胸痛,喉痹咽肿。

【操作】向下沿皮刺2～3分,艾条灸3～5分钟。

22. 天突(Tiāntū,CV22)

【定位】在颈,结喉下二寸中央宛宛中(《甲乙经》),图3-120。

【取穴】在胸骨上窝正中,仰头取之。

【主治】咳嗽,哮证,气喘,暴喑,咽喉肿痛,瘿气,噎膈。

【操作】针向胸骨后下方斜刺3～5分,艾条灸3～7分钟。

【附注】本穴为任脉、阴维脉交会穴(《甲乙经》)。

23. 廉泉(Liánquán,CV23)

【定位】在颔下结喉上,舌本下(《甲乙经》),图3-121。

【取穴】结喉上方,当舌骨的上缘凹陷中,仰头取之。

【主治】舌下痛,舌缓流涎,中风舌强不语,暴喑,咽食困难。

【操作】向上直刺5分,艾条灸2～3分钟。

【附注】本穴为任脉、阴维脉交会穴。

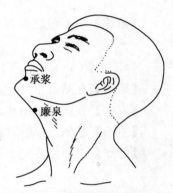

图3-121 廉泉、承浆

24. 承浆(Chéngjiāng,CV24)

【定位】在颐前唇之下(《甲乙经》),图3-121。

【取穴】在颏唇沟正中凹陷处取之。

【主治】口眼㖞斜,面肿,龈肿,齿痛,流涎,癫狂。

【操作】向上斜刺2～3分;艾炷灸3～5壮,艾条灸3～5分钟。

【附注】本穴为任脉、足阳明经交会穴(《甲乙经》)。

任脉经穴歌(24穴)

任脉廿四起会阴,曲骨中极关元针,
石门气海阴交生,神阙一寸上水分,
下脘建里中上脘,巨阙鸠尾步中庭,
膻中玉堂连紫宫,华盖璇玑天突逢,
廉泉承浆任脉终。

表3-14　任脉腧穴主治提要表

穴名	部位	主治	
		本经及脏腑重点病症	特殊或全身病症
会阴	阴部	月经不调,阴痒,遗精,小便不通	
曲骨	下腹	阳痿,遗精,尿闭,带下	
中极	下腹	月经不调,遗精,小便频数或不利,阴挺	
关元	下腹	月经不调,带下,产后出血,遗精,小便频数或不通	中风脱证
石门	下腹	经闭,泄泻,产后出血,腹痛	
气海	下腹	崩漏,带下,月经不调,遗尿	中风脱证
阴交	下腹	崩漏,带下,月经不调,产后出血	
以上下腹部穴:主治生育、小溲及肠疾患(关元、气海并有强壮作用)			
神阙	脐中	肠鸣,腹痛,泄泻不止	中风脱证
水分	上腹	肠鸣,水肿腹痛	
下脘	上腹	胃痛,腹胀,肠鸣,呕吐	
建里	上腹	呕吐,腹胀	水肿
中脘	上腹	胃痛,腹胀,反胃,呕吐,脾胃虚弱	
上脘	上腹	胃痛,反胃,呕吐	痫证
巨阙	上腹	心胸痛,反胃,噎膈,吞酸,呕吐	
鸠尾	上腹	心胸痛,反胃	癫狂痫
以上上腹部穴:治胃肠疾患为主,其次为神志病			
中庭	胸部	胸胀满,噎膈	
膻中	胸部	气喘,胸痛,噎膈	乳汁少
玉堂	胸部	咳嗽,气喘,胸痛	
紫宫	胸部	咳嗽,气喘,胸痛	
华盖	胸部	咳嗽,气喘,胸痛	
璇玑	胸部	气喘,咳嗽,胸痛	
以上胸部穴:治胸、肺疾患为主,其次为食道疾患			
天突	颈	咳嗽,气喘,暴喑,咽肿	
廉泉	颈	舌强,舌下痛,舌流涎,咽食困难	
以上颈部穴:主治舌及咽喉部疾患			
承浆	颐	口眼㖞斜,面肿,龈肿	
以上唇部穴:主治口齿部疾患			

155

三、冲脉

(一) 经脉循行

冲脉起于小腹内,下出于会阴部,向上行于脊柱内;其外行者经气冲与足少阴经交会,沿着腹部两侧,上行至胸中而散,并上达咽喉,环绕口唇。

(二) 经脉病候

腹内拘急而痛。

(三) 交会腧穴

横骨、大赫、气穴、四满、中注、肓俞、商曲、石关、阴都、通谷、幽门(均属足少阴肾经)。

四、带脉

(一) 经脉循行

带脉起于季胁部的下面,斜向下行到带脉、五枢、维道穴,横行绕身一周。

(二) 经脉病候

腹满,腰部有弛缓无力感。

(三) 交会腧穴

带脉、五枢、维道(均属足少阳胆经)。

五、阴维脉

(一) 经脉循行

阴维脉起于小腿内侧,沿大腿内侧上行到腹部,与足太阴经相合,过胸部,与任脉会于颈部。

(二) 经脉病候

心痛。

(三) 交会腧穴

筑宾(属足少阴肾经),府舍、大横、腹哀(属足太阴脾经),期门(属足厥阴肝经),天突、廉泉(属任脉)。

六、阳维脉

(一) 经脉循行

阳维脉起于足跟外侧,向上经过外踝,沿足少阳经上行至髋关节部,经胁肋后侧,从腋后上肩,至前额,再到项后,合于督脉。

(二) 经脉病候

恶寒发热。

(三) 交会腧穴

金门(属足太阳膀胱经),阳交(属足少阳胆经),臑俞(属手太阳小肠经),天髎(属手少阳三焦经),肩井(属足少阳胆经),头维(属足阳明胃经),本神、阳白、头临泣、目窗、正营、承灵、脑空、风池(属足少阳胆经),风府、哑门(属督脉)。

七、阴跷脉

(一) 经脉循行

阴跷脉起于足舟骨的后方,上行内踝的上面,沿小腿、大腿的内侧直上,经过阴部,向上沿胸部内侧,进入锁骨上窝,上经人迎的上面,过颧部,到目内眦,与足太阳膀胱经相会合。

(二) 经脉病候

多眠。

(三) 交会腧穴

照海、交信(属足少阴肾经),睛明(属足太阳膀胱经)。

八、阳跷脉

(一) 经脉循行

阳跷脉起于足跟外侧,经外踝上行腓骨后缘,沿股部外侧和胁后上肩,过颈部上挟口角,进入目内眦,再沿足太阳膀胱经上额,与足少阳经合于风池。

(二) 经脉病候

不眠。

(三) 交会腧穴

申脉、仆参、跗阳(属足太阳膀胱经),居髎(属足少阳胆经),臑俞(属手太阳小肠经),肩髃、巨骨(属手阳明大肠经),天髎(属手少阳三焦经),地仓、巨髎、承泣(属足阳明胃经),睛明(属足太阳膀胱经)。

第十四节　常用奇穴

一、头面部穴

1. 太阳（Tàiyáng，EX-HN5）

【定位】在瞳子髎（足少阳经）外上方，图 3-122。

【取穴】在眉梢与目外眦的中央，向后约 1 横指处取之。

【主治】偏头痛，目赤红肿。

【操作】针 3～5 分，或点刺出血。

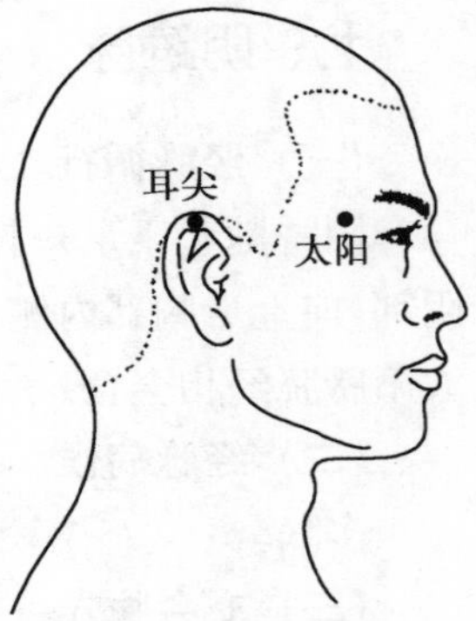

2. 印堂（Yìntáng，EX-HN3），图 3-115。

【定位】在眉头的中间，图 3-115。

【取穴】正坐，仰面取穴。

【主治】头痛，小儿惊风，产妇血晕。

【操作】针 1 分，灸 3 壮。

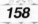

图 3-122　太阳、耳尖

【附注】本穴一直为经外奇穴；2006 年修订经穴定位国家标准（GB12346-2006-T），将本穴归属于督脉，为 GV29。

3. 鱼腰（Yúyāo，EX-HN4）

【定位】在眉头中间，图 3-123。

【取穴】正坐，于眉毛中央取穴。

【主治】眉棱骨痛，眼睑𥆨动，目翳，目赤肿痛。

【操作】针 2～3 分，沿皮刺。

4. 金津、玉液（Jīnjīn、Yùyè，EX-HN12、13）

【定位】在舌下系带两侧紫脉上，左名金津，右为玉液，图 3-124。

【取穴】舌尖紧贴上腭，于系带两侧的静脉上取穴。

【主治】舌强，消渴，呕吐不止，口疮。

【操作】浅刺出血。

158

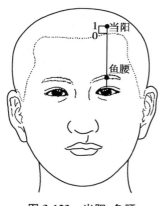

图 3-123 当阳、鱼腰

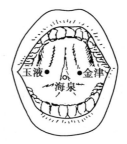

图 3-124 金津、玉液

二、背腰腹部穴

1. 颈百劳（Jǐngbǎiláo，EX-HN15）

【定位】在大椎（督脉）上二寸，旁开一寸，图 3-125。

【取穴】俯伏，以中指同身寸取穴。

【主治】瘰疬，肺病。

【操作】灸 7 壮。

159

2. 新设（Xīnshè）

【定位】在风池（足少阳经）直下方，后发际下一寸五分，图 3-126。

【取穴】于斜方肌的外侧取穴。

【主治】项强，角弓反张，肩背部疼痛，咽喉痛。

【操作】针 3～5 分，艾条灸 5～10 分钟。

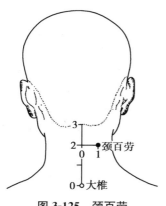

图 3-125 颈百劳

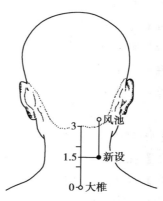

图 3-126 新设

3. 喘息(Chuǎnxī)(现名"定喘")

【定位】在第七颈椎旁开一寸,图 3-127。

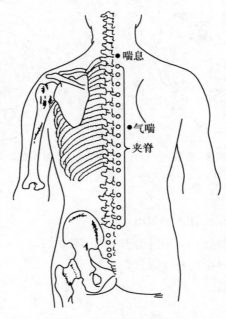

图 3-127 喘息、气喘

【取穴】俯伏,根据明显突起的第 7 颈椎旁开 1 寸取穴。

【主治】呼吸困难,风疹。

【操作】针 3 分,艾炷灸 3~5 壮。

4. 气喘(Qìchuǎn)

【定位】在第七胸椎旁开二寸,图 3-127。

【取穴】俯伏,约当肩胛骨下角,脊柱缘内侧 1 寸处。

【主治】哮喘。

【操作】艾炷灸 7 壮。

5. 痞根(Pǐgēn,EX-B4)

【定位】在第一腰椎旁开 3.5 寸,图 3-128。

【取穴】俯伏,在肓门(足太阳经)外侧 5 分。

【主治】腹中痞块。

【操作】艾炷灸 7～15 壮。

6. 精宫(Jīnggōng)

【定位】在第二腰椎旁开三寸半,图 3-128。

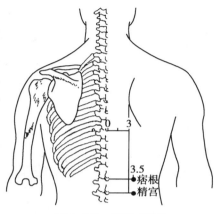

图 3-128　痞根、精宫

【取穴】俯伏,在志室(足太阳经)外侧 5 分取穴。

【主治】遗精。

【操作】针 8～12 分,艾炷灸 7～21 壮。

7. 腰眼(Yāoyǎn,EX-B7)

【定位】在第四、五腰椎之间的旁侧,图 3-129。

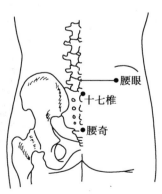

图 3-129　腰眼、十七椎、腰奇

【取穴】俯伏,两腿伸直,当第4腰椎棘突下的两侧,出现微凹处取穴。

【主治】衰弱,羸瘦,虚劳,腰痛,妇科疾患。

【操作】艾炷灸7～14壮。

8. 十七椎(Shíqīzhuī, EX-B8)

【定位】在第五腰椎下,图3-129。

【取穴】俯伏,从髂嵴相平的腰阳关(督脉)下1椎取穴。

【主治】腰痛。

【操作】针5～8分,艾炷灸3～7壮。

9. 腰奇(Yāoqí, EX-B9)

【定位】在尾骨尖端直上二寸,图3-129。

【取穴】伏卧,约当骶管裂孔下方,骶角之间凹陷部取穴。

【主治】癫痫。

【操作】针1～2寸,沿皮横刺向上,留针30分钟。

10. 维胞(Wéibāo)

【定位】维道(足少阳经)下一寸,图3-130。

【取穴】仰卧,于腹股沟部取穴。

【主治】阴挺。

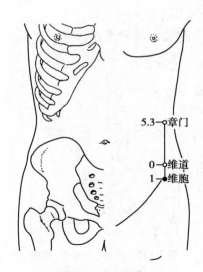

图 3-130　维胞

【操作】针 5~10 分,艾条灸 10~15 分钟。

11. 三角灸(Sānjiǎojiǔ)

【定位】脐下两边二寸许,图 3-131。

【取穴】用无伸缩性的绳,量患者两口角之长度,延长三倍,折成等边三角形,以上角置脐心,下边在脐下呈水平,下边两旁尽处是穴。

【主治】奔豚,疝气坠胀。

【操作】艾炷灸 5~7 壮,艾条灸 5~7 分钟,左病灸右,右病灸左。

12. 气门(Qìmén)

【定位】在关元旁开 3 寸处,图 3-132。

【取穴】仰卧,在脐下 3 寸,旁开 3 寸处取之。

【主治】小肠疝气,妇人崩漏。

【操作】针 5~10 分,直刺;艾炷灸 9~50 壮,艾条灸 10~20 壮。

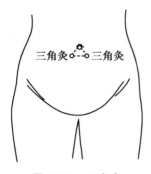

图 3-131　三角灸

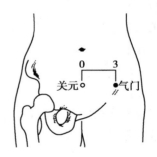

图 3-132　气门

三、上肢部穴

1. 十宣(Shíxuān,EX-UE11)

【定位】在两手十指尖端,去爪甲一分,图 3-133。

【取穴】于手十指尖端取穴。

【主治】咽喉肿痛,发热,中风及一般急性昏迷症状。

【操作】针刺或点刺出血。

2. 二白(Èrbái,EX-UE2)

【定位】均位于腕横纹上四寸,一穴在桡侧腕屈肌腱

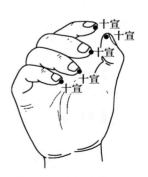

图 3-133　十宣

163

与掌长肌腱之间,一穴在掌长肌腱的尺侧,图 3-134。

【取穴】在间使(手厥阴经)上 1 横指处取穴。

【主治】痔疮出血。

【操作】针 3～6 分。

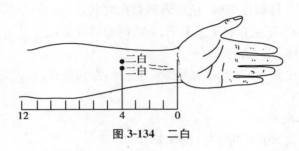

图 3-134　二白

3. 中泉(Zhōngquán,EX-UE3)

【定位】在腕关节中,当阳池(手少阳经)与阳溪(手阳明经)之间,图 3-135。

【取穴】在腕关节中,当指总伸肌腱桡侧凹陷中取穴。

【主治】胸闷,胃气上逆,吐血,胸中气痛。

【操作】针 3～5 分,艾炷灸 7 壮。

4. 八邪(Bāxié,EX-UE9)

【定位】在两手指缝间,左右共八穴,图 3-135。

【取穴】在指蹼缘后上方赤白肉际,握拳取穴。

【主治】手背红肿,头风痛,牙痛。

【操作】针 3～5 分,或点刺出血。

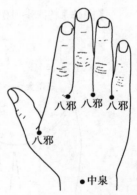

图 3-135　中泉、八邪

5. 四缝(Sìfèng,EX-UE10)

【定位】在手指掌面,中节横纹中,图 3-136。

【取穴】手指向上,在食、中、环、小四指第 1、2 指骨关节的横纹正中取穴。

【主治】小儿疳积。

【操作】浅刺后,从针孔中挤出黄白色的透明黏液。

6. 大骨空(Dàgǔkōng,EX-UE5)

【定位】在手拇指背侧指骨关节中,图 3-137。

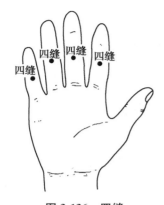

图 3-136　四缝

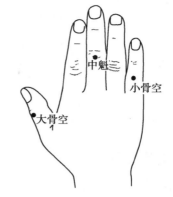

图 3-137　中魁、大骨空、小骨空

【取穴】屈指,当拇指背侧的指骨关节微凹中取穴。

【主治】一切目疾。

【操作】艾炷灸 3～5 壮。

7. 小骨空(Xiǎogǔkōng,EX-UE6)

【定位】在手小指背侧指骨关节中,图 3-137。

【取穴】屈指,当小指背侧第 1、2 指骨的关节微凹中取穴。

【主治】一切目疾。

【操作】艾炷灸 3～5 壮。

8. 中魁(Zhōngkuí,EX-UE4)

【定位】在中指中节骨尖上,图 3-137。

【取穴】握拳,于中指第 1、2 节关节端取穴。

【主治】噎膈,反胃,衄血,崩漏。

【操作】艾炷灸 3 壮。

9. 肘尖(Zhǒujiān,EX-UE1)

【定位】两肘骨尖,图 3-138。

【取穴】屈肘,于肘骨尖端取之。

【主治】瘰疬,痈疔恶疡。

【操作】艾炷灸 7～15 壮,艾条灸 5～15 分钟。

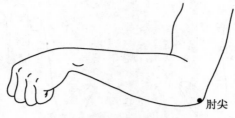

图 3-138　肘尖

四、下肢部穴

1. 环中(Huánzhōng)

【定位】在环跳(足少阳经)与腰俞(督脉)之中间,图 3-139。

【取穴】在大转子与骶管裂孔的连线上,中 1/3 与内 1/3 连接点,侧卧屈股取穴。

【主治】股臀部疼痛。

【操作】针 1 寸 5 分,艾条灸 5～15 分钟。

2. 新建(Xīnjiàn)

【定位】在股骨大转子与髂嵴连线之中点,图 3-140。

【取穴】侧卧屈股,约当居髎(足少阳经)后上方约 2 横指取穴。

【主治】股臀部疼痛。

【操作】针 3～5 分;艾炷灸 3～5 分钟,艾条灸 3～5 分钟。

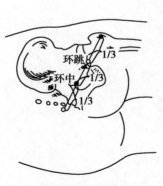

图 3-139　环中

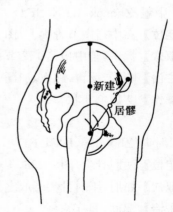

图 3-140　新建

3. 百虫窝（Bǎichóngwō，EX-LE3）

【定位】膝内廉上三寸陷中，图3-141。

【取穴】于血海上1寸取之。

【主治】虫积，风湿痒疹，下部生疮。

【操作】针10~15分；艾炷灸7壮，艾条灸7分钟。

4. 髋骨（Kuāngǔ，EX-LE1）

【定位】在膝髌外上方，梁丘（足阳明经）外开1寸陷中，图3-142。

【取穴】于梁丘外侧一横指取穴。

【主治】腿痛，足肿。

【操作】艾炷灸7壮。

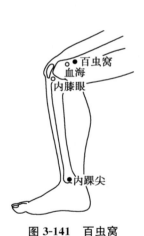

图 3-141　百虫窝

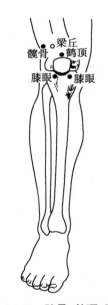

图 3-142　髋骨、鹤顶、膝眼

5. 鹤顶（Hèdǐng，EX-LE2）

【定位】在膝髌上缘正中，图3-142。

【取穴】屈膝垂足，在膝髌上缘正中之凹陷中取穴。

【主治】瘫痪，膝痛，下肢乏力。

【操作】艾炷灸7壮。

6. 膝眼(Xīyǎn,EX-LE5)

【定位】在膝髌下缘下两旁陷中,图 3-142。

【取穴】屈膝垂足,当髌韧带两侧之凹陷部取穴。

【主治】膝痛,脚气,中风,瘫痪。

【操作】针 5 分;艾炷灸 7 壮,艾条灸 5～7 分钟。

7. 八风(Bāfēng,EX-LE10)

【定位】在足五趾趾缝间,左右共八穴,图 3-143。

【取穴】当趾蹼缘上方的趾缝中取穴。

【主治】脚气,脚背红肿。

【操作】针 3 分,艾炷灸五壮。

8. 独阴(Dúyīn,EX-LE11)

【定位】在足第二趾下,第二节横纹之中央,图 3-144。

【取穴】在足掌面,当足第 2 趾的 1、2 趾骨关节横纹上取穴。

【主治】小肠疝气,胎衣不下,女子干哕,经血不调。

【操作】艾炷灸 3～5 壮。

9. 里内庭(Lǐnèitíng)

【定位】在足掌面,大趾次趾歧缝处,图 3-145。

【取穴】仰卧,于足掌面大趾次趾歧缝处,与足背面内庭穴相对处取之。

【主治】五趾痛,小儿搐搦,食积。

【操作】斜刺 3～5 分,艾炷灸 3～5 壮。

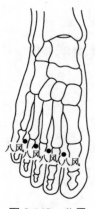

图 3-143　八风

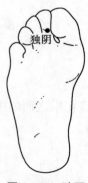

图 3-144　独阴

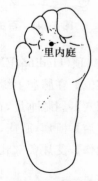

图 3-145　里内庭

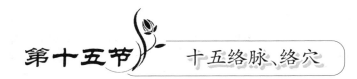

第十五节 十五络脉、络穴

1. 列缺——手太阴络脉

手太阴肺经的别行络脉，名曰列缺，起于腕关节上方桡骨茎突后的分肉之间，与手太阴本经并行，直入手掌中，散布于大鱼际部。

它的病变，实证为手腕部桡侧锐骨和掌中发热，虚证为呵欠频作、小便失禁或频数，可取它的络穴列缺治疗。穴在距腕 1.5 寸处，别行于手阳明大肠经。

2. 偏历——手阳明络脉

手阳明大肠经的别行络脉，名曰偏历，在腕关节后 3 寸偏历穴处分出，走向手太阴肺经；其支脉向上沿着臂膊，经肩髃穴上行至下颌角处，遍布于齿中；其支脉进入耳中，合于该部所聚的主脉。

它的病变，实证为龋齿、耳聋，虚证为齿冷、经气闭阻不通畅，可取它的络穴偏历治疗。

3. 丰隆——足阳明络脉

足阳明胃经的别行络脉，名曰丰隆，在距离外踝上 8 寸处分出，走向足太阴脾经；其支脉沿着胫骨外缘上行联络于头项部，与各经的经气相会合，再向下联络于咽喉部。

它的病变，气逆则发生突然失音，实证为狂癫之疾，虚证为足缓不收、胫部肌肉萎缩，可取它的络穴丰隆治疗。

4. 公孙——足太阴络脉

足太阴脾经的别行络脉，名曰公孙，在足大趾本节后 1 寸处分出，走向足阳明胃经；其支脉进入腹腔，联络于肠胃。

它的病变，气上逆则发生霍乱，实证为腹内绞痛，虚证为臌胀之疾，可取它的络穴公孙治疗。

5. 通里——手少阴络脉

手少阴心经的别行络脉，名曰通里，在腕关节后 1 寸半处分出上行，沿着手少阴本经入于心中，再向上联系舌根部，会属于目系。

它的病变，实证为胸中支满阻隔，虚证为不能言语，可取它的络穴通里治疗。穴在腕关节后 1 寸，别行于手太阳小肠经。

6. 支正——手太阳络脉

手太阳小肠经的别行络脉，名曰支正，在腕关节后 5 寸处，向内侧注入手少

169

阴心经;其支脉上行经肘部,上络于肩髃穴部。

它的病变,实证为关节弛缓、肘部痿废不用,虚证为皮肤赘生小疣,可取它的络穴支正治疗。

7. 飞扬——足太阳络脉

足太阳膀胱经的别行络脉,名曰飞扬,在外踝上7寸处分出,走向足少阴肾经。

它的病变,实证为鼻塞流涕、头背部疼痛,虚证为鼻流清涕、鼻出血,可取它的络穴飞扬治疗。

8. 大钟——足少阴络脉

足少阴肾经的别行络脉,名曰大钟,在内踝后绕行足跟部,走向足太阳膀胱经。其支脉与足少阴本经并行向上而至于心包下,再贯穿腰脊。

它的病变,气上逆则发生心胸烦闷,实证为二便不通,虚证为腰痛,可取它的络穴大钟治疗。

9. 内关——手厥阴络脉

手厥阴心包经的别行络脉,名曰内关,在腕关节后2寸处发出于两筋之间,走向手少阳三焦经。它沿着手厥阴本经向上联系于心包,散络于心系。

心系的病变,实证为心痛,虚证为心中烦乱,可取它的络穴内关治疗。

10. 外关——手少阳络脉

手少阳三焦经的别行络脉,名曰外关,在腕关节后2寸处分出,绕行于肩膊的外侧,上行进入胸中,会合于心包。

手少阳三焦经的病变,实证为肘部拘挛,虚证为肘部弛缓不收,可取它的络穴外关治疗。

11. 光明——足少阳络脉

足少阳胆经的别行络脉,名曰光明,在外踝上5寸处分出,走向足厥阴肝经,向下联络于足背部。

它的病变,实证为足胫部厥冷,虚证为足软无力不能行走、坐而不能起立,可取它的络穴光明治疗。

12. 蠡沟——足厥阴络脉

足厥阴肝经的别行络脉,名曰蠡沟,在内踝上5寸处分出,走向足少阳胆经;其支脉经过胫部上行至睾丸部,终结于阴茎处。

它的病变,气逆则发生睾丸肿胀、突发疝气,实证为阴茎挺长,虚证为阴部暴痒,可取它的络穴蠡沟治疗。

13. 长强——督脉之络

督脉的别行络脉,名曰长强,夹脊骨上行至项部,散布于头上;再向下到两肩胛之间,分左右别行于足太阳膀胱经,深入贯穿于脊膂中。

它的病变,实证为脊柱强直,虚证为头重、旋摇不定,此皆督脉的别络之过,可取它的络穴长强治疗。

14. 尾翳——任脉之络

任脉的别行络脉,名曰尾翳(也称鸠尾),从鸠尾向下,散布于腹部。

它的病变,实证为腹部皮肤疼痛,虚证为腹部皮肤瘙痒,可取它的络穴尾翳(即鸠尾)治疗。

15. 大包——脾之大络

脾的大络,名曰大包,在渊腋穴下 3 寸处发出,散布于胸胁部。

它的病变,实证为一身尽痛,虚证为周身肌肉关节松弛无力。此络脉就像网络一样包络周身,如现血瘀,可取它的络穴大包治疗。

171

第四章
刺法和灸法

刺灸法主要阐述刺法、灸法的基本知识及其具体操作技术，为针灸临床所必须掌握的技能。

灸法，古称"灸焫"，又称"艾灸"，是指用艾火治病的方法。广义的灸法既是指采用艾绒等为主烧灼、熏熨体表的方法，又可包括刺法，古称"砭刺"，是由砭石刺病发展而来，后来又称"针法"，目前其含义已非常广泛，即指使用不同的针具或非针具，通过一定的手法或方式刺激机体的一定部位（腧穴），以防治疾病的方法。

刺法和灸法均是通过刺激人体的一定部位（腧穴），以起到疏通经络、行气活血、协调脏腑阴阳等作用，从而达到扶正祛邪、治疗疾病的目的。

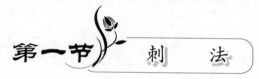

第一节　刺　法

一、针具

刺法的工具和其他生产工具一样，随着社会经济文化的的发展而不断改进。早在《山海经》里就记载有好的玉石可以为砭针的说法，继而在《黄帝内经》中又有九针的记载。从文献记载来看，砭石只用于排脓刺血，而金属九针则具有九种不同的形状，在操作上有深刺、浅刺和按摩的不同，其治疗应用范围，亦远较砭石为广泛。根据砭石和针具的发展历程，后世医史学家推断，九针的应用是砭石疗病的进一步发展。

近世应用的针具，是从古代的九针基础上演变改进而来，不但在制针质料方面有金、银、合金及不锈钢等，而且在制针工艺和针的形式方面，也有了很大的改进。现将常用针具分述如下。

（一）毫针

毫针是临床应用最广泛的一种针具，是用金属制作而成的，以不锈钢为制针材料者最常用。

1. 毫针的构造

毫针可以分为针尖、针身、针根、针柄、针尾 5 个部分。

针尖是针身的尖端锋锐部分,亦称针芒,是刺入腧穴肌肤的关键部位;针身是针尖至针柄间的主体部分,又称针体,是毫针刺入腧穴内相应深度的主要部分;针根是针身与针柄连接的部位,是观察针身刺入穴位深度和提插幅度的外部标志;针柄是用金属丝缠绕呈螺旋状,为针根至针尾的部分,是医者持针、运针的操作部位,也是温针灸法装置艾绒之处;针尾是针柄的末端部分,亦称针顶。

根据毫针针柄与针尾的构成和形状不同可分为:环柄针(又称圈柄针),即针柄用镀银或经氧化处理的金属丝缠绕成环形者;花柄针(又称盘龙针),即针柄中间用两根金属丝交叉缠绕呈盘龙形者;平柄针(又称平头针),即针柄也用金属丝缠绕,其尾部平针柄者;管柄针,即针柄用金属薄片制成管状者。上述 4 种针形中,平柄针和管柄针主要在进针器和进针管的辅助下使用。

2. 毫针的规格

毫针的规格,是以一般临床以粗细为 28~30 号(0.32~0.38mm)和长短为 1~3 寸(25~75mm)者最为常用。短毫针主要用于耳穴和浅在部位的腧穴作浅刺之用,长毫针多用于肌肉丰厚部位的腧穴作深刺和某些腧穴作横向透刺之用。

表 4-1　毫针的长度规格表

寸	0.5	1.0	1.5	2.0	2.5	3.0	3.5	4.0	4.5
mm	15	25	40	50	65	75	90	100	115

表 4-2　毫针的粗细规格表

号数	26	27	28	29	30	31	32	33
直径(mm)	0.45	0.42	0.38	0.34	0.32	0.30	0.28	0.26

3. 毫针的检查

毫针是治病的工具,在使用前,要对毫针进行检查,以免影响进针和治疗效果。检查时要注意:针尖要端正不偏,无毛钩,光洁度高,尖中带圆,圆而不钝,形如"松针",锐利适度,使进针阻力小而不易钝涩;针身要光滑挺直,圆正匀称,坚韧而富有弹性;针根要牢固,无剥蚀、伤痕;针柄的金属丝要缠绕均匀、牢固而不松脱或断丝,针柄的长短、粗细要适中,便于持针、运针和减轻病人的疼痛。

4. 毫针的保养

除了一次性应用的毫针外,每一患者反复使用的针具都应注意保养。保养针具是为防止针尖受损、针身弯曲或生锈、污染等,因此对针具应当妥善保存。藏针的器具有针盒、针管和针夹等。若用针盒或针夹,可多垫几层消毒纱布,将消毒后的针具,根据毫针的长短,分别置于或插在消毒纱布上,再用消毒纱布敷盖,以免污染,然后将针盒或针夹盖好备用。若用针管,应在针管至针尖的一端,塞上干棉球(以防针尖损坏而出现钩曲),然后将针置入,盖好高压消毒后备用。

(二) 三棱针

三棱针是专用于点刺放血的工具,大多以不锈钢制成,系取法于古代锋针。它的长度约 2 寸,针柄为圆柱形,针身呈三角形,针尖锋利。

(三) 皮肤针

皮肤针是一种浅刺皮部的针具,系取法于古代"毛刺"而制成。它的构造,是在一个如莲蓬的针体上装嵌小针,或者将小针集束安装在针柄的一端,以小针的多少而有不同名称,如装五枚的称"梅花针",装七枚的称"七星针",虽然样式有异,但是治疗作用相同。

(四) 揿针

揿针是浅刺留针的小型针具,系取法于古代"半刺",多为不锈钢及金、银合金等所制成。它的构造有两种式样:一种形状如图钉,使用时垂直嵌入皮内固定留针;另一种针体长 1.5cm,针柄呈麦粒形,专用于皮内横刺埋藏。

二、毫针刺法

(一) 毫针练针与选择

1. 练针

针刺操作者首先必须练针,由于毫针针身细软,如没有一定指力,很难随意进针或进行捻转提插。所以练针主要是对指力和手法的锻炼。练习时先用细软的纸张,折叠成长约 8cm、宽约 5cm、厚约 1cm 的纸块,用线如"井"字形扎紧,做成纸垫。练针时,左手平执纸垫,右手拇、食、中三指持针柄,如持笔状地持 1～1.5 寸毫针,使针尖垂直地抵在纸块上,然后右手拇指与食、中指交替捻动针柄,并渐加一定的压力,待针穿透纸垫后另换一处,进行指力练习。后用小皮球大小的棉球一个,外用布或棉纱扎紧,可以练习提插、捻转、进针、出针等各种毫针操作手法的模拟动作,要求提捻针有力,提插熟练。

2. 针具选择

针具在使用前必须加以选择,针身要挺直、光滑、坚韧而富有弹性。凡针身有剥蚀、锈痕及弯曲的,均不能使用,以防断针;针尖要圆而不锐,太锐则易弯曲,使进针捻转时产生疼痛。针柄不宜过短,要与针身相称,同时缠线必须牢紧,否则捻转时不易着力。

（二）体位选择

在进针之先,体位选择除了使患者舒适、持久和便于针刺等条件外,还必须照顾取穴姿势,以保证针刺穴位的准确性。同时在可能的情况下,尽量采用卧位,以避免发生晕针现象。常见进针体位如下:

仰卧位:适宜于取头、面、胸、腹部及上下肢前面等处穴。

侧卧位:适宜于取髀枢及人体整个侧面等处穴。

俯卧位:适宜于取头、项、脊背、腰骶部腧穴和下肢背侧及上肢等处穴。

仰靠位:适宜于取前头、颜面和颈前等处穴。

俯伏位:适宜于取后头和项、背部等处穴。

侧伏坐位:适宜于取头颈侧面等处穴。

屈肘侧掌位:适宜于取上肢外侧等处穴。

屈肘俯掌位:适宜于取手背及臂外侧等处穴。

伸肘仰掌位:适宜于取上肢内侧等处穴。

屈肘仰掌位:适宜于取手掌及臂内侧等处穴。

在临床上除上述常用体位外,对某些腧穴则应根据具体不同要求采取不同的体位。同时也应注意根据处方所取腧穴的位置,尽可能用一种体位针刺取穴。如因治疗要求和某些腧穴定位的特点而必须采用两种不同体位时,应根据患者的体质、病情等具体情况灵活掌握。对初诊、精神紧张或年老、体弱、病重的患者,应采取卧位,以防病人感到疲劳甚至发生晕针等。

（三）定穴与消毒

1. 定穴

可按照"骨度分寸"和"自然标志"等方法进行取穴。为了求得穴位的准确,还可用左手拇指爪切,以探求患者的感觉反应,一般酸胀感应较明显处,即为穴之所在(肌肤麻木无感觉者除外)。穴位确定后,可于穴上掐一"十"字形爪痕,以十字交叉点作为针刺的标志。

2. 消毒

针刺治病要有严格的无菌观念,切实做好消毒工作。针刺前的消毒范围应包括:针具器械、医者的双手、病人的施术部位、治疗室内等。

针具、器械的消毒方法很多,以高压蒸汽灭菌法为佳;亦可药液浸泡消毒、煮沸消毒。医者在针刺前,应先用肥皂水将手洗刷干净,待干再用75%酒精棉球擦拭后,方可持针操作。患者针刺部位的皮肤上可用75%酒精棉球擦拭消毒,或先用2%碘酊涂擦,稍干后,再用75%酒精棉球擦拭脱碘;擦拭时应从腧穴部位的中心点向外绕圈消毒,当穴位皮肤消毒后,切忌接触污物,保持洁净,防止重新污染。针灸治疗室内的消毒,包括治疗台上的床垫、枕巾、毛毯、垫席等物品,要按时换洗晾晒,如采用一人一用的消毒垫布、垫纸、枕巾则更好。治疗室也应定期消毒净化,应保持空气流通,环境卫生洁净。

(四) 押手与进针法

在进行针刺操作时,一般应双手协同操作,紧密配合。《难经·七十八难》说:"知为针者,信其左,不知为针者,信其右。"《标幽赋》更进一步阐述其义:"左手重而多按,欲令气散;右手轻而徐入,不痛之因。"

临床上一般用右手持针操作,主要是拇、食、中指夹持针柄,其状如持笔,故右手称为"刺手"。刺手的作用是掌握针具,施行手法操作。进针时,运指力于针尖,而使针刺入皮肤,行针时便于左右捻转、上下提插和弹震刮搓以及出针时手法操作等。

左手爪切按压所刺部位或辅助针身,故称左手为"押手"。押手的作用主要是固定腧穴的位置,夹持针身,协助刺手进针,使针身有所依附,保持针身垂直,力达针尖,以利于进针,减少刺痛和协助调节、控制针感。常用的押手法有以下几种:

1. 指切押手

用左手拇指指甲切于腧穴部位,右手将针灸靠拇指甲刺入腧穴。适用于短针。

2. 骈指押手

用左手拇、食两指夹捏棉球,裹住针尖,直对腧穴,右手持针柄,当左手夹针下按时,右手顺势将针刺入。适用于长针。

3. 舒张押手

用左手食、中二指或拇、食二指将所刺腧穴部位的皮肤向两侧撑开,使皮肤绷紧,右手持针,使针从左手食、中二指或拇、食二指的中间刺入。适用于皮肤松弛部位的腧穴,特别是腹部的穴位。

4. 夹持押手

用左手拇、食二指将所刺腧穴部位的皮肤提起,右手持针,从捏起的上端将针刺入。适用于皮肉浅薄部位的腧穴,特别是面部的腧穴。

进针时,一般以右手拇食中三指持针,左手辅助进针,一边按押,一边刺入,使针灸透过皮肤,然后按照所要采用的各种操作手法进行施术。

(五) 针刺的角度和深度

1. 针刺的角度

主要根据施术腧穴的部位、病人体质、治疗目的和针刺手法等决定。常用的针刺角度有直刺、斜刺、横刺三种,现分述如下:

(1) 直刺:针身与皮肤表面呈90°垂直刺入。此法适用于全身大部分腧穴。

（2）斜刺：针身与皮肤表面呈 45°左右倾斜刺入。此法适用于骨隙中的腧穴或内有重要脏器的部位。

（3）横刺：又名沿皮刺。针身与皮肤表面呈 15°～25°刺入。此法适用于皮薄肉少部位的腧穴。

2. 针刺的深浅

每个腧穴的针刺深度，在腧穴各论中已有详述，为了便于掌握，达到执简驭繁的目的，因此还必须根据腧穴的部位和患者的体形、年龄、经脉循行的深浅等情况，做全面的考虑。

（1）年龄：年老体弱，气血衰退，小儿娇嫩，稚阴稚阳，均不宜深刺；中青年身强体壮者，可适当深刺。

（2）体形：形瘦体弱者，宜相应浅刺；形盛体强者，宜深刺。

（3）经脉循行的深浅：由于循行肘臂、腿膝部的经脉较深，故刺之宜深；循行于手足指、趾部的经脉较浅，故刺之宜浅。

（4）部位：要结合腧穴部位的实际情况而决定，一般来说，头面部的穴位不宜直刺，可用 5 分长的毫针，沿皮向后刺入 3～4 分深；胸、背部位穴位因较近重要内脏，不可深刺，在胸胁部的穴位可用 1 寸长的毫针向外斜刺 3～5 分深；在脊背部的穴位可用 1 寸长的毫针刺 3～5 分深。腹部穴位因肌肉较厚，可用 1.5 寸的毫针直刺 0.6～1 寸深；四肢肘、膝部腧穴，可用一寸五分长的毫针直刺 0.9～1.2 寸深；股髋关节的穴位，可用三寸长的毫针，直刺 1.5～2.5 寸深；手指及足部的穴位，可用 5 分长的毫针，向上斜刺 1～3 分深。这些针刺分寸，又需要根据临床时的具体情况灵活应用。

（六）行针与得气

行针是针刺腧穴，通过捻转提插，使之得气的操作方法。得气是针刺部位已经得到经气的感应，在医生方面会感到针下沉涩而紧的现象，在患者方面也会有酸、麻、重等感觉。若针刺后未得气，患者则无任何特殊感觉或反应，医者刺手亦感觉到针下空松、虚滑。得气与否以及气至的迟速，不仅关系到针刺的治疗效果，而且可以借此判断疾病的预后。临床上一般是得气迅速时，疗效较好，得气较慢时效果就差，若不得气时，就可能无治疗效果。因此，在临床上若刺之而不得气时，就要分析经气不至的原因，采取催气、候气方法。若因取穴定位不准确，或为针刺角度有误，深浅失度，对此就应重新调整腧穴的针刺部位、角度、深度。

所谓催气是通过各种手法，催促经气速至的方法。当针刺得气后，要注意守气，医者需采取守气方法，守住针下经气，以保持针感持久。只有守住针下之气，才能使针刺对机体继续发挥调整作用。

177

1. 基本手法

行针的基本手法是毫针刺法的基本动作,从古至今临床常用的主要有提插法和捻转法两种。两种基本手法临床施术时既可单独应用,又可配合应用。

(1) 提插法:提插法是将针刺入腧穴一定深度后,施以上提下插的操作手法。使针由浅层向下刺入深层的操作谓之插,从深层向上引退至浅层的操作谓之提,如此反复地做上下纵向运动就构成了提插法。对于提插幅度的大小、层次的变化、频率的快慢和操作时间的长短,应根据患者的体质、病情、腧穴部位和针刺目的等灵活掌握。使用提插法时的指力一定要均匀一致,幅度不宜过大,一般以 3~5 分为宜,频率不宜过快,每分钟 60 次左右,保持针身垂直,不改变针刺角度、方向。通常认为行针时提插的幅度大,频率快,刺激量就大;反之,提插的幅度小,频率慢,刺激量就小。

(2) 捻转法:捻转法即将针刺入腧穴一定深度后,施向前向后捻转动作使针在腧穴内反复前后来回旋转的行针手。捻转角度的大小、频率的快慢、时间的长短等,需根据患者的体质、病情、腧穴的部位、针刺目的等具体情况而定。使用捻转法时,指力要均匀,角度要适当,一般应掌握在 180°左右,不能单向捻针,否则针身易被肌纤维等缠绕,引起局部疼痛和导致滞针而使出针困难。一般认为捻转角度大,频率快,其刺激量就大;捻转角度小,频率慢,其刺激量则小。

2. 辅助手法

行针的辅助手法,是行针基本手法的补充,是以促使得气和加强针刺感应为目的的操作手法。临床常用的行针辅助手法有以下 6 种:

(1) 循法:医者用手指顺着经脉的循行径路,在腧穴的上下部轻柔地循按的方法。针刺不得气时,可以用循法催气。

(2) 弹法:针刺后在留针过程中,以手指轻弹针尾或针柄,使针体微微振动的方法称为弹法,以加强针感,助气运行。

(3) 刮法:毫针刺入一定深度后,经气未至,以拇指或食指的指腹抵住针尾,用拇指、食指或中指指甲,由下而上或由上而下频频刮动针柄的方法称为刮法。本法在针刺不得气时用之可激发经气,如已得气者可以加强针刺感应的传导和扩散。

(4) 摇法:毫针刺入一定深度后,手持针柄,将针轻轻摇动的方法称摇法。其法有二:一是直立针身而摇,以加强得气的感应;二是卧倒针身而摇,使经气向一定方向传导。

(5) 飞法:针后不得气者,用右手拇、食指执持针柄,细细捻搓数次,然后张开两指,一搓一放,反复数次,状如飞鸟展翅,故称飞法。本法的作用在于催气、行气,并使针刺感应增强。

（6）震颤法：针刺入一定深度后，右手持针柄，用小幅度、快频率的提插、捻转手法，使针身轻微震颤的方法称震颤法。本法可促使针下得气，增强针刺感应。

毫针行针手法以提插、捻转为基本操作方法，并根据临证情况，选用相应的辅助手法。刮法、弹法，可应用于一些不宜施行大角度捻转的腧穴；飞法可应用于某些肌肉丰厚部位的腧穴；摇法、震颤法可用于较为浅表部位的腧穴。通过行针基本手法和辅助手法的施用，主要促使针后气至或加强针刺感应。

（七）针刺补泻的基本方法

针刺的补泻，属于刺法的一个重要部分。凡通过针刺施行一定的手法之后，能促使人体内各种机能的恢复和旺盛的方法，叫做补法；通过针刺运用一定的手法之后，能疏泄病邪，使其恢复正常生理状态的方法，叫做泻法。补法和泻法，虽具有调节机体偏虚偏实的作用，但必须依靠经络气化的功能，才能达到补虚泻实的目的。如《素问·气府论》说："分肉之间，溪谷之会，以行营卫，以会大气。"正说明了经脉和营卫之气与腧穴有密切的关系，故针刺腧穴，通过补泻作用，即可调和营卫气血，使脏腑的机能得到恢复，从而达到治愈疾病的目的。兹将临床常用的针刺补泻的基本方法介绍如下：

（1）疾徐补泻：进针时徐徐刺入，少捻转，疾速出针者为补法；进针时疾速刺入，多捻转，徐徐出针者为泻法。

（2）捻转补泻：在行针时，捻转角度小，用力轻，频率慢，操作时间短，结合拇指向前、食指向后（左转用力为主）者为补法。捻转角度大，用力重，频率快，操作时间长，结合拇指向后、食指向前（右转用力为主）者为泻法。

（3）提插补泻：针下得气后，先浅后深，重插轻提，提插幅度小，频率慢，操作时间短，以下插用力为主者，为补法；先深后浅，轻插重提，提插幅度大，频率快，操作时间长，以上提用力为主者，为泻法。

（4）开阖补泻：出针后迅速按针孔为补法；出针时摇大针孔而不按为泻法。

（5）迎随补泻：进针时针尖随着经脉循行去的方向刺入为补法；针尖迎着经脉循行来的方向刺入为泻法。

（6）呼吸补泻：病人呼气时进针，吸气时出针，为补法；吸气时进针，呼气时出针，为泻法。

（7）平补平泻：进针得气后均匀地提插、捻转后即可出针。

影响针刺补泻效应的因素，还包括：机体的机能状态、腧穴作用的相对特异性、针具及手法等因素。在不同的病理状态下，针刺可以产生不同的调整作用（即补泻效果）。当机体处于虚惫状态而呈虚证时，针刺可以起到扶正补虚的作用，若机体处于虚脱状态时，针刺还可以起到回阳固脱的作用；当机体处于邪盛状态而呈实热、邪闭的实证时,针刺可以起到清热启闭、祛邪泻实的作用。腧穴的主治功用,不仅具有普遍性,而且具有相对特异性。人体不少腧穴,如关元、气海、命门、膏肓等穴,都能鼓舞人体正气,促使功能旺盛,具有强壮作用,适宜于益损。此外,很多腧穴,如人中、委中、十二井、十宣等穴,都能疏泄病邪,抑制人体功能亢进,具有祛邪作用,适宜于泻实。当施行针刺补泻时,应结合腧穴作用的相对特异性,以便取得较好的针刺补泻效果。针刺补泻的效果与使用针具的粗细、长短,刺入的角度、深度,行针时的手法等因素,均有直接关系。一般来说,粗毫针用的指力要重,刺激量大,细毫针用的指力较轻,刺激量就小。毫针刺入腧穴的角度、深度不同,其刺激的轻重程度也不同,一般直刺、深刺的量要大些,平刺、浅刺的量要小些。行针时的幅度、频率不同,与针刺手法轻重密切相关。提插幅度大、捻转角度大、频率快者,其刺激量就大;反之,刺激量就小。行针手法的轻重与补泻手法操作是否准确,都会影响针刺的补泻效应。

(八) 留针与出针

1. 留针法

将针刺入腧穴并施行手法后,使针留置穴内称为留针。留针的目的是为了加强针刺的作用和便于继续行针施术。一般病症只要针下得气而施以适当的补泻手法后,即可出针或留针 10~20 分钟。但对一些特殊病症,如急性腹痛,破伤风,角弓反张,寒性、顽固性疼痛或痉挛性病症,即可适当延长留针时间,有时留针可达数小时,以便在留针过程中做间歇性行针,以增强、巩固疗效。在临床上留针与否或留针时间的长短,不可一概而论,应根据患者具体病情而定。

2. 出针法

在施行针刺手法或留针达到预定针刺目的和治疗要求后,即可出针。出针时,一般是以左手拇、食指两指持消毒干棉球轻轻按压于针刺部位,右手持针做轻微的小幅度捻转,并随势将针缓慢提至皮下(不可单手用力过猛),静留片刻,然后出针。出针时,依补泻的不同要求,分别采取“疾出”或“徐出”以及“疾按针孔”或“摇大针孔”的方法出针。

出针后,除特殊需要外,都要用消毒棉球轻压针孔片刻,以防出血或针孔疼痛。当针退出后,要仔细查看针孔是否出血,询问针刺部位有无不适感,检查核对针数有否遗漏,还应注意有无晕针延迟反应现象。

(九) 异常情况的处理

针刺治疗虽然比较安全,但如操作不慎,疏忽大意,或犯刺禁,或针刺手法不当,或对人体解剖部位缺乏全面的了解,在临床上有时也会出现一些不应有的异常情况。常见者有以下几种:

1. 晕针

由于患者体质虚弱,精神紧张,或疲劳、饥饿、大汗、大泻、大出血之后或体位不当,或医者在针刺时手法过重,而致针刺时或留针过程中发生此现象。晕针的症状多出现头晕目眩,面色苍白,恶心欲吐,多汗,心慌,四肢发冷,血压下降,脉象沉细,或神志昏迷,仆倒在地,唇甲青紫,二便失禁,脉微细欲绝。

处理应立即停止针刺,将针全部起出。使患者平卧,注意保暖,轻者仰卧片刻,给饮温开水或糖水后,即可恢复正常。重者在上述处理基础上,可刺人中、素髎、内关、足三里,灸百会、关元、气海等穴,即可恢复。若仍不省人事,呼吸细微,脉细弱者,可考虑配合其他治疗或采用急救措施。

2. 滞针

滞针是指在行针时或留针后医者感觉针下涩滞,捻转、提插、出针均感困难而病人则感觉剧痛的现象。多由于患者精神紧张,当针刺入腧穴后,病人局部肌肉强烈收缩;或行针手法不当,向单一方向捻针太过,以致肌肉组织缠绕针体而成。若留针时间过长,有时也可出现滞针。

遇到这种情况,应根据不同的原因进行处理;如因病人精神紧张,局部肌肉过度收缩时,可稍延长留针时间,或于滞针腧穴附近进行循按或叩弹针柄,或在附近再刺一针,以宣散气血,而缓解肌肉的紧张。若行针不当,或单向捻针而致者,可向相反方向将针捻回,并用刮柄、弹柄法,使缠绕的肌纤维回释,即可消除滞针。

3. 弯针

弯针是指进针时或将针刺入腧穴后,针身在体内形成弯曲,称为弯针。多由于医生进针手法不熟练,用力过猛、过速,以致针尖碰到坚硬的组织器官或病人在针刺或留针时移动体位,或因针柄受到某种外力压迫、碰击等造成。

出现弯针后,即不得再行提插、捻转等手法。如针柄轻微弯曲,应慢慢将针起出。若弯曲角度过大时,应顺着弯曲方向将针起出。若由病人移动体位所致,应使患者慢慢恢复原来的体位。

4. 断针

断针又称折针,是指针体折断在人体内。若能术前做好针具的检修和施术时加以应有的注意,是可以避免的。针具质量欠佳,针身或针根有损伤剥蚀,进针前失于检查;针刺时将针身全部刺入腧穴,行针时强力提插、捻转,肌肉猛烈收缩;留针时患者随意变更体位,或弯针、滞针未能进行及时正确处理等,均可造成断针。

处理时医者态度必须从容镇静,嘱患者切勿更动原有体位,以防断针向肌肉深部陷入。若残端部分针身显露于体外时,可用手指或镊子将针起出。若断端与皮肤相平或稍凹陷于体内者,可用左手拇、食二指垂直向下挤压针孔两旁,使断针暴露体外,右手持镊子将针取出。若断针完全深入皮下或肌肉深层时,应在X线下定位,手术取出。

5. 血肿

血肿是指针刺部位出现皮下出血而引起的肿痛。

多因针尖弯曲带钩,使皮肉受损,或刺伤血管所致。出针后,针刺部位肿胀疼痛,继则皮肤呈现青紫色。

若微量的皮下出血而局部小块青紫时,一般不必处理,可以自行消退。若局部肿胀疼痛较剧,青紫面积大而且影响到活动功能时,可先做冷敷止血后,再做热敷或在局部轻轻揉按,以促使局部瘀血消散吸收。

(十) 针刺禁忌

1. 患者在过于饥饿、疲劳,精神过度紧张时,不宜立即进行针刺。对身体瘦弱、气虚血亏的患者,进行针刺时手法不宜过强,并应尽量选用卧位。

2. 妇女怀孕 3 个月以内者,少腹部禁针。若怀孕 3 个月以上者,腹部、腰骶部腧穴皆不宜针刺。至于三阴交、合谷、昆仑、至阴等一些通经活血的腧穴,在怀孕期亦应予禁刺。如妇女行经时,若非为了调经,亦慎用针刺。

3. 小儿囟门未合时,头顶部的腧穴不宜针刺。

4. 常有自发性出血或损伤后出血不止的患者,不宜针刺。

5. 皮肤有感染、溃疡、瘢痕或肿瘤的部位,不宜针刺。

6. 对胸、胁、腰、背等脏腑所居之处的腧穴,不宜直刺、深刺,肝脾肿大、肺气肿患者更应注意。如刺胸、背、腋、胁、缺盆等部位的腧穴,若直刺过深,都有伤及肺脏的可能,使空气进入胸腔,导致创伤性气胸,轻者出现胸痛、胸闷、心慌、呼吸不畅,重者出现呼吸困难、唇甲发绀、出汗、血压下降等症。体检时,可见患侧胸部肋间隙变宽,叩诊呈过清音,气管向健侧移位,听诊时呼吸音明显减弱或消失。X线胸透,可见气体多少、肺组织压迫情况等而可确诊,对此应及时采取治疗措施。

7. 针刺眼区穴和项部的风府、哑门等穴以及脊椎部的腧穴,要注意掌握一定的角度,不宜大幅度地提插、捻转和长时间留针,以免伤及重要组织器官,产生严重的不良后果。

8. 对尿潴留等患者在针刺小腹部的腧穴时,也应掌握适当的针刺方向、角度、深度等,以免误伤膀胱等器官,出现意外事故。

三、其他针法

(一) 三棱针刺法

用三棱针刺破人体的一定部位,放出少量血液,达到治疗疾病目的的方法,叫三棱针法。古人称之为"刺血络"或"刺络",现代称为"放血疗法"。

1. 适用范围

凡各种实证、热证、瘀血、疼痛等均可应用。较常用于某些急症和慢性病,如昏厥、高热、中暑、中风闭证、咽喉肿痛、目赤肿痛、顽癣、痈疖初起、扭挫伤、疳证、痔疮、顽痹、头痛、丹毒、指(趾)麻木等。

2. 操作方法

(1) 点刺法:针刺前,在预定针刺部位上下用左手拇食指向针刺处推按,使血液积聚于针刺部位,继之用 2‰ 碘酒棉球消毒,再用 75% 酒精棉球脱碘。针刺时左手拇、食、中三指捏紧被刺部位,右手持针,用拇、食两指捏住针柄,中指指腹紧靠针身下端,针尖露出 3～5mm,对准已消毒的部位,刺入 3～5mm 深,随即将针迅速退出,轻轻挤压针孔周围,使出血少许,然后用消毒干棉球按压针孔。点刺多用于指、趾末端的十宣、十二井穴和耳尖及头面部的攒竹、上星、太阳等穴。

(2) 散刺法:散刺法又叫豹纹刺,是对病变局部周围进行点刺的一种方法。根据病变部位大小的不同,可刺 10～20 针以上,由病变外缘环形向中心点刺,以促使瘀血或水肿得以排除,达到祛瘀生新、通经活络的目的。此法多用于治疗局部瘀血、血肿或水肿、顽癣等。

(3) 刺络法:先用带子或橡皮管,结扎在针刺部位上端(近心端),然后迅速消毒。针刺时左手拇指压在被针刺部位下端,右手持三棱针对准针刺部位的静脉,刺入脉中 2～3mm,立即将针退出,使其流出少量血液,出血停后,再用消毒干棉球按压针孔。此法多用于泄泻、中暑、发热等。

(4) 挑刺法:用左手按压施术部位两侧,或捏起皮肤,使皮肤固定,右手持针迅速刺入皮肤 1～2mm,随即将针身倾斜挑破皮肤,使之出少量血液或少量黏液。也有再刺入 5mm 左右深,将针身倾斜并使针尖轻轻挑起,挑断皮下部分纤维组织,然后出针,覆盖敷料。挑刺法常用于治疗肩周炎、胃痛、颈椎病、失眠、支气管哮喘、血管神经性头痛等。

3. 注意事项

①对患者要做必要的解释工作,以消除思想顾虑。

②严格消毒,防止感染。

③点刺时手法宜轻、稳、准、快,不可用力过猛,防止刺入过深,创伤过大,损害其他组织。一般出血不宜过多,切勿伤及动脉。

④体质虚弱者、孕妇、产后及有出血倾向者,均不宜使用本法。注意患者体位要舒适,谨防晕针。

183

⑤每日或隔日治疗 1 次,1～3 次为 1 个疗程,一般每次出血量以数滴至 3～5ml 为宜。

(二) 皮肤针法

运用皮肤针叩刺人体一定部位或穴位,激发经络功能,调整脏腑气血,以达到防治疾病目的的方法,叫皮肤针法。

1. 适用范围

皮肤针的适用范围很广,临床各种病症均可应用,如近视、视神经萎缩、急性扁桃体炎、感冒、咳嗽、慢性肠胃病、便秘、头痛、失眠、腰痛、皮神经炎、斑秃、痛经等操作方法。

2. 操作

叩刺针具和叩刺部位用 75％酒精消毒后,以右手拇指、中指、无名指握住针柄,食指伸直按住针柄中段,针头对准皮肤叩击,运用腕部的弹力,使针尖叩刺皮肤后,立即弹起,如此反复叩击。叩击时针尖与皮肤必须垂直,弹刺要准确,强度要均匀,可根据病情选择不同的刺激部位或刺激强度。轻刺用力稍小,皮肤仅现潮红、充血为度。适用于头面部、老弱妇女患者,以及病属虚证、久病者。重刺用力较大,以皮肤有明显潮红,并有微出血为度。适用于压痛点、背部、臀部、年轻体壮患者,以及病属实证、新病者。中刺介于轻刺与重刺之间,以局部有较明显潮红,但不出血为度,适用于一般部位及一般患者。

叩刺治疗,一般每日或隔日 1 次,10 次为一疗程,疗程间可间隔 3～5 日。

3. 注意事项

①针具要经常检查,注意针尖有无毛钩,针面是否平齐,滚刺筒转动是否灵活。

②叩刺时动作要轻捷,正直无偏斜,以免造成患者疼痛。

③局部如有溃疡或损伤者不宜使用本法,急性传染性疾病和急腹症也不宜使用本法。

④叩刺局部和穴位,若手法重而出血者,应进行清洁和消毒,注意防止感染。

(三) 揿针刺法

是将特制的小型针具固定于腧穴部位的皮内做较长时间留针的一种方法,又称"埋针法"。针刺入皮肤后,固定留置一定的时间,给腧穴以长时间的刺激,可调整经络脏腑功能,达到防治疾病的目的。

针刺部位多以不妨碍正常的活动处腧穴为主,一般多选用背俞穴、四肢穴和耳穴等。

1. 适用范围

临床多用于某些需要久留针的疼痛性疾病和久治不愈的慢性病症,如神经性头痛、面神经麻痹、胆绞痛、腰痛、痹证、神经衰弱、高血压、哮喘、小儿遗尿、痛经、产后宫缩疼痛等。

2. 操作方法

皮内针、镊子和埋针部皮肤严格消毒后,进行针刺。

(1) 图钉式皮内针:用镊子夹住针柄,对准腧穴,沿皮下横向刺入,针身可刺入 0.5～0.8cm,针柄留于皮外,然后用胶布顺着针身进入的方向粘贴固定。

(2) 揿钉式皮内针:用镊子夹住针圈,对准腧穴,直刺揿入,然后用胶布固定。也可将针圈贴在小块胶布上,手执胶布直压揿入所刺穴位。

皮内针可根据病情决定其留针时间的长短,一般为 3～5 天,最长可达 1 周。若天气炎热,留针时间不宜过长,以 1～2 日为好,以防感染。在留针期间,可每隔 4 小时用手按压埋针处 1～2 分钟,以加强刺激,提高疗效。

3. 注意事项

①关节附近不可埋针,因活动时会疼痛。胸腹部因呼吸时会活动,亦不宜埋针。

②埋针后,如患者感觉疼痛或妨碍肢体活动时,应将针取出,改选穴位重埋。

③埋针期间,针处不可着水,避免感染。

185

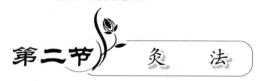

第二节　灸　法

灸,灼烧的意思。灸法主要是借灸火的热力给人体以温热性刺激,通过经络腧穴的作用,以达到防治疾病目的的一种方法。灸法具有温经散寒、扶阳固脱、消瘀散结、防病保健等功效。《医学入门·针灸》载:"药之不及,针之不到,必须灸之。"说明灸法有其独特的疗效。

一、灸用材料

1. 艾绒

施灸的原料很多,但以艾绒作为主要灸料。艾属草菊科多年生草本植物,我国各地均有生长,以蕲州产者为佳,故有"蕲艾"之称。艾绒是用干燥的艾叶,晒干捣制后除去杂质而成的一种柔软如绒的纤维。艾绒制成后,一般都贮存一定时间后应用,但贮藏期间必须定期在日光下曝晒,以保持干燥,防止虫蛀及霉烂变质。

2. 艾炷

艾炷是由艾绒制成的圆锥形小体,应选比较纯净的陈艾绒制作。它的优点是火力均匀,不易散裂和熄灭。艾炷制法是取艾绒在平板上,用右手拇、中、食三指捏成圆锥形的小炷灸。常用的艾炷,小者如麦粒,中等如半枣核,大者高约1cm,炷底直径0.8cm,炷重约0.1g。

3. 艾条

艾条是以艾绒为主要原料。制作时取一般艾绒24g,平铺在20cm×26cm性质柔软的桑皮纸上,从下而上的卷起,越紧越好,卷紧后用胶水封口。也有在艾绒中渗入一定剂量的药末,这种艾条名为"药条"。艾条是从古代"太乙神针"、"雷火神针"简化而来,因便于使用,效果良好,临床应用广泛。

药条处方:肉桂、干姜、丁香、木香、独活、细辛、白芷、雄黄、苍术、没药、乳香、川椒。上述药物等分研为细末,每支药条在艾绒中掺药6g。

其他灸治的辅助材料,则根据各种灸法的不同需要而加以准备,如细净食盐、鲜大蒜头、生姜等。

二、常用灸法

(一) 艾炷灸

燃烧一个艾炷,叫做一壮。艾炷灸又分直接灸与间接灸两类。直接灸是将大小适宜的艾炷,直接放在皮肤上施灸的方法。需将皮肤灼伤化脓,愈后留有瘢痕者,称为瘢痕灸;若不使皮肤烧伤化脓,不留瘢痕者,称为无瘢痕灸。间接灸是指用药物或其他材料将艾炷与施灸腧穴部位的皮肤隔开进行施灸的方法,故又称隔物灸。间接灸所用间隔药物或材料很多,如以生姜间隔者,称隔姜灸;用食盐间隔者,称隔盐灸;以附子饼间隔者,称隔附子饼灸。

1. 直接灸

(1) 瘢痕灸:施灸体位,背腰部腧穴采用坐位俯伏或俯卧,胸腹部腧穴则采用仰卧位。操作时先将所灸腧穴部位涂以少量的大蒜汁,以增强黏附和刺激作用,然后将大小适宜的艾炷置于腧穴上,用火点燃艾炷施灸。每壮艾炷必须燃尽,除去灰烬后,方可继续易炷再灸,待规定壮数灸完为止。施灸时由于艾火烧灼皮肤,因此可产生剧痛,此时可用手在施灸腧穴周围轻轻拍打,借以缓解疼痛。在正常情况下,从施灸到灸疮痊愈结痂脱落一般需要6周左右。临床上常用于治疗哮喘、肺痨、瘰疬等慢性顽疾。

(2) 无瘢痕灸:施灸时先在所灸腧穴部位涂以少量的凡士林,以使艾炷便于黏附,然后将大小适宜的(约如苍耳子大)艾炷,置于腧穴上点燃施灸,当艾炷燃剩2/5或1/4而患者感到微有灼痛时,即可易炷再灸,待将规定壮数灸完为止。一般应灸至局部皮肤出现红晕而不起疱为度。因其皮肤无灼伤,故灸后不化脓,

186

不留瘢痕。一般虚寒性疾患均可采用此法。

2. 间接灸

（1）隔姜灸：将鲜姜切成直径大约 2～3cm，厚约 0.2～0.3cm 的薄片，中间以针刺数孔，然后将姜片置于应灸的腧穴部位或患处，再将艾炷放在姜片上点燃施灸。当艾炷燃尽，再易炷施灸。灸完所规定的壮数，以使皮肤红润而不起泡为度。常用于因寒而致的呕吐、腹痛以及风寒痹痛等，有温胃止呕、散寒止痛的作用。

（2）隔蒜灸：用鲜大蒜头，切成厚约 0.2～0.3cm 的薄片，中间以针刺数孔（捣蒜如泥亦可），置于应灸腧穴或患处，然后将艾炷放在蒜片上，点燃施灸。待艾炷燃尽，易炷再灸，直至灸完规定的壮数。此法多用于治疗瘰疬、肺痨及初起的肿疡等病症，有清热解毒、杀虫等作用。

（3）隔盐灸：用干燥的食盐（以青盐为佳）填敷于脐部，或于盐上再置一薄姜片，上置大艾炷施灸。多用于治疗伤寒阴证或吐泻并作、中风脱证等，有回阳、救逆、固脱之力。但须连续施灸，不拘壮数，以期脉起、肢温、证候改善。

（4）隔附子饼灸：将附子研成粉末，用酒调和做成直径约 3cm、厚约 0.8cm 的附子饼，中间以针刺数孔，放在应灸腧穴或患处，上面再放艾炷施灸，直至灸完所规定壮数为止。多用于治疗命门火衰而致的阳痿、早泄或疮疡久溃不敛等，有温补肾阳等作用。

（二）艾条灸

艾条灸可分为悬起灸和实按灸两种方式。

1. 悬起灸

施灸时将艾条悬放在距离穴位一定高度上进行熏烤，不使艾条点燃端直接接触皮肤，称为悬起灸。悬起灸根据实际操作方法不同，分为温和灸、雀啄灸和回旋灸。

①温和灸施灸时将艾条的一端点燃，对准应灸的腧穴部位或患处，约距皮肤 2～3cm 左右，进行熏烤，使患者局部有温热感而无灼痛为宜，一般每处灸 10～15 分钟，至皮肤出现红晕为度。

②雀啄灸施灸时，将艾条点燃的一端与施灸部位的皮肤并不固定在一定距离，而是像鸟雀啄食一样，一上一下活动地施灸。

③回旋灸施灸时，艾条点燃的一端与施灸部位的皮肤虽然保持一定的距离，但不固定，而是向左右方向移动或反复旋转地施灸。

以上诸法对一般应灸的病症均可采用，但温和灸多用于灸治慢性病，雀啄灸、回旋灸多用于灸治急性病。

2. 实按灸

将点燃的艾条隔布或隔绵纸数层实按在穴位上,使热气透入皮肉深部,火灭热减后重新点火按灸,称为实按灸。点穴于隔纸上,用力实按之,待腹内觉热,汗出,即瘥。

(三) 温针灸

温针灸是针刺与艾灸结合应用的一种方法,适用于既需要留针而又适宜用艾灸的病症。操作方法是:将针刺入腧穴,得气后并给予适当补泻手法而留针时,将纯净细软的艾绒捏在针尾上,或用艾条一段长约 2cm 左右,插在针柄上,点燃施灸,通过针体将热力传入穴位,产生治疗作用。温针适用范围较广,如痹证、痿证等均可。

三、其他灸法

(一) 太乙针灸

用纯净细软的艾绒 150g 平铺在 40cm 见方的桑皮纸上。将人参 125g,穿山甲 250g,山羊血 90g,千年健 500g,钻地风 300g,肉桂 500g,小茴香 500g,苍术 500g,甘草 1000g,防风 2000g,麝香少许,共为细末,取药末 24g 掺入艾绒内,紧卷成爆竹状,外用鸡蛋清封固,阴干后备用。

施灸时,将太乙针的一端烧着,用布 7 层包裹其烧着的一端,立即紧按于应灸的腧穴或患处,进行灸熨,针冷则再燃再熨。如此反复灸熨 7~10 次为度。此法治疗风寒湿痹、肢体顽麻、痿弱无力、半身不遂等均有效。

(二) 雷火针灸

其制作方法与"太乙针灸"相同,惟药物处方有异,方用纯净细软的艾绒 125g,沉香、乳香、羌活、干姜、穿山甲各 9g,麝香少许,共为细末。

施灸方法与"太乙针灸"相同。《针灸大成·雷火针法》载:"治闪挫诸骨间痛,及寒湿气痛而畏刺者。"临床上除治上证外,大体与"太乙针灸"主治相同。

(三) 温灸器灸

又名灸疗器,是一种专门用于施灸的器具,用温灸器施灸的方法称温灸器灸。临床常用的有温灸盒和温灸筒。施灸时,将艾绒,或加掺药物,装入温灸器的小筒,点燃后,将温灸器之盖扣好,即可置于腧穴或应灸部位,进行熨灸,直到所灸部位的皮肤红润为度。有调和气血、温中散寒的作用,一般需要灸治者均可采用,对小儿、妇女及畏惧灸治者最为适宜。

(四) 灯火灸

又名"灯草灸"、"油捻灸"、"十三元宵火",也称"神灯照",是民间沿用已久的简便灸法。方法是用灯心草一根,以麻油浸之,燃着后用快速动作对准穴位,猛一接触听到"叭"的一声迅速离开,如无爆炸之声可重复一次。具有疏风解表、行气化痰、清神止搐等作用,多用于治疗小儿疖腮、小儿脐风和胃痛、腹痛、痧胀等病症。

(五)天灸

又称药物灸、发泡灸,是用对皮肤有刺激性的药物,涂敷于穴位或患处,使局部充血、起泡,犹如灸疮,故名天灸。所用药物多是单味中药,也有用复方,其常用的有白芥子、蒜泥、斑蝥等。

白芥子灸:将白芥子研成细末,用水调和,敷贴于腧穴或患处。利用其较强的刺激作用,敷贴后促使发泡,借以达到治疗目的。一般可用于治疗关节痹痛、口眼㖞斜,或配合其他药物治疗哮喘等症。

蒜泥灸:将大蒜捣烂如泥,取 3~5g 贴敷于穴位上,敷灸 1~3 个小时,以局部皮肤发痒发红起疱为度。如敷涌泉穴治疗咯血、衄血,敷合谷穴治疗扁桃体炎,敷鱼际穴治疗喉痹等。

斑蝥灸:将芫青科昆虫南方大斑蝥或黄黑小斑蝥的干燥全虫研末,用醋或甘油、酒精等调和。使用时先取胶皮一块,中间剪一小孔,如黄豆大,贴在施灸穴位上,以暴露穴位并保护周围皮肤,将斑蝥粉少许置于孔中,上面再贴一层胶布固定即可,以局部起泡为度。治疗癣痒等。

四、注意事项

(一)施灸的禁忌

对实热证、阴虚发热者,一般不适宜灸疗;

对颜面、五官和有大血管的部位以及关节活动部位,不宜采用瘢痕灸;

孕妇的腹部和腰骶部也不宜施;

不宜在过饥、过饱、酒醉等情况施灸。

(二)施灸程序

古人对施灸的先后顺序有明确的要求。《备急千金要方·针灸上》记载:"凡灸当先阳后阴,……先上后下,先少后多"。临床上一般是先灸上部,后灸下部,先灸阳部,后灸阴部,壮数是先少而后多,艾炷是先小而后大。

(三)灸后处理

施灸后,局部皮肤出现微红灼热,属于正常现象,无需处理。如因施灸过量,时间过长,局部出现小水泡,只要注意不擦破,可任其自然吸收。如水泡较大,可用消毒的毫针刺破水泡,放出水液,或用注射针抽出水液,再涂以龙胆紫(甲紫),

189

并以纱布包敷。如用化脓灸者,在灸疮化脓期间,要注意适当休息,加强营养,保持局部清洁,并可用敷料保护灸疮,以防污染,待其自然愈合。如处理不当,灸疮脓液呈黄绿色或有渗血现象者,可用消炎药膏或玉红膏涂敷。

此外,施灸时应防止艾火烧伤皮肤或衣物。用过的艾条、太乙针等,应装入小口玻璃瓶,或筒内,以防复燃。

第三节　　拔　罐　法

拔罐法是以罐为工具,利用燃火、抽气等方法排除罐内空气,造成负压,使之吸附于腧穴或应拔部位的体表,使局部皮肤充血、瘀血,以达到防治疾病目的的方法。

一、火罐种类

1. 竹罐

用直径 3～5cm 坚固无损的竹子,制成 6～8cm 或 8～10cm 长的竹管,一端留节作底,另一端作罐口,用刀刮去青皮及内膜,制成形如腰鼓的圆筒。用砂纸磨光,使罐口光滑平正。竹罐的优点是取材较容易,经济易制,轻巧价廉,不易摔碎,适于煎煮。缺点是容易燥裂、漏气,吸附力不大。

2. 陶罐

用陶土烧制而成,有大有小,罐口光整,肚大而圆,口、底较小,其状如腰鼓。优点是吸附力大,缺点是质地较重,易于摔碎、损坏。

3. 玻璃罐

玻璃罐是在陶罐的基础上,改用玻璃加工而成,其形如球状,罐口平滑;分大、中、小三种型号,也可用广口罐头瓶代替。优点是质地透明,使用时可以观察所拔部位皮肤充血、瘀血程度,便于随时掌握情况。缺点也是容易摔碎、损坏。

4. 抽气罐

以前用青、链霉素药瓶或类似的小药瓶,将瓶底切去磨平,切口须光滑,瓶口的橡胶塞须保留完整,以便于抽气时使用。但这种罐也易破碎。近年来,有用透明塑料制成,上面加置活塞,便于抽气。也有用特制的橡皮囊排气罐,其规格大小不同。新型的抽气罐具有使用方便,吸着力强,且较安全,又不易破碎等优点。

二、拔罐方法

1. 火吸法

火吸法是利用火在罐内燃烧时产生的热力排出罐内空气,形成负压,使罐吸附在皮肤上的方法,具体有以下几种:

2. 闪火法

用长纸条或用镊子夹酒精棉球一个,用火将纸条或酒精棉球点燃后,使火在罐内绕 1~3 圈后,将火退出,迅速将罐扣在应拔的部位,即可吸附在皮肤上。此法在罐内无火,比较安全,是最常用的吸拔方法。但需注意切勿将罐口烧热,以免烫伤皮肤。

3. 投火法

用易燃纸片或棉花,点燃后投入罐内,迅速将罐扣在应拔的部位,即可吸附在皮肤上。此法由于罐内有燃烧物质,容易落下烫伤皮肤,故适宜于侧面横拔。

4. 滴酒法

用 95% 酒精或白酒,滴入罐内 1~3 滴(切勿滴酒过多,以免拔罐时流出,烧伤皮肤),沿罐内壁摇匀,用火点燃后,迅速将罐扣在应拔的部位。

5. 贴棉法

用大小适宜的酒精棉花一块,贴在罐内壁的下 1/3 处,用火将酒精棉花点燃后,迅速扣在应拔的部位。此法需注意棉花浸酒精不宜过多,否则燃烧的酒精滴下时,容易烫伤皮肤。以上拔罐法,除闪火法外,罐内均有火,故均应注意勿灼伤皮肤。

6. 水煮法

竹制火罐放在锅内加水煮沸,操作时用镊子倒夹竹罐,将罐内沸水甩掉,并将罐口放于冷毛巾上轻拍数下,然后迅速罩在预定部位。

拔罐后一般 10~15 分钟起罐,操作时用手指按压罐侧肌肉,使空气透入罐内,火罐即可脱落。起罐后应检查拔罐部皮肤有否损伤,如仅见局部瘀血属正常现象,若皮肤偶破损,则用敷料保护创口。

三、具体操作与运用

1. 留罐法

又称坐罐法,即将罐吸附在体表后,使罐子吸拔留置于施术部位 10~15 分钟,然后将罐起下。此法是常用的一种方法,一般疾病均可应用,而且单罐、多罐皆可应用。

2. 走罐法

亦称推罐法,即拔罐时先在所拔部位的皮肤或罐口上,涂一层凡士林等润滑剂,再将罐拔住。然后,医者用右手握住罐子,向上、下或左、右需要拔的部位,往返推动,至所拔部位的皮肤红润、充血,甚或瘀血时,将罐起下。此法适宜于面积较大、肌肉丰厚部位,如脊背、腰臀、大腿等部位。

3. 闪罐法

即罐拔住后,立即起下,如此反复多次,直至皮肤潮红、充血,或瘀血为度。多用于局部皮肤麻木、疼痛或功能减退等疾患,尤其适用于不宜留罐的患者,如小儿、年轻女性的面部。

4. 刺血拔罐法

又称刺络拔罐法,即在应拔部位的皮肤消毒后,用三棱针点刺出血或用皮肤针叩打后,再将火罐吸拔于点刺的部位,使之出血,以加强刺血治疗的作用。一般刺血后拔罐留置 10～15 分钟,多用于治疗丹毒、扭伤、乳痈等。

5. 留针拔罐法

简称针罐,即在针刺留针时,将罐拔在以针为中心的部位上,约 5～10 分钟,待皮肤红润,充血或瘀血时,将罐起下,然后将针起出。此法能起到针罐配合的作用。

四、适应证

拔罐法具有通经活络、行气活血、消肿止痛、祛风散寒等作用,其适用范围较为广泛,一般多用于风寒湿痹、腰背肩臂腿痛、关节痛、软组织闪挫扭伤及伤风感冒、头痛、咳嗽、哮喘、胃脘痛、呕吐、腹痛、泄泻、痛经、中风偏枯等。

五、注意事项

(1)拔罐时要选择适当体位和肌肉丰满的部位。若体位不当、移动,骨骼凹凸不平或毛发较多的部位,火罐容易脱落,均不适用。

(2)拔罐时要根据所拔部位的面积大小而选择大小适宜的罐。若应拔的部位有皱纹,或火罐稍大,不易吸拔时,可做一薄面饼,置于所拔部位,以增加局部面积,即可拔住。操作时必须动作迅速,才能使罐拔紧、吸附有力。

(3)用火罐时应注意勿灼伤或烫伤皮肤。若烫伤或留罐时间太长而皮肤起水疱时,小的勿须处理,仅敷以消毒纱布,防止擦破即可;水泡较大时,用消毒针将水放出,涂以龙胆紫药水,或用消毒纱布包敷,以防感染。

(4)皮肤有过敏、溃疡、水肿及心脏、大血管分布部位,不宜拔罐。高热抽搐者,以及孕妇的腹部、腰骶部位,亦不宜拔罐。

第五章
针灸治疗总论

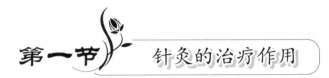

第一节　针灸的治疗作用

针灸的治疗作用,可以概括为调和阴阳、扶正祛邪和疏通经络三个方面。

一、调和阴阳

阴阳学说在中医学中的应用非常广泛。从经络脏腑到病因病机及至于辨证论治,无一不包涵着阴阳对立统一的规律。

《灵枢·根结》说:"用针之要,在于知调阴与阳,调阴与阳,精气乃光,合形与气,使神内藏。"阐明了针灸治疗疾病具有调和阴阳的作用。

人体在正常的情况下,保持着阴阳相对平衡的状态。如果因七情六淫以及跌仆损伤等因素使阴阳的平衡遭到破坏时,就会导致"阴胜则阳病,阳胜则阴病"等病理变化,而产生"阳盛则热,阴盛则寒"等临床证候。针灸治病的关键就在于根据证候的属性来调节阴阳的偏盛偏衰,使机体转归于"阴平阳秘",恢复其正常的生理功能,从而达到治愈疾病的目的。

针灸调和阴阳的作用,基本上是通过经穴配伍和针刺手法来完成的。例如:由肾阴不足,肝阳上亢而引起的头痛,治当育阴潜阳,可取足少阴经穴针以补法,配足厥阴经穴针以泻法。又如阳气盛、阴气虚可导致失眠,阴气盛、阳气虚则可引起嗜睡。两者都可以取阴跷的照海和阳跷的申脉进行治疗,但失眠应补阴泻阳,嗜睡应补阳泻阴。还有从阳引阴,从阴引阳等法,都具有调和阴阳的作用。

二、扶正祛邪

扶正,就是扶助抗病能力;祛邪,就是祛除致病因素。疾病的发生、发展及其转归的过程,即正气与邪气相互斗争的过程。

《素问·刺法论》说:"正气存内,邪不可干。"《素问·评热病论》说:"邪之所凑,其气必虚。"说明疾病的发生,是正气处于相对劣势,邪气处于相对优势而形成的。如果正气旺盛,邪气就不足以致病。假使正气虚弱,邪气就会乘虚侵入而致病。

既病之后,机体仍然会不断地产生相应的抗病能力,与致病因素作斗争。若正能胜邪,则邪退而病向愈;若正不敌邪,则邪进而病恶化。因此,扶正祛邪是保证疾病趋向良性转归的基本法则。

针灸治病,就在于能够发挥其扶正祛邪的作用。大凡针刺补法和艾灸有扶正的作用;针刺泻法和放血有祛邪的作用,但在具体运用时必须结合腧穴的特殊性来考虑。例如:膏肓、气海、命门等穴,多在扶正时用之;而十宣、中极、人中等穴,多于祛邪时用之。

此外,还要根据邪正消长的转化情况,区别病症的标本缓急,随机应用扶正祛邪的法则。否则,就不能取得预期的疗效,甚至造成不良后果。所以,《素问·离合真邪论》说:"用实为虚,以邪为真,用针无义,反为气贼,夺人正气,以从为逆,荣卫散乱,真气已失,邪独内著,绝人长命,予人夭殃。"

三、疏通经络

人体的经络"内属于脏腑,外络于肢节"。十二经脉的分布,阳经在四肢之表,属于六腑;阴经在四肢之里,属于五脏。并通过十五络的联系,沟通表里,组成了气血循环的通路,它们"内溉脏腑,外濡腠理",维持着正常的生理功能。

就病理而言,经络与脏腑之间也是息息相关的。病起于外者,经络先病而后可传于脏腑;病生于内者,脏腑先病而后可反映于经络。例如,太阳伤寒,首先出现头项腰背疼痛的经络证候,然后出现脏腑证候。又如阑尾炎、胆囊炎在腹痛、胁痛的同时,都可在其下合穴附近找到压痛点。这些病症的由来,就是因为某些致病因素导致经络脏腑的气血偏虚偏实的结果。

针灸治病,就是根据经络与脏腑在生理病理上相互影响的机理,在腧穴部位进行针刺或艾灸,取得"通其经脉,调其血气"的作用,从而排除病理因素,治愈疾病。所以《灵枢·刺节真邪》说:"用针者,必先察经络之实虚,……一经上实下虚而不通者,此必有横络盛加于大经,令之不通,视而泻之,此所谓解结也。""解结",就是疏通经络的意思。

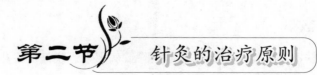

第二节　针灸的治疗原则

一、补虚与泻实

补虚,就是扶助正气;泻实,就是祛除邪气。在疾病过程中,正气不足则表现为虚证,治宜补法;邪气亢盛则表现为实证,治宜泻法。

《素问·通评虚实论》说:"邪气盛则实,精气夺则虚。"《灵枢·经脉》说:"盛则泻之,虚则补之。"这是针灸补虚泻实的基本原则。如果违反了这个原则,犯了虚虚实实之诫,就会造成"补泻反则病益笃"的不良后果。正确地运用这一原则,除掌握正确的针灸补泻操作方法外,还要讲究经穴配伍,才能取得较好的疗效。

针灸补泻可分为本经补泻和异经补泻。

本经补泻,指的是在一般情况下,凡属某一经络、脏腑的病变未涉及其他经络、脏腑者,即可在发生病变的本经取穴以补泻之。这就是"不盛不虚以经取之"的本经补泻法。

异经补泻,指的是假使不同经络间发生了彼虚此实或彼实此虚的病理变化,那么,针灸处方就不局限于采用某一经的穴位。例如,合谷配复溜不仅是两经同用的处方,而且手法不同,效果亦异,用泻法可治感冒无汗,用补法可治阴虚盗汗。

本经补泻和异经补泻都可以选用五输穴生克补泻法。

此外,运用补虚泻实的原则,还可以与"俞募"、"原络"、"会"、"郄"等配穴法有机地结合起来,更好地发挥针灸的治疗作用。

二、清热与温寒

清热,指热证用"清"法。温寒,指寒证用"温"法。这与治寒以热、治热以寒的意义是一致的。

《灵枢·经脉》说:"热则疾之,寒则留之"。《灵枢·九针十二原》说:"刺诸热者,如以手探汤,刺寒清者,如人不欲行。""疾之"和"如以手探汤",是指治热病宜浅刺而疾出;"留之"和"如人不欲行",是指治寒病宜深刺而留针。

凡热邪在表,或热闭清窍而致神昏不省人事等,针刺应浅而疾出,如用三棱针在大椎或井穴点刺出血少许,确有清热泄毒,醒神开窍之效。假使热邪入里,即"阴有阳疾",亦可采用深刺久留的方法,直到热退为止,如热未退,还可反复施术。

凡寒邪入里,或寒邪内生之疾,针刺应深而留针,并可酌加艾灸以扶正壮阳,温散寒邪。

假使寒邪在表,壅遏络脉而肢体痹痛,亦可浅刺疾出,用三棱针点刺放血。

此外,热证可用"透天凉"法;寒证可用"烧山火"法。

三、治标与治本

标本的含义颇广。要之,内为本,外为标;正气为本,邪气为标;病因为本,症状为标；先病为本，后病为标。

《素问·标本病传论》说："知标本者，万举万当，不知标本，是谓妄行。"这是强调标本在辨证论治中的重要性。应用治标与治本的原则是：缓则治其本、急则治其标和标本兼治。

缓则治本。在一般情况下，病在内者治其内，病在外者治其外。正气虚者扶正，邪气盛者祛邪。治其病因，症状自解。治其先病，后病可除。这与"伏其所主，先其所因"、"治病必求其本"的道理是一致的。

急则治标。在特殊情况下，标与本在病机上往往是相互夹杂的，因此，论治时必须随机应变，即根据标本证候的缓急，来决定施治的先后步骤。当标病急于本病时，则可先治标病，后治本病。例如，由于某些疾病引起的大小便不通，则当先通其大小便，然后治其本病。张景岳说："盖二便不通，乃危急之候，虽为标病，必先治之。此所谓急则治其标也"。

标本兼治。当标病与本病处于俱缓或俱急的状态时，均可采用标本兼治法。例如，由肝病引起的脾胃不和，可在治肝的同时兼调脾胃。又如，正虚邪实的臌胀病，单纯扶正或单纯祛邪都是片面的，惟有攻补兼施，才有可能获得比较理想的疗效。

196

四、同病异治与异病同治

同病异治，即同一疾病用不同的方法治疗。异病同治，即不同疾病用同一的方法治疗。这一原则是以病机的异同为依据的，即《素问·至真要大论》所谓"谨守病机，各司其属"之意。

同病异治。某些疾病，受病部位和症状虽然相同，但因其具体的病机不同，所以在治法上亦因之而异。例如，同是胃病，有属肝气犯胃者，治宜疏肝和胃，行气止痛，取足厥阴、足阳明经穴和有关募穴组成处方，针用泻法，亦可少灸。有属脾胃虚寒者，治宜补脾健胃，温中散寒，取足太阴、足阳明经穴和有关背俞组成处方，针用补法，并可多灸。

异病同治。许多疾病，受病部位和症状虽然不同，但因其主要的病机相同，所以可以采用同一的方法治疗。例如，肝胆之火上逆的头痛，和肝胆之气郁结的胁痛，都可以取足厥阴、足少阳的经穴和有关俞募穴治疗。又如直肠、子宫、胃等内脏下垂病变，尽管它们的发病部位和具体症状迥然不同，但它们的病机均属中气虚陷，因而在治法上都可以针灸百会、中脘、气海等穴，以益气升陷。

五、局部与整体

局部治疗：一般指针对局部症状的治疗而言。例如，口噤取地仓、颊车，鼻塞取迎香、巨髎。口噤、鼻塞可见于多种全身性疾患，解除这些症状，将有助于全身性疾患的治疗。

整体治疗：一般指针对某一疾病的原因疗法。例如，肝阳上亢的眩晕，取太冲、照海滋肾平肝，肝风平息则头晕目眩等症自可向愈。风寒外束的感冒头痛，取合谷、外关发汗解表，表邪得解则头痛恶寒等症可除。

局部与整体兼治：指既重视原因治疗，又重视症状治疗，将两者有机地结合起来，则有利于提高疗效。例如，脾虚泄泻，既取天枢、足三里止泻，又取三阴交、脾俞补脾，等等。

单从穴位的主治作用来看，有些穴位只主治局部病症，例如承泣治目疾，颧髎治面痛等。有些穴位不仅能治局部病，而且能治全身疾病，例如气海治少腹痛，大椎治项背痛，但它们对全身性疾病亦有主治作用。

因此，针灸治病，要善于掌握局部与整体的关系，从辨证论治的整体观念出发，选配穴位，进行治疗，才能避免头痛医头、脚痛医脚的片面性。

197

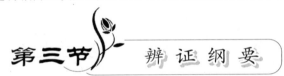

第三节　辨证纲要

一、八纲辨证

1. 阴阳

在八纲辨证中，阴阳是辨证的总纲。一切疾病的病理变化都可以归纳为阴阳偏盛偏衰两大类。凡是不及的、抑制的、衰退的、寒性的皆属于阴；太过的、兴奋的、亢进的、热性的皆属于阳。这是基本的分类。在分别阴阳二纲的基础上，还必须结合表里、虚实、寒热等纲进行具体分析，才能全面地掌握病情的性质。

表 5-1　阴阳辨证纲要

辨证	阴证	阳证
主要症状	颜面苍白、黯淡，恶寒，不渴，懒言，声音低微，大便溏泄，小便清长	颜面潮红、有光，发热，烦渴，呼吸迫促，声音洪亮，大便秘结，小便短赤
脉象	沉细微弱	洪大滑数
舌诊	舌质淡，舌苔白	舌质红，舌苔黄

2. 表里

这是鉴别疾病部位的内外和病情深浅的两个纲领。病变在皮肤、肌肉、经络的属于表,病变在脏腑的属于里。疾病反映于体表的证候称做"表证",反映于脏腑的证候称做"里证"。

表5-2　表里辨证纲要

辨证	表证	里证
主要症状	怕冷,发热,四肢痛,无汗或有汗	高热不怕冷,烦躁,神昏,谵语,呕吐,口渴,便秘或泄泻
脉象	浮或浮数	沉或沉数
舌诊	薄白	黄

3. 寒热

这是鉴别疾病性质的两个纲领。寒证是感受寒邪或机体活动功能衰退所表现的征象;热证是感受热邪或机体的功能亢进所表现的征象。

表5-3　寒热辨证纲要

辨证	寒证	热证
主要症状	怕冷喜暖,口不渴或渴喜热饮,面色苍白,手足不温,大便溏薄,小便清长	发热喜凉,口渴喜冷饮,面目红赤,大便秘结,小便短赤
脉象	迟或沉细	数或洪数
舌诊	舌质淡,舌苔白滑	舌质红,苔黄而干燥

4. 虚实

这是鉴别人体正气强弱和邪气盛衰的两个纲领。虚证是指正气不足的证候,多见于慢性病;实证是指邪气亢盛的证候,多见于急性病。

表5-4　虚实辨证纲要

辨证	虚证	实证
主要症状	精神萎靡,面色黄白,形体消瘦,心悸气短,自汗盗汗,大便溏薄,小便频数或不禁	精神烦躁,胸腹胀满,疼痛拒按,大便秘结或里急后重,小便不通,或淋沥涩痛
脉象	无力	有力
舌诊	舌质淡,无苔	舌质红,苔厚腻

由于人体感受的病邪性质和受病部位不同,以及正气强弱的差异,因而临床

所见的病症往往是错综复杂的。所以,八纲之间,既有区别又有联系,临证时必须针对具体情况灵活运用。

例如,就阴阳与表里、寒热的关系来说,在里的多属于阴,在表的多属于阳。寒化的多属于阴,热化的多属于阳。

又如,从表里与寒热、虚实的关系来说,表证有表寒、表热、表虚、表实等区别;里证有里寒、里热、里虚、里实等不同。更有表寒里热、表热里寒、表实里虚、表虚里实、表里俱寒、表里俱热、表里俱实、表里俱虚等变化。这些变化,充分说明了八纲之间的联系非常密切,因此临证时必须充分运用"四诊"对症状和体征进行综合分析,分清阴阳表里虚实寒热的主证及其各种变化的特点,作出正确的诊断,拟定合理的治疗方案。

二、脏腑辨证

1. 肺

【概说】肺居胸中,司呼吸,主一身之气,外与皮毛相合,上与喉鼻相通。故外邪由皮毛口鼻而入,多先犯于肺。肺主治节,朝百脉,与五脏六腑的关系最为密切,故肺病日久可以影响其他脏腑,其他脏腑的病变亦可影响于肺,其中以脾肺兼病与肺肾兼病为多见。肺病的病理变化,主要是肺气宣降失常,证候表现为咳嗽、哮喘、咯血、胸闷、胸痛、鼻塞、流涕、鼻衄、咽喉肿痛、失音等。

【证治】邪热蕴肺:邪热犯肺,蕴遏不解,而致肺失清肃。证见咳嗽,痰黏色黄,气息喘促,胸痛胸闷,身热口渴,或鼻流黄涕,鼻衄,咽喉肿痛,舌干而红,脉数。治疗应取手太阴与阳明经腧穴为主,毫针泻之,或用三棱针放血,禁灸。

痰浊阻肺:因湿痰内阻,而影响肺气的清肃,则可致咳嗽气喘,喉中痰鸣,痰稠量多,胸胁支满疼痛,倚息不得安卧。治疗可取手太阴与足阳明经腧穴为主,以针泻之并可施灸。

外感风寒:风寒袭于肺卫,肺气失宣,遂致恶寒发热,头痛,骨节酸楚,无汗,鼻塞流涕,咳嗽而痰涎稀薄,口不渴,舌苔薄白,脉象浮紧等。治宜取手太阴、阳明经腧穴为主,以针泻之并可施灸。

2. 大肠

【概说】大肠为传导之官,职司传导糟粕。因其经脉上络于肺,又因脾胃为受纳、运化水谷的脏腑,故它在生理病理上与肺、脾、胃的关系最为密切。大肠的病变,主要是传导功能失常,可症见便秘、泄泻、里急后重、便血、肠痈,脱肛等。

【证治】大肠寒证:多因外受寒邪或内伤生冷,而致传导失常,其证多见腹痛肠鸣,大便泄泻,舌苔白滑,脉象沉迟等。治疗可取大肠之募穴(天枢)及下合穴(上巨虚)为主,针灸并用,以希散寒止泻。

大肠热证:邪热侵于大肠,血气壅滞,其证便泻黄糜,臭秽异常,腹痛胀急,甚则里急后重,痢下赤白,身热口渴。如热结而为肠痈,则腹痛拒按,脚屈不能伸展。苔黄,脉多滑数。治疗可取大肠之募穴、下合穴及手、足阳明经腧穴为主,针刺泻法,不灸,以使邪热外泄。

大肠虚证:多因久泻不止,或下痢久延,而致大便不禁,肛门滑脱,脉象细弱,舌淡苔薄,凡此皆气虚下陷之故。治疗应取足太阴、阳明经及任脉腧穴为主,针刺补法,重灸针刺补法,重灸,以补益大肠之气。

大肠实证:多因积滞内停,邪壅大肠所致。其证多见大便秘结,或下痢不爽,腹痛拒按,苔厚,脉沉实有力。治疗可取手、足阳明经腧穴为主,针刺泻法,不灸,行气通腑而排除积滞。

3. 脾

【概说】脾主中州,司运化,以升为健,主四肢肌肉。故脾的病变偏于运化失常、肢体消瘦及肿胀等。又以脾能统血,如脾虚统摄无权,则可见便血、女子崩漏等。

【证治】脾虚证:脾虚则运化失常,致使水谷精微无以输布全身,临床证候则为面色萎黄,中气不足,懒言,倦怠无力,肌肉消瘦。如因脾虚而致阳气不振,则有腹满便溏,四肢欠温,足跗浮肿,舌淡苔白,脉象濡弱等。治宜取脾之俞穴、募穴及足太阴、阳明经腧穴为主,针补重灸。

脾实证:仅是和脾虚相对而言。其病多系饮食停滞,证见大腹胀满,或有疼痛;或系湿热蕴蒸,证见肤黄溺赤;或由湿阻而脾阳不运,证见脘闷而腹满,大小便不利,甚至肿胀。治宜取足太阴、阳明经腧穴为主,针刺泻法。

脾寒证:有因脾阳衰微,水湿不化,以致阴寒偏胜者;亦有过食生冷,脾阳因而不振者。在证候上都可有腹痛隐隐,泄泻,膜胀,四肢清冷,舌淡苔白,脉象沉迟。治宜取脾之俞穴、募穴及足太阴、阳明经腧穴为主,针刺补法,重灸。

脾热证:脾为湿土,如受热邪,则多为湿热互蒸。证见脘痞不舒,身重困倦,口腻而黏,不思饮食。亦有口泛酸甜,口糜流涎,头重如裹,身热不扬,便溏黏滞,小溲短黄,渴不多饮,舌苔厚腻而黄,脉象濡数。治宜取足太阴、阳明经腧穴为主,针刺泻法,不灸。

4. 胃

【概说】胃主纳谷,为"水谷之海",以降为和。凡饥饱失宜,寒热不当,辛辣不节,都能影响胃的和降功能,以致发生脘腹疼痛、呃逆、呕吐、嗳腐吞酸等。

【证治】胃虚证:胃病日久,胃气虚怠,常见胃脘隐隐作痛,痛而喜按,得食痛减,旋即微痞,噫气不除,气馁少力,面色少华,唇舌淡红,脉缓软弱。治宜取胃之俞穴、募穴(中脘)及足阳明经腧穴为主,针补多灸。

胃实证:包括两种情况:一系胃火炽盛,证见消谷善饥,口渴欲饮;一系食滞留阻,证见脘腹胀闷,甚至疼痛拒按,舌红苔黄,脉象滑实。治宜取足阳明经腧穴和胃之募穴为主。

胃寒证:系胃阳不足,寒邪偏盛。证见胃脘绞痛,时时泛吐清涎,喜热饮,四肢厥冷,或伴呕吐,呃逆,舌苔白滑,脉象沉迟或弦紧。治宜取胃之俞穴、募穴及足阳明、手厥阴经腧穴,针灸并用,酌情补泻。

胃热证:系胃阴不足,热邪偏盛。证见善饥嘈杂,口干喜饮,食入即吐。气火上犯,可致呃逆不已;胃火下移,消烁津液,则为大便燥结。舌质红,少苔或苔黄,脉象弦数或洪数。治宜取手、足阳明经腧穴为主,针刺泻法,不灸。

5. 心

【概说】心主血脉,又主宰神明。前者是指推动血液循环的心脏功能而言,后者是指统管神志思维活动而言。由于心在生理上具有主血脉和主宰神明的功能,所以当外感病邪或七情内伤而呈现血脉病变或神志病变时,都属于心病的范围。在血脉病方面的症状,主要有吐血、衄血、斑疹以及血液运行的失调等。在神志病方面的症状,主要有心悸、健忘、失眠、昏迷、谵语、癫狂等。

【证治】心阳不足:多因心气久虚,损及心阳所致。证见心悸不宁,怔忡恐惧,气短,气喘,舌质淡或夹瘀点瘀斑,脉微弱或兼歇止,甚至口唇指甲青紫,这是心阳不振,血运不畅之象。治宜取心之俞穴和手少阴经、任脉腧穴为主,针灸并用,施以补法,旨在益气助阳,温经复脉。

心阴亏虚:常见心悸而频,虚烦不安,少寐多梦,掌心发热,健忘盗汗,舌尖淡红或干红少苔,脉细数等,这是阴虚内热之象。治宜取心之俞穴及手少阴、厥阴经腧穴为主,配以足少阴经穴,针刺补法,不灸,以调补心肾,使水火既济,则诸症可平。

心火上炎:证见口舌生疮,木舌重舌,咽痛口苦,口渴咽干,小便赤少,甚至吐血、衄血,舌赤苔黄,脉数,这是心火上炎或迫血妄行所致。治宜取手少阴、厥阴、太阳经腧穴为主,兼取手阳明经腧穴为辅,针用泻法,以泄诸经之热。

痰火蒙心:凡外感邪热内蕴或五志之火过极,都能导致痰火蒙蔽神明。常见神昏谵语,惊狂,不寐,壮热面赤,舌干色绛,苔黄厚腻,脉滑洪数等。治宜取手少阴、厥阴经腧穴,甚者并用手、足阳明经和督脉腧穴及十二井穴,针用泻法或用三棱针点刺出血,以泻诸经之热,疏通经气,豁痰宁神。

6. 小肠

【概说】 小肠为"受盛之官",职司分别清浊。其病理变化主要是分别清浊的功能失常,肠中水液不能充分泌渗吸收,以致水谷不分,清浊混淆。其症表现主要是大便泄泻,小便不利等。又因小肠与心的经脉互为表里,在生理上有着密切的联系。在病理上亦可相互影响。如心热可下移于小肠而为尿血,小肠有热亦可上逆于心而为口舌生疮。

【证治】 小肠寒证:多因饮食不节,生冷伤及中阳所致。常见肠鸣泄泻,小便短少,腹痛喜按,苔白,脉迟等,这是中焦虚寒,水谷不化,泌别失职之象。治宜取小肠之俞穴、募穴、下合穴为主,兼取足阳明经腧穴为辅,针灸并用,以温运肠胃。

小肠热证:若心火下移,则见小便热赤涩痛,心烦口渴,甚至小便带血,脉象沉数等;若小肠邪热上侵,则见口舌生疮,溃疡口臭等。治宜取手少阴、太阳经腧穴为主,针用泻法,以泄诸经之火。

7. 肾

【概说】 肾主水,藏精,主骨,又为命火所寄,故称水火之脏,为先天之本。当外感病邪或房室内伤引起肾脏病变时,则可出现水肿、消渴、遗精、阳痿、气喘、晨泄、腰痛等。肾与膀胱在生理病理上有着密切的联系,因此,如肾气不化,则水液不能输入膀胱,小便短少,甚至无尿。膀胱不利,则尿液潴留,水无出路,每致水毒上凌心肾。

【证治】 肾阳不足:每见阳痿早泄,溲多遗溺,腰脊酸楚,足膝无力,头昏耳鸣,面白畏寒,舌淡,脉弱等,这是阳虚不能温摄下元之象。治宜取肾之背俞及任脉、督脉经穴,以灸为主,针补为辅,温运肾阳,固摄精气。

肾不纳气:证见气短喘逆,呼吸不续,动则尤甚,自汗,懒言,头晕,畏寒,两足逆冷,舌淡,脉弱或浮而无力等。这是肾气浮动,摄纳无权之象。治宜取肾俞及任脉、督脉穴为主,针补多灸,温肾益气,引气归元。

阳虚水泛:证见周身漫肿,下肢尤甚,按之陷而不起,大便溏泄,舌苔润滑,脉沉迟无力等。这是肾阳衰惫,气不化水之象。治宜取肾俞、任脉穴及足少阴、太阴经之穴,针用补法,重灸,以温经气,使阳回气化,水道通利,则肿胀自消。

肾阴亏虚:常见形体瘦弱,头昏耳鸣,少寐健忘,多梦遗精,口干咽燥,或时有潮热,腰脚酸软,或见咳嗽,痰中带血,舌红少苔,脉多细数等。这是肾精不足,阴虚火旺之象。治宜取肾俞、足少阴经腧穴为主,兼取足厥阴、手太阴经穴,针用补法,不灸,使阴复则火降。

8. 膀胱

【概说】 膀胱为津液之腑,职司小便。因此,其病理变化,主要为膀胱的启闭失常。如膀胱不约,则溲数、遗尿;膀胱不利,则癃闭、淋沥。

【证治】膀胱虚寒:每见小便频数,或遗尿,舌淡苔白,脉沉迟等。这是下焦虚寒,肾气不固之象。治宜取膀胱之俞穴、募穴(中极)及有关背俞、任脉穴为主,针补并灸,振奋膀胱约束功能。

膀胱实热:每见小便短涩不利,黄赤混浊,甚或闭而不通,或淋沥不畅,兼夹脓血砂石,茎中热痛,少腹急胀,舌赤苔黄,脉多数实等。这是湿热内蕴,气机阻滞之象。治宜取膀胱之俞穴、募穴及任脉、足三阴经之穴,针刺泻法,不灸,以疏诸经之气,使气化畅利,湿热下泄,则诸症自除。

9. 心包

【概说】心包为心之宫城,有护卫心脏的作用。故凡病邪内传入心,如温邪逆传,痰火内闭等,多由心包代受其邪。由于心包代行心令,为神明出入之窍,在主宰思维活动的生理功能方面与心是一致的。因此,邪入心包,其病理变化亦主要是表现在神志方面,故临床以神昏谵语或癫狂躁扰等神志失常为其主证。

【证治】心包病变的证治与心病略同,不予重复。

10. 三焦

【概说】三焦是六腑之一,职司一身之气化。大凡人体内脏的功能活动,诸如气血津液的运行布化,水谷的消化吸收,水分的代谢等,都赖三焦气化作用而维持正常活动。所以说,三焦的气化功能,概括了人体上中下三个部分所属脏器的整个气化作用。故当其发生病变,影响的范围必然广泛。但就其病理机制而言,关键的在于气化功能失司,水道通调不利,以致水湿潴留体内,泛滥为患,故临床以肌肤肿胀、腹满、小便不利等为其主证。

由于三焦联系脏腑,所以其病变又每与肺、脾、肾、膀胱等脏器有着密切的联系。例如三焦气化失司,可影响到肺气的宣降;三焦不利,可导致脾胃的升降失常;三焦化气行水功能失职,亦使肾和膀胱温化水液的功能受到影响。

【证治】三焦虚证:多因肾气不足,三焦气化不行而水湿内停所致。证见肌肤肿胀,腹中胀满,气逆肤冷,或遗尿,小便失禁,苔多白滑,脉沉细或沉弱。治宜取三焦之俞穴、募穴(石门)及下合穴(委阳)为主,兼取任脉等经腧穴,针灸并用,以温通经气,扶助肾阳。肾阳得复,气化乃行,则水湿得以排除,而诸症自愈。

三焦实证:多由实热蕴结于里,而致三焦化气行水的职能失常,水液潴留体内所引起。临床多见身热气逆,肌肤肿胀,小便不通,舌红苔黄,脉多滑数等。治宜取三焦之俞穴、募穴及下合穴为主,用泻法,单针不灸,以使经气疏通,湿热外泄而化气行水的功能得以恢复正常。

203

11. 肝

【概说】肝为风木之脏,内寄相火,而性喜条达,且有储藏血液的功能,其病变主要为肝气郁结、肝火亢盛,肝阳上扰以及肝风内动等。肝气郁结,多由七情内伤所致,因肝喜条达而恶抑郁,恼怒太过,则木失条达,疏泄无权,以致气机郁结。肝郁太过,气郁化火,则形成肝火亢盛。肝体阴而用阳,如肝阴不足则肝阳势必上扰而呈本虚标实之候。肝阳亢盛势必引动肝风,煽动相火,以致内风扰动。肝病的症状主要有:胸满胁痛,呕逆,头痛目赤,目眩,发痉,口眼㖞斜,筋肉瞤动等。

此外,由于肝开窍于目,又主一身之筋,所以目疾与筋病每与肝脏有关。又由于肝为藏血之脏,所以妇女经漏等病亦与肝有一定的关联。

【证治】肝气郁结:多因情志抑郁而起。证见胁肋疼痛或疼痛走窜不定,胸闷不舒,气逆干呕或吐酸,或腹痛泄泻,苔薄,脉弦。这是肝气横逆走窜经络,侮土犯胃的现象。治疗以取肝经腧穴为主,兼取足少阳、太阴、阳明经腧穴。针刺平补平泻,通经气而疏肝木,兼以调和脾胃。

肝火亢盛:每因气郁化火而成。证见头目胀痛,或巅顶痛,眩晕,目赤肿痛,心烦不寐,舌红苔黄,脉弦有力。治宜取肝经腧穴为主,针刺泻法,不灸,以泻肝经之火。

肝风内动:多见猝然昏倒,不省人事,四肢抽搐,角弓反张,口㖞,半身不遂,言语蹇涩,苔腻,脉弦等。此证由于肝阳妄动,气血并走于上或经络受阻所致。治宜取足厥阴经、督脉腧穴及十二井穴为主,毫针泻之,或用三棱针点刺出血。

肝阴亏虚:证见头目昏眩,两目干涩或雀目,耳鸣,但声响低弱,按之鸣减,肢体麻木或振摇动,亦或出现烘热,咽干,少寐多梦,舌红少津,脉多弦细或数等。这是肝阴不足,虚阳上扰,本虚标实之象。肝阴不足,多由肾阴亏乏,水不涵木所致。治宜取足厥阴、少阴经腧穴,单针不灸,补肝之阴而潜虚阳。

12. 胆

【概说】胆附于肝互为表里,在生理上关联至为密切,在病理上亦多相互影响。例如肝郁可引起胆汁排泄不畅,而胆汁淤结亦可导致肝失条达。故胆病亦多由肝火旺盛所致,其症多见口苦、胁痛、头痛、目眩等。由于胆主决断,其性刚强,故胆气虚弱之体,必见胆怯之象。

【证治】胆火亢盛:多见头痛目赤,口苦,耳聋,耳鸣,胁痛,呕吐苦水,舌红起刺,脉弦数等。这是肝胆火旺,走窜经络,上冲头目之故。治疗当取足少阳、厥阴经数穴为主,针刺泻法,不灸,疏通经气,泄热泻火。

三、经络辨证

《灵枢·九针十二原》说："凡将用针,必先诊脉,视气之剧易,乃可以治也。"说明针灸治疗之前,必先有明确的诊断,而诊脉是辨证施治的先决条件之一。本节重点介绍经络穴位辨证方法。

1. 经穴按诊法

针灸治疗,历来很重视体表经穴的检查。《灵枢·官能》说："察其所痛,左右上下,知其寒温,何经所在。"《灵枢·周痹》说："刺痹者,必先切循其下之六经,视其虚实,及大络之血结而不通,及虚而脉陷空者而调之。"即用切按、循捏等方法在经穴部位寻找异常变化,如压痛、凉温、结节、凹陷和皮疹等,作为辨证施治的依据。目前,在皮肤针和穴位注射疗法中应用最多。

(1) 检查方法:用拇指指腹沿经脉路线轻轻滑动,或用拇、食指轻轻撮捏,以探索浅层的异常反应;稍重可用按压揉动的方法,以探索较深层的异常反应。用力要均匀,并注意左右对比。一般先检查腰背部,然后检查胸腹及四肢部,如俞、募、郄、合等穴所在的部位。

(2) 异常反应:按诊时常见的异常反应有以下几种。皮下触及的结节或索条状物,称之为"阳性反应物";局部有疼痛或酸胀等感觉,总称为"压痛点";还会有局部肌肤隆起、硬结、凹陷、松弛以及颜色、温度的变化等。根据这些不同的现象来分析,以推断有关经络脏腑的虚实寒热等。

(3) 临床应用

①背部按诊:以拇指紧贴于病人脊椎棘突之右侧或左侧,施以适当压力,从下向上推。一般先由第十二胸椎向第一胸椎推压,再由骶椎向腰椎推压。检查脊柱后,可推压两侧的髂骨和肩胛骨部。

脊椎的异常变化,如某一棘突较为突出,周围组织紧张,或某一棘突较为凹陷,周围组织松弛,这些现象,同时多伴有压痛等异常感觉。还须注意,上下棘突之间距离有无变大或缩小,脊柱有无偏斜和造成两侧紧张度不同,脊椎两旁的异常反应,即上述皮下结节或索条状物及压痛等。根据其出现的部位,在排除局部病变之后,一般可推断属于某一脏腑病变的反应。

临床上还可以结合脏腑的背俞穴和募穴进行按诊。应用时,以这些穴位为主并在其邻近部探索异常反应。例如:中府、肺俞对于肺、支气管病症,巨阙、中脘、不容、梁门对于心、胃疾患,期门、日月对肝胆病症,章门、肓门对于脾病症,京门、志室对于肾病症,天枢、大巨、腹结对于大肠病症,关元、中极对于膀胱及生殖脏器病症,均有一定的诊断意义。

205

②四肢部按诊:以郄穴为主,兼及合穴等。例如:郄门对于心胸病症,梁丘、足三里对于胃病症,上巨虚对于大肠病症,阴陵泉、地机对于泄泻,三阴交、筑宾对于生殖器官病症等,亦均有一定的诊断意义。

2. 经穴电测定法

近代对皮肤的电现象研究中发现,穴位部的皮肤电阻一般较低。利用经穴测定仪可测定穴位的导电量。分析各经代表性穴位的导电量高低,可以推断各经气血的盛衰。其代表性穴位,一般采用原穴,此外为井穴、郄穴及背俞穴等。皮肤电测定法还用于耳穴的探查,可参阅《刺法灸法学》的耳针疗法部分。

经穴测定的注意事项如下:

①测定前,被测定者要安静地休息 20~30 分钟,倘在运动或远行后,须延长休息时间,如果有条件,最好在清晨起床后测定,以减少干扰测定的因素。

②室内要保持安静和适宜温度。

③被测定者的皮肤尽可能保持干燥。

④测定前,探测极不要接触被测定者的皮肤。

⑤测定时,电流应由小到大,防止突然过大。

⑥测定时,除接触皮肤的时间一致外,每次接触皮肤的压力轻重也要一致,否则就会影响到测定的结果。

⑦测定经穴时,避免电极过多摩擦穴位。

⑧测定后,应将开关关闭,同时必须将电极插头立即拔下,并妥善保存,勿放置在潮湿地方。

按测定的结果,分析左右两侧的数值的高低和差数。

①高数和最高数:所谓高数的标准,一般是比其他数字高三分之一者(但相差少的,并不能说完全没有问题,不过没有相差三分之一的容易判断,所以还需要根据具体情况决定)。如果出现几个高数,还可以在高数中选出最高数。高数表示病情属实。

②低数和最低数:低数的标准是比其他数字低三分之一者,如果出现几个低数,可以在低数中选出最低数。低数表示病情属虚。

③左右差数:即指同一经左右的相差数。如左右相差数在一倍以上者,即表示该经有病变。这种差数有时也用于没有高数和低数的情况下。

通过上法的观察分析,查得某一经(或数经)有异常后,仍应参合其他辨证方法进行综合分析,才能得出较为正确的结论。

3. 知热感度测定法

知热感度测定法也是根据经络理论推出的一种诊断方法,由日本赤羽幸兵卫开始应用。此法以线香点火烘烤两侧十二经井穴或背俞穴,测定其对热的敏感度,并比较左右的差别,从而分析各经的虚实和左右不平衡的现象。测定方法如下:

①测定时使用的热源,一般采用特制的线香,也有改用其他电热器的。要求热度稳定,不要过高过低。

②患者先露出手足,严寒时须等手足温暖后再行测定。十二井穴一般都位于指(趾)甲角的内外侧,足少阴肾经涌泉不便测定,改测足小趾甲的内侧,称为"内至阴"穴;赤羽幸兵卫又以手中指甲角尺侧为"中泽"(桡侧为中冲)与膈俞相应;足中趾甲角外侧为"中厉兑",与"胃管下俞"(日本称"八俞")相应。

③线香燃着后烘烤各经井穴,一上一下速度要匀,每一上下约为 0.5 秒,并要清楚计数,当患者感到烫时即止,即以其计数为该穴知热感度的读数。或以热源烘烤井穴,掌握一定的距离,不上下提放,而以感到烫热的时间(秒)为计数。

④同一经井穴,一左一右,先手后足,依次测定。井穴不便测定时可改测背俞穴。如因火星误烫或因其他情况而中止时,应重新开始测定。

从左右两侧的差数,分析各经虚实。数字高者一般为虚的现象,数字低者为实的现象。或两侧均高,或两侧均低,则为左右经俱虚或俱实。

其虚实可采用该经有关腧穴或背俞穴施行针灸予以调整。

四、三焦辨证

三焦是六腑之一,关于它在生理上的部位范围以及功能活动,已经在本章前面的"脏腑辨证"部分做过介绍。这里所讲的三焦,是清代温热病学家吴鞠通借用三焦名称,作为辨别温病证候浅深轻重的分类,属于证候分类学的范围,与脏象学说所讲的三焦,含义略有不同。

三焦的证候分类,在临床上是代表温热病的初、中、末三个阶段,亦即温病的整个发展过程。

(1) 温病初期:始于上焦,病在手太阴肺经。证见头痛,微恶风寒,身热,无汗,或有汗不畅,口渴或不渴,咳嗽,午后热重。如果逆传手厥阴心包经,便会出现烦躁口渴,神昏谵语,夜寐不安,舌色绛红等。

(2) 温病中期:邪入中焦,包括足阳明胃经和足太阴脾经的病变。即但发热,不恶寒,日晡热甚,面红目赤,呼吸气粗,大便秘结,小便赤少,舌苔干黄,甚或黑有芒刺,属中焦阳明经的证候。如身热不扬,午后较重,头重如裹,神志模糊,胸闷不饥,口中淡腻,泛恶欲呕,小便短赤,大便不爽或溏薄,舌苔白腻,脉象濡缓,属足太阴脾经的证候。

(3) 温病末期:邪入下焦,正虚邪盛,病情更趋复杂,包括足少阴肾经和足厥阴肝经的病变。凡面赤,身热手足心热,心烦不寐,唇裂舌燥,咽痛,下利,耳聋等,均属肾阴内涸的证候。凡热深厥深,心中憺憺,手足蠕动,甚则瘛疭等,均属肝风内动的证候。

温病三焦证治:

上焦温病,温热犯肺者,取手太阴、阳明经及督脉腧穴,发汗解表,清热宣肺。逆传心包者,取手厥阴、少阴经及督脉穴,清心泻火,安神定志。针用泻法,不灸,并可在井穴上放血,以泄血分之热。

中焦温病,热结阳明者,取手、足阳明经、督脉腧穴及胃、肠募穴,清泄阳明热邪,通调腑气,散结通便。湿热相搏者,取足太阴、阳明经及督脉腧穴,清热化湿,和中疏表。针用泻法,深刺久留,不灸。

下焦温病,真阴内涸者,取足少阴经腧穴,针用补法,取手少阴、厥阴经腧穴,针用泻法,以冀补水泻火,扶正祛邪。肝风内动者,取足厥阴、少阴、少阳经及督脉腧穴,针用泻法,以冀育阴潜阳,平息内风。

针灸治疗温热病在《内经》中早有翔实的记载。例如《灵枢》中有《热病》、《刺节真邪》、《五邪》、《邪气脏腑病形》等篇,《素问》中有《刺热》、《热论》、《气穴》、《评热病论》等篇,对于温热病的病因、病机、诊断、取穴、刺法以及预后等,都有比较系统的论述,为后世研究运用针灸治疗温热病,奠定了坚实的基础。

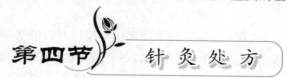

第四节　针灸处方

针灸处方,是针对病情需要,在辨证立法的基础上,选择适当的腧穴和刺灸方法,加以配伍组合而成。处方是否得当,关系着治疗效果的优劣。因此,学习针灸必须讲究针灸处方。

一、选穴原则

1. 近部选穴

近部选穴即在受病的脏腑、五官、肢体的部位,就近选取腧穴进行针灸。例如:胃病取中脘、梁门;肾病取肾俞、志室;肩病取肩髃、臑俞;膝病取膝关、膝眼;眼病取睛明、瞳子髎;鼻病取迎香、巨髎;耳病取耳门、翳风;面颊病取颧髎、颊车;口齿病取大迎、承浆。近部选穴法在临床上应用较广,既可单取一经,亦可数经同用,旨在就近调整受病经络、器官的阴阳气血,使之平衡。

2. 远部选穴

远部选穴亦称远道取穴,即在受病部位的远处取穴治疗。例如:《针灸聚英·肘后歌》所说的"头面之疾寻至阴,腿脚有疾风府寻,心胸有疾少府泻,脐腹有疾曲泉针",就是远部选穴的范例。远部选穴法在具体应用时,有本经取穴和异经取穴之分。

①本经远部取穴:当明确病变属于何脏何经之后,即可选该经有关穴位治疗。例如,肺病取太渊、鱼际;脾病取太白、三阴交;急性腰痛针人中等。

②异经远部取穴:许多疾病的病理变化,在脏腑与脏腑之间,往往是彼此关联,相互影响的。因此治疗时必须统筹兼顾。例如,呕吐属胃病,当取中脘、足三里。若由肝气上逆导致胃气不降而呕吐者,则当同时取太冲、肝俞平肝降逆,使胃不受侮,而呕吐可平。又如,臌胀水肿晚期,呈现肝、脾、肾数脏同病的证候,针灸处方常常选用三经以上的穴位。因此,异经取穴法在处理错综复杂病例的过程中,应用非常广泛。

3. 对症选穴

对症选穴是针对个别症状的治疗措施,一般属于治标的范畴。例如:大椎退热,人中苏厥,神门安神,关元温阳。个别症状的解除,可以为治本创造有利条件。应用时根据病情的标本缓急,适当地采用对症选穴法,也是针灸处方中不可忽视的环节。

此外,痛点选穴(阿是穴)亦属于对症选穴法。此法从《内经》"以痛为腧"和"在分肉间痛而刺之"等刺法演变而来。《针灸聚英·肘后歌》说:"打仆损伤破伤风,先于痛处下针攻。"这些都是提倡应用压痛点治疗痛证的先例。临床上应用压痛点治疗击仆、扭伤、痹证等疼痛,以及在瘰疬、瘿气等病灶部位针灸,均有较好的效果。

表5-5　常见症状对症取穴举例表

症状	选穴	症状	选穴
发热	大椎、曲池、合谷	噎症	天突、内关
昏迷	人中、十宣	胸闷	中脘、内关
虚脱	灸百会、脐中、关元、针足三里	恶心、呕吐	内关、足三里
多汗	合谷、复溜	呃逆	膈俞、内关、劳宫
盗汗	后溪、阴郄	腹胀	天枢、气海、内关、足三里
失眠	神门、三阴交、太溪	胁肋痛	支沟、阳陵泉

续表

症状	选穴	症状	选穴
多梦	心俞、神门、太冲	消化不良	足三里、公孙
失音	扶突、合谷、间使	尿闭	三阴交、阴陵泉
牙关紧闭	下关、颊车、合谷	遗精、阳痿、早泄	关元、三阴交
舌强	哑门、廉泉、合谷	尿失禁	曲骨、三阴交
喉痹	合谷、少商	便秘	天枢、支沟
流涎	人中、颊车、合谷	脱肛	长强、承山
心悸	内关、郄门	腨肌转筋	承山、阳陵泉
胸痛	膻中、内关	皮肤瘙痒	曲池、血海、三阴交
咳嗽	天突、列缺	虚弱	关元、足三里

二、配穴方法

配穴方法是指在上述经穴主治纲要和选穴原则的基础上，根据不同病症的治疗需要，选择具有协调作用的两个以上的腧穴加以配伍应用的方法。它与经穴主治纲要和选穴原则相比用意更深刻、更具体。因此，它在针灸处方中占重要的位置。历来配穴方法很多，现将常用的五种配穴方法介绍如下。

1. 前后配穴法

前后配穴法在《灵枢·官针》中称为"偶刺"。应用时先以手在胸腹部探明痛点，然后向背腰部画一平行弧线直对痛点，前后各刺一针。前指胸腹，后指背腰。此法多用于胸腹疼痛疾患，类似俞募配穴法，但取穴不限于俞穴和募穴，其他经穴亦可采用。例如胃病疼痛者，腹部可取梁门，背部可取胃仓等是。

2. 上下配穴法

上，指上肢和腰部以上；下，指下肢和腰部以下。《灵枢·终始》说："病在上者，下取之；病在下者，高取之；病在头者，取之足；病在腰者，取之腘。"上下配穴法在临床上应用最广。例如胃病，上肢取内关，下肢取足三里；咽喉痛、牙痛，上肢取合谷，下肢取内庭；脱肛、子宫下垂取百会；头痛项强取昆仑。这些都是根据《内经》的启示在临床上的具体应用。

3. 左右配穴法

左右配穴法是以经络循行交叉的特点为取穴依据的，《内经》中的"巨刺"、"缪刺"，就是左右配穴法的运用。此法多用于头面部疾患，例如：左侧面瘫取右侧的合谷，右侧面瘫取左侧的合谷；左侧头角痛取右侧的阳陵泉、侠溪，右侧头角痛取左侧的阳陵泉、侠溪。又因经络的分布是对称的，所以临床对于内脏病症的取穴,一般均可左右同用,以加强其协调作用。例如胃病取两侧的胃俞、足三里。此外,亦有舍患侧而取健侧者,例如偏瘫、痹痛等用此法也有一定的效果。

4. 表里配穴法

表里配穴法以脏腑经脉的阴阳表里关系为配穴依据。即治疗阴经的病变,可同时在阴经和与其相表里的阳经取穴;治疗阳经的病变,可同时在阳经和与其相表里的阴经取穴。《灵枢·口问》说:"寒气客于胃,厥逆从下上散,复出于胃,故为噫。补足太阴、阳明。"《灵枢·五邪》说:"邪在肾,则病骨痛阴痹。阴痹者,按之而不得,腹胀腰痛,大便难,肩背颈项痛,时眩。取之涌泉、昆仑。"以上两节经文,均是根据脏腑经脉的表里关系配合取穴的,这种配穴方法在常见病症均可采用,取穴不限于原穴和络穴。

5. 远近配穴法

远近配穴法即选穴原则中的"近部选穴"与"远部选穴"配合使用的方法。例如,胃病取中脘、胃俞等是近取法,取内关、足三里、公孙等是远取法。亦可将远近两者配合起来使用,但处方必须以切合病情、分别主次、简繁得当为原则,切忌杂乱无章、无的放矢。

表 5-6　各部病症远近配穴表

病位		近部配穴	远部配穴
头部	前额	印堂、阳白	合谷、内庭
	颞部	太阳、率谷	中渚、足临泣
	后头	风池、天柱	后溪、束骨
	头顶	百会	太冲
眼部		睛明、承泣、风池	合谷
鼻部		印堂、迎香	合谷
口齿部		颊车、下关、地仓	合谷
耳部		翳风、听宫、听会	中渚、外关
舌部		廉泉	劳宫
咽喉部		天容	合谷
肺		肺俞、膻中、天突	列缺、尺泽
心		心俞、厥阴俞、膻中	内关、神门、间使、郄门
胃		胃俞、中脘	内关、足三里
肝		肝俞	太冲
胆		胆俞	阳陵泉
肠		大肠俞、小肠俞、天枢、关元	上巨虚、下巨虚、足三里
肾		肾俞、志室	太溪

续表

病位	近部配穴	远部配穴
膀胱	次髎、中极	三阴交
前阴	中极、关元	三阴交
肛门	长强、秩边	承山
上肢	肩髃、曲池、合谷	夹脊（颈$_1$—胸$_1$）
下肢	环跳、委中、阳陵泉、悬钟	夹脊（腰$_3$—骶$_1$）

三、特定穴的应用

特定穴是指十四经中具有特殊性能和治疗作用并有特定称号的腧穴，具有内容系统、形式固定、寓意深邃、法度谨严等特点。这些腧穴在临床应用时，与其他配穴方法相互配合，疗效较好，故分别介绍如下。

1. 五输穴

各脏腑经络有病，都可取用五输穴。

可以根据四季选用五输穴。由于春夏阳气在上，人体之气行于浅表，刺宜较浅；秋冬阳气在下，人体之气潜伏于里，刺宜较深。而五输穴的分布，是井、荥穴所在部位的肌肉浅薄，经、合穴所在部位的肌肉较深厚，故亦可春夏取井、荥穴，秋冬取经、合穴。

可根据主病选用五输穴。如取井穴治心下满；取荥穴治身热；取输穴治体重节痛；取经穴治喘咳寒热；取合穴治逆气而泄等。

也可根据五脏、五输与五行的关系选用五输穴。如肝经属木，肝实证泻行间，行间为肝经荥穴属火，是实则泻其子；肝虚证补曲泉，曲泉为肝经合穴属水，是虚则补其母。这是本经子母补泻法。又如，肝实证还可泻心经荥穴少府，肝虚证补肾经合穴阴谷，这是异经子母补泻法。其余各经，以此类推。

表 5-7　阴经五输穴表

阴经	五输穴				
	井（木）	荥（火）	输（土）	经（金）	合（水）
手太阴肺经	少商	鱼际	太渊	经渠	尺泽
手厥阴心包经	中冲	劳宫	大陵	间使	曲泽
手少阴心经	少冲	少府	神门	灵道	少海
足太阴脾经	隐白	大都	太白	商丘	阴陵泉
足厥阴肝经	大敦	行间	太冲	中封	曲泉
足少阴肾经	涌泉	然谷	太溪	复溜	阴谷

表5-8 阳经五输穴表

阳经	五输穴				
	井(金)	荥(水)	输(木)	经(火)	合(土)
手阳明大肠经	商阳	二间	三间	阳溪	曲池
手少阳三焦经	关冲	液门	中渚	支沟	天井
手太阳小肠经	少泽	前谷	后溪	阳谷	小海
足阳明胃经	厉兑	内庭	陷谷	解溪	足三里
足少阳胆经	窍阴	侠溪	临泣	阳辅	阳陵泉
足太阳膀胱经	至阴	通谷	束骨	昆仑	委中

2. 俞穴与募穴

俞穴(又称背俞穴)和募穴,与各脏腑的病变有密切关系。脏腑发生病变时,每在各自俞穴、募穴查到反应,表现为压痛或敏感等。因此,某一脏腑有病,可以在其俞穴和募穴治疗,如胃病取胃俞和中脘,膀胱病取膀胱俞和中极等。有时亦可单独取用俞穴或募穴,如五脏有病,多取背部俞穴,六腑有病,多取胸腹部募穴,这就是《难经》所说"阴病引阳,阳病引阴"的意义。具体而言,肺经病变,出现咳嗽、多痰、胸闷等症,可以针刺背部的肺俞;胃病疼痛、呕吐,可以针刺胃的募穴中脘。

另外,五脏的俞穴对于五官、五体的病症均有一定的治疗作用。如:肝应目及筋,目疾、筋病均可取肝俞;心应舌及脉,舌、脉的病症均可取心俞;脾应口及肌肉,口及肌肉的病症均可取脾俞;肺应鼻及皮肤,鼻及皮肤的病症均可取肺俞;肾应耳及骨髓等,耳及骨髓的病症均可取肾俞。

表5-9 各脏腑俞穴、募穴表

募穴	脏腑	俞穴
中府(手太阴经)	肺	肺俞(足太阳经)
膻中(任脉)	心包	厥阴俞(足太阳经)
巨阙(任脉)	心	心俞(足太阳经)
章门(足厥阴经)	脾	脾俞(足太阳经)
期门(足厥阴经)	肝	肝俞(足太阳经)
京门(足少阴经)	肾	肾俞(足太阳经)
天枢(足阳明经)	大肠	大肠俞(足太阳经)
石门(任脉)	三焦	三焦俞(足太阳经)
关元(任脉)	小肠	小肠俞(足太阳经)

213

募穴	脏腑	俞穴
中脘（任脉）	胃	胃俞（足太阳经）
日月（足少阳经）	胆	胆俞（足太阳经）
中极（任脉）	膀胱	膀胱俞（足太阳经）

3. 原穴与络穴

原穴在六阳经中，排列在五输穴的"输穴"后，而六阴经则以"输穴"为原穴。原穴与三焦有密切关系。三焦是元气的别使，它起源于脐下动气，而输布全身，和调内外，宣上导下，关系着整个人体的气化功能，特别对促进五脏六腑的生理活动有一定的意义。针刺原穴，能通达三焦原气，调整内脏功能，所以《灵枢》对于原穴的主治作用指出："十二原者，主治五脏六腑之有疾者也。"这就充分说明原穴对治疗内脏病有重要作用。

络穴除在十二经中各有一个外，还有任脉、督脉的络穴和脾之大络，合计为十五络穴。络穴与络脉有密切关系。络穴对表里经有相互联络的作用，因此络穴的主治特点，在于治疗表里两经的有关病症。如足太阴经络穴公孙，不仅主治脾病，也能治疗胃病。至于长强、鸠尾、大包，则以治疗患部及内脏病为主。

表5-10　原穴、络穴表

原穴	经脉	络穴
太渊	手太阴肺经	列缺
大陵	手厥阴心包经	内关
神门	手少阴心经	通里
太白	足太阴脾经	公孙
太冲	足厥阴肝经	蠡沟
太溪	足少阴肾经	大钟
合谷	手阳明大肠经	偏历
阳池	手少阳三焦经	外关
腕骨	手太阳小肠经	支正
冲阳	足阳明胃经	丰隆
丘墟	足少阳胆经	光明
京骨	足太阳膀胱经	飞扬
	任脉	鸠尾
	督脉	长强
	脾之大络	大包

4. 八脉交会穴

八脉交会穴是奇经八脉与十二正经脉气相通的八个腧穴。如胸腹胀满、脘痛、纳少等症，可以取内关与公孙，因阴维通于内关，冲脉通于公孙，阴维与冲脉合于心、胸、胃之故。又如咽痛、胸满、咳嗽，可以取列缺、照海，因任脉通于列缺，阴跷通于照海，任脉与阴跷合于肺系、咽喉、胸膈之故。

表 5-11　八脉交会穴表

经名	穴位	主治范围
冲脉 阴维脉	公孙 内关	心、胸、胃
带脉 阳维脉	临泣 外关	目外眦、耳后、肩、颈、颊
督脉 阳跷脉	后溪 申脉	目内眦、颈、项、耳、肩
任脉 阴跷脉	列缺 照海	肺系、喉咙、胸膈

5. 八会穴

八会穴是指脏、腑、气、血、筋、脉、骨、髓的精气分别会聚之处的八个腧穴。在临床应用时，凡脏、腑、气、血、筋、脉、骨、髓的病变，都可以取其精气所聚会的腧穴进行治疗，如腑病取腑会中脘，气病取气会膻中等。

表 5-12　八会穴表

脏会	腑会	气会	血会	骨会	筋会	脉会	髓会
章门	中脘	膻中	膈俞	大杼	阳陵泉	太渊	绝骨

6. 下合穴

下合穴的作用，是根据《内经》"合治内腑"的原则，按照疾病所属的内腑不同，而取其所属的下合穴治疗。如肠痈为大肠腑病，取用上巨虚穴治疗，因上巨虚虽属足阳明胃经，但由于它是手阳明大肠经的下合穴，所以能治肠痈。

表 5-13　六腑下合穴表

经脉	六腑	下合穴
手阳明经	大肠	上巨虚（足阳明）
手太阳经	小肠	下巨虚（足阳明经）

续表

经脉	六腑	下合穴
手少阳经	三焦	委阳(足太阳经)
足阳明经	胃	足三里(足阳明经)
足少阳经	胆	阳陵泉(足少阳经)
足太阳经	膀胱	委中(足太阳经)

7. 郄穴

十二经脉各有一个郄穴,奇经的阴维、阳维、阴跷、阳跷四脉也各有一个郄穴,总称"十六郄穴"。郄穴的主治特点是对本经循行部位与所属内脏的急性病痛治疗效果较好。如肺病咳血,可取孔最;心胸疼痛可取郄门等。

表 5-14　十六郄穴表

	经脉	郄穴
手足六阴经	手太阴肺经	孔最
	手厥阴心包经	郄门
	手少阴心经	阴郄
	足太阴脾经	地机
	足厥阴肝经	中都
	足少阴肾经	水泉
手足六阳经	手阳明大肠经	温溜
	手少阳三焦经	会宗
	手太阳小肠经	养老
	足阳明胃经	梁丘
	足少阳胆经	外丘
	足太阳膀胱经	金门
奇经八脉	阳维脉	阳交(足少阳经)
	阴维脉	筑宾(足少阴经)
	阳跷脉	跗阳(足太阳经)
	阴跷脉	交信(足少阴经)

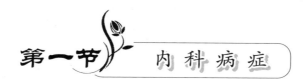

第六章
针灸治疗各论

第一节 内科病症

一、感冒

感冒是常见的外感病,一年四季都可发生,但以秋冬发病率为高。俗称病情轻者为"伤风",重者为"重伤风"。若同时在某些区域范围内发病众多,"病无长少,率相近似",则称为"时行感冒"。

本病以鼻塞、流涕、咳嗽、头痛、恶寒、发热为主症。病程一般5～10天,轻症不治自愈,重症多需治疗。感冒的轻重,与人体卫气的强弱以及受邪的深浅有关,卫气较强受邪浅者则病轻,卫气较弱受邪深者则病重,故凡婴幼老人及体质虚弱者多患重症,有时可出现传变而类似温病的证候。

【病因病机】

感冒的病因是感受风邪所致。但风邪多与寒热暑湿之邪夹杂为患,秋冬多感风寒,春夏多感风热,长夏多夹暑湿。肺司呼吸,外合皮毛,开窍于鼻。感冒风邪自口鼻而入,故呈现一系列的肺卫症状。

由于外邪有偏寒、偏热和夹湿的不同,因此其病机亦随之而异。偏寒则寒邪束表,毛窍闭塞,肺气不宣;偏热则热邪犯肺,肺失清肃,腠理疏泄;夹湿则阻遏清阳,留恋难解。素来阳气虚弱的患者,汗解后卫阳不固,每多反复感冒。阴虚血少的患者,因津液亏乏,不能作汗而解,故往往变证丛生。小儿体质娇嫩,传变尤速,常可出现高热神昏、抽搐等症,宜与其他热病加以鉴别。

【辨证】

(1) 风寒证:风寒束表,肺气不宣。证见鼻塞流涕,咽喉微痒,喷嚏,咳嗽,咯痰清稀,恶寒重发热轻,无汗,周身酸楚,头痛,舌苔薄白,脉象浮紧。

(2) 风热证:风热犯肺,肺失清肃。证见鼻塞而干,少涕,咽喉肿痛,口渴,咳嗽,痰黄稠,恶寒轻发热重,有汗不解,头痛,目赤,舌苔薄黄,脉象浮数。

(3) 暑湿证:暑湿伤表,肺卫不和。证见头重如裹,肢体关节酸困重痛,身热不扬,恶寒少汗,咳嗽不甚,痰白而黏,胸闷,脘痞,呕恶,甚则腹胀,便溏,小便短黄。口中淡腻不渴,或渴喜热饮,舌苔厚腻或黄腻,脉象缓或浮数。

凡感冒兼气虚则肢体倦怠,气短懒言,舌质淡嫩,脉浮无力;兼阳虚则四肢欠温,面白形寒,舌质淡胖,脉沉无力;兼血虚则面色少华,唇爪色淡,头晕,心悸,舌淡苔白,脉细;兼阴虚则心烦,口渴,咽干,手足心热,舌红,脉细数。辨证宜审慎,治疗需兼顾。

【治疗】

(1) 风寒证

治法:祛风散寒,解表宣肺。取手太阴、阳明和足太阳经腧穴为主。针用泻法,并可加灸。

针灸处方:列缺　迎香　支正　风门　风池　合谷

方义:寒邪外束,毛窍闭塞,肺气失宣,故取手太阴络穴列缺配迎香,宣肺利窍,以治鼻塞、喉痒、咳嗽等症。太阳主表,为一身之藩篱,外感风寒先犯太阳,故取手太阳络穴支正配风门祛风散寒,以治恶寒、发热、头痛等症。更用风池祛风,合谷疏利阳明,既可增强祛风散寒、解表宣肺的作用,又可防止外邪向少阳、阳明传变。

对症选穴:头痛加印堂、太阳;背痛酸楚加肺俞拔火罐,或用推罐法,平大椎向下推至腰部,再向上推,最后可停留在肺俞部,10~20分钟后取下。

(2) 风热证

治法:疏散风热,清利肺气。取手太阴、阳明、少阳经腧穴。针用泻法,或用三棱针点刺放血。

针灸处方:尺泽　鱼际　曲池　内庭　大椎　外关

方义:风热上受,首先犯肺,肺受热灼,清肃失司,故取手太阴荥穴鱼际,配合穴尺泽清泄肺热,以化痰止咳而利咽喉。寒轻热重,有汗不解,显然邪热入里。太阴之里,即是阳明,故取手阳明经合穴曲池,配足阳明经荥穴内庭,清热保津以治鼻干、口渴。督脉为阳脉之海,大椎是督脉的要穴,与少阳之外关同用,可以疏散高热,解除头痛,目赤。

对症选穴:咽喉肿痛加少商,用三棱针点刺出血;小儿高热惊厥加人中、十宣,毫针浅刺疾出,不按孔穴,并可挤出血珠。

(3) 暑湿证

治法:清暑化湿,疏表和里。取太阴、阳明、三焦经腧穴。针用泻法。

针灸处方:孔最　合谷　中脘　足三里　支沟

方义:暑湿伤表,肺卫不和,故取孔最、合谷宣肺解表,清暑化湿,以治头重、肢困、咳嗽、寒热等症。暑湿内蕴,升降失职,故取中脘、足三里和中健胃,化湿降浊,以治脘痞、呕恶、口中淡腻等症。又取手少阳经支沟,通调三焦气化,配合诸穴以收祛暑化湿之效。

对症选穴:热重加大椎;湿重加阴陵泉;腹胀便溏加天枢。阳虚、气虚加灸足三里、膏肓。阴虚、血虚加肺俞、血海、复溜,针用补法。

【按语】

秋感燥邪,证候有偏寒偏热之分,可从感冒风寒、风热证施治。

预防方法:每天用手指自我按摩迎香、合谷2～3次,每穴3～5分钟,以局部有酸胀感,皮肤微红为度,亦可用艾炷灸足三里3～5壮。平时常使室内通风,坚持室外活动和体育锻炼,以增强防御外邪的能力。

【成方选辑】

太阳病,初服桂枝汤,反烦不解者,先刺风池、风府(《伤寒论》)。

太阳病,……若欲作再经者,刺足阳明,使经不传则愈(《伤寒论》)。

伤寒在表,发热恶寒,头项痛,腰脊强,无汗,脉浮,刺合谷(《针经摘英集》)。

岁热时行,陶道复求肺俞理(《百症赋》)。

感冒:风池、风府、大椎、瞳子髎、曲池、足三里、支沟、内庭、附分、魄户、新建(《新针灸学》)。

219

二、中暑

中暑古称"中暍",俗称"发痧"。盛夏季节,天气炎热,在高温环境中劳作或烈日下远行,或在车船、剧院等公共场所,人群拥挤,缺乏必要的防暑降温措施,体质虚弱及过度劳累,往往发生中暑。但见头晕、头痛、懊侬、呕恶者称"伤暑";猝然昏倒者称"暑厥";兼见抽搐者称"暑风"。

【病因病机】

本病的发生,多因体质虚弱,感受暑热、湿浊。轻则暑邪郁于肌表,汗出不畅,热不外泄,出现头晕、头痛、身热、少汗、懊侬、呕吐。重则暑热炽盛,内犯心包,出现汗闭、高热、神昏、抽搐、瘛疭。若热盛而致气阴两竭,出现汗出如珠、呼吸短促、四肢逆冷、脉微欲绝等虚脱症状,是为危候。

中暑时突然昏倒,类似中风,但无口眼歪斜,半身不遂,宜加鉴别。重症脱险后,亦有后遗四肢瘫痪者,但多为对称性,此由暑热消耗津液,筋脉失养所致,其病机亦与中风有别。

【辨证】

(1) 轻症:暑热夹湿,郁于肌表。症见头晕,头痛,身热,少汗,懊侬,呕吐,烦渴,倦怠思睡,舌苔白腻,脉象濡数。

（2）重症:暑热燔灼,蒙蔽心包者,症见壮热无汗,肌肤灼热,面红目赤,口唇干燥,烦渴多饮,烦躁不安,甚或神志昏迷,抽搐,瘈疭,舌红少津,苔黄,脉象洪数。热盛而气阴两伤者,症见汗出如珠,面色苍白,呼吸浅促,四肢逆冷,昏迷深沉,舌绛少苔,脉细数无力。

【治疗】

（1）轻症

治法:解表清暑,和中化湿。取督脉、手阳明、足阳明、心包经腧穴。针用泻法。

针灸处方:大椎　合谷　陷谷　内关　足三里

方义:大椎属督脉经穴,为诸阳之会,配合谷、陷谷疏泄阳明,有解暑清热之效。内关通于阴维之脉,行于腹里,分布胃、心、胸之间,配足三里不仅能和中化湿,而且有益气扶正,防止暑邪内犯的作用。

对症选穴:头痛加头维;呕吐加中脘。

（2）重症

治法:清泄暑热,宁心开窍。取督脉、足太阳、心包经腧穴。针用泻法,并可放血。

针灸处方:百会　人中　十宣　曲泽　委中　曲池

方义:暑为阳邪,易犯心包,以致清窍闭塞,神志昏迷,取百会、人中清热开窍醒脑,曲池、十宣苏厥止痉。曲泽为手厥阴的合穴,委中为足太阳的合穴,用三棱针点刺浮络出血,以泄营血暑热。

对症选穴:抽搐瘈疭,加阳陵泉;汗出肢冷,脉微欲绝,加关元、气海、太渊、阴郄。

【按语】

中暑发病骤急,必须及时抢救。将患者移到通风阴凉的地方,施以针灸、刮痧等法。对危重病例,应严密观察病情变化,采取综合治疗措施。对高热无汗者,可用 30%酒精擦身;对面色苍白肢冷者,应用温水擦身,用热毛巾敷关元、气海。

刮痧:适用于中暑轻症。操作:用光滑平整的陶瓷汤匙,蘸食用油或清水,刮脊背两侧、颈部、胸胁间隙、肩、臂、肘窝及腘窝等处,刮至皮肤紫红为度。

【成方选辑】

中暑不省人事,取百会、人中、承浆、气海、中脘、风门、脾俞、合谷、中冲、少冲、足三里、内庭、阴交、阴谷、三阴交(《针灸全书》)。

中暑：人中、中脘、气海、曲池、合谷、中冲、足三里、内庭（《针灸逢源》）。

三、疟疾

疟疾是感染"疟邪"所引起的传染病，多发于夏秋之间，其他季节亦有发生。发作时寒战、高热，出汗后热退如常人。以一日一发和间日一发为多数，亦有少数三日一发者。

发作时，寒热往来的称"正疟"；但寒不热的称"牝疟"；但热不寒的称"瘅疟"；热多寒少的称"温疟"；发于岭南寒热不清的称"瘴疟"；久疟不愈胁下有痞块的称"疟母"。

【病因病机】

本病的病因是感受"疟邪"。凡外感风寒暑湿，饮食所伤，劳倦太过，均能降低人体的抗病能力而诱发本病。

疟邪侵入人体，潜伏于半表半里之间，发作时邪正交争，虚实更作，阴阳相移。阴盛阳虚则出现恶寒抖颤，腰背头项疼痛；阳盛阴虚则出现高热喘渴，欲饮冷水。继则正胜邪却，营卫暂和，汗出热退而症状休止。

由于发病诱因和体质的差异，临床症状亦略有不同。如感受暑邪或素来阴虚者，发作时则热多寒少或但热不寒。如感受风寒或平素阳虚者，发作时则寒多热少或但寒不热。如感受疟邪深重，正不敌邪，内陷心包，引动肝风者，可出现神昏、谵语、痉厥等危重证候。如久疟不愈，则可导致气滞血瘀而形成胁下痞块。

每次发作时，感邪轻浅则症状轻而时间短，感邪深重则症状重而时间长。发作时间提早，是疟邪渐达于表，恢复较快；发作时间推迟，是疟邪渐陷于里，恢复较慢。

【辨证】

疟疾发作时，先是呵欠乏力，毛孔粟起，寒战鼓颔，肢体酸楚，继则内外皆热，体若燔炭，头痛如裂，面赤颧红，口渴引饮，终至通身出汗，热退身凉。如夹湿痰，则伴有呕恶、脘痞、胸闷、咳嗽。如疟邪内陷，内热炽盛，可见高热、神昏、谵语、嗜睡、痉厥。久疟不愈，发作休止无定时，面色萎黄，肢体羸瘦，胁下形成痞块。舌淡薄白或黄腻，偏热者舌质绛，偏寒者舌质淡。疟疾多为弦脉，寒战时弦紧；发热时弦数；间歇时弦迟；久疟则弦细。

【治疗】

治法：和解少阳，祛邪截疟。取督脉、手三阳经腧穴为主。新病和偏热者针用泻法，并可放血；久病和偏寒者针用补法，针后加灸。在疟疾发作前一两个小时针灸。

221

针灸处方:大椎　后溪　液门　曲池

方义:大椎属督脉,能振奋阳气,为截疟之要穴;后溪宣发太阳经气,领邪外出;液门和解少阳,治寒热往来;曲池清泄阳明,以退燔热。

对症选穴:疟疾发作时加十宣放血;湿痰加肺俞、丰隆;痉厥加内关、人中;久疟加脾俞、胃俞、足三里;痞块加章门、痞根。

【按语】

针灸治疗间日疟,不仅能控制症状,而且能使疟原虫检查转阴。但恶性疟疾证情危重者,应采取综合治疗措施。

本病宜与似疟非疟的疾病作鉴别,如回归热、黑热病、病毒性感染等。

【成方选辑】

凡治疟,先发如食倾乃可以治,过之则失时也……一刺则衰,二刺则知,三刺则已。不已,刺舌下两脉出血;不已,刺郄中盛经出血;又刺项以下夹脊者,必已(《素问·刺疟论》)。

大椎(或陶道)、间使、后溪、复溜,中刺激(《中国针灸学》)。

足太阳之疟,有腰痛头重,寒从背起等症,刺郄(腘)中出血;足少阳疟,寒热心惕多汗,刺侠溪:足阳明疟,有先寒,久乃热,热去汗出等症,刺足阳明跗上,调冲阳;足太阴之疟,有不乐不思食,寒热善呕,呕已乃衰,刺公孙;足少阴之疟,有呕甚,多寒少热等症,取太溪;足厥阴之疟,小腹满,小便不利,刺太冲(《医学入门》)。

疟先寒后热,取公孙、后溪、曲池、劳宫。疟先热后寒,取公孙、曲池、百劳、绝骨(《针灸大全》)。

温疟取《内经》五十九刺,又取中脘、大椎(《神应经》)。

瘅疟刺绝骨(《证治准绳》)。

疟热多寒少:后溪、间使、百劳、曲池;寒多热少:后溪、百劳、曲池(《针灸大成》)。

久疟不愈,黄瘦无力,灸脾俞七壮(《类经图翼》)。

疟母,章门针后灸三七壮(《针灸经验方》)。

四、咳嗽

咳嗽是肺脏疾患的主要症状之一。咳指肺气上逆作声,嗽指咯吐痰液。有声有痰为咳嗽,有声无痰为咳逆。咳嗽有急性和慢性之分,前者为外感,后者属内伤。外感咳嗽调治失当,可转为慢性咳嗽。内伤咳嗽感受外邪,亦可急性发作。慢性咳嗽迁延日久,或年老体弱,脏气大伤,则可并发喘息,成为"咳喘"。

急慢性气管炎、支气管扩张、上呼吸道感染,均可参考咳嗽论治。

【病因病机】

咳嗽有外感或者内伤所致。

外感咳嗽,多因气候冷热急剧变化,人体卫外功能不强,风寒、风热之邪乘虚侵袭肺卫,以致肺气不宣,清肃失常而成咳嗽。

内伤咳嗽,多因咳嗽反复发作,肺气久伤,肺虚及脾,脾虚生湿,湿盛生痰,湿痰上渍于肺,肺气不降。或因情志刺激,肝失条达,气郁化火,上逆于肺,肺受火灼,均能导致咳嗽反复发作。

咳嗽,凡外感新病多属实证,内伤久病多属虚证,但亦有虚实夹杂者,施治当分标本缓急。

【辨证】

(1) 外感咳嗽

①风寒证:风寒袭肺,肺气失宣。证见咳嗽有力,喉痒,痰液稀白,咯吐不畅,伴有恶寒发热,无汗,肢体酸楚,头痛,鼻塞流涕,舌苔薄白,脉浮或紧。

②风热证:风热犯肺,肺失清肃。证见咳嗽频剧,气粗,咽痛口干,咯痰不爽,痰黄质黏,头痛,身热恶风,有汗不畅,口渴,舌苔薄黄,脉象浮数。

(2) 内伤咳嗽

①湿痰证:脾失健运,湿痰侵肺。证见晨起咳嗽较著,咳声重浊,痰多黏稠,痰色稀白或晦黯,初发时痰不易出,缓解时咯吐滑利,伴有胸闷、脘痞、食少、疲倦,舌苔白腻,脉濡或滑。

②肝火证:肝失条达,气郁化火,上逆灼肺。证见咳嗽阵作,痰少质黏,气逆作咳,咳时胸胁引痛,面颊略红,咽喉干痒,口苦,舌尖偏红,舌苔薄黄,脉象弦数。

【治疗】

(1) 外感咳嗽

①风寒证

治法:疏风散寒,宣肺化痰。取手太阴、阳明经腧穴。针用泻法,并可加灸。

针灸处方:列缺　合谷　肺俞　外关

方义:列缺是手太阴络穴,配肺俞宣通肺气;合谷是手阳明原穴,配外关发汗解表。四穴同用,可收疏风散寒,宁肺镇咳之效。

对症选穴:头痛加风池、上星;肢体痛楚加昆仑、温溜。

②风热证

治法:疏风清热,肃肺化痰。取手太阴、阳明经及督脉腧穴。针用泻法,并可放血。

223

针灸处方:尺泽　肺俞　曲池　大椎

方义:尺泽是五输穴中的水穴,配肺俞泻肺化痰;大椎是督脉要穴,通阳解表,配曲池疏风清热,使风热外解,痰火得降,则肺气平顺而咳嗽可止。

对症选穴:咽喉干痛,加少商点刺出血;汗出不畅加合谷以助发汗;多汗而热不退,加陷谷、复溜滋阴清热。

（2）内伤咳嗽

①湿痰侵肺

治法:健脾化湿,调补肺气。取手、足太阴和手、足阳明经腧穴。针用补法或用灸法。

针灸处方:肺俞　脾俞　太渊　太白　丰隆　合谷

方义:脾为生痰之源,肺为贮痰之器。原穴为本脏真气所注,故取肺之原太渊、脾之原太白,配肺俞、脾俞,以健脾化湿,补益肺气,乃标本同治之意。又取足阳明络穴丰隆和手阳明原穴合谷,以和胃气,使气行津布,则痰浊自化,而肺脏自安。

对症选穴:咳嗽兼喘加定喘穴;胸脘痞闷加足三里、内关。

②肝火灼肺

治法:平肝降火,清肺化痰。取手太阴、足厥阴经腧穴。针用泻法。

针灸处方:肺俞　肝俞　经渠　太冲

方义:太冲为肝之原穴,配肝俞平肝降火;经渠为肺之经穴,配肺俞清肺化痰。无火不生痰,无痰不作咳,痰火既清,则咳嗽可平。

对症选穴:咽喉干痒加照海;咳逆咯血加孔最。

【按语】

急、慢性咳嗽,与气候、饮食、情志有关。故宜注意保暖;忌食辛辣厚味,远烦戒怒,戒烟或少吸烟,对本病有一定的预防意义。

【成方选辑】

久嗽宜灸膏肓,次灸肺俞（《针灸资生经》）。

咳嗽上气,不得卧,取云门（《神应经》）。

久嗽不愈,肺俞、足三里、膻中、乳根、风门、缺盆（《针灸大成》）。

咳嗽面赤热,取支沟;热痰取肺俞、膻中、尺泽、太溪（《类经图翼》）。

咳嗽汗不出,取鱼际、窍阴、胆俞、商阳、上星、肺俞、心俞、肝俞、曲泉、孔最（《针灸经验方》）。

咳嗽:大杼、肝俞、天突、尺泽、外关、经渠、三阴交。每日针治一次（《中国针灸学》）。

五、哮喘

哮喘俗称"吼病"。哮指喉中有痰鸣音,喘指呼吸困难而急促,两者相兼,名为"哮喘"。

哮喘的基本原因是痰饮内伏。凡有"伏饮"素质的人,遇到气候变化、饮食失宜,或情志失调、劳累过度,均可发生哮喘。

本病具有反复发作的特点,一年四季都可发作,尤以寒冷季节气候急剧变化时发病较多。

【病因病机】

凡感受风寒、风热,嗅吸花粉、烟尘、漆气、异味,影响肺气宣肃,津液凝聚,酿为痰饮,阻遏气道,而成哮喘。或饮食不当,贪食生冷、酸寒、鱼虾、甘肥等食物,以致脾失健运,痰浊内生,上干于肺,壅遏肺气,气道不畅,而发生哮喘。此外,久病体弱,情绪激动,劳累过度,亦能引起哮喘。

哮喘初病多属实证,如反复发作,则转为虚证。肺虚则呼吸少气,自汗形寒;脾虚则中气不足,胸痞便溏;肾虚则摄纳无权,动则喘甚;累及心脏,则心阳不振,出现神昏、烦躁、紫绀、肢冷等危象。虚证在急性发作时,可出现气郁痰壅,阻塞气道,本虚标实证候。

【辨证】

(1) 实证:感受风寒,寒饮伏肺,阻遏气道。证见呼吸困难,喉中有痰鸣音,咳逆痰少,质稀色白,或带泡沫,咯吐不易,形寒无汗,或兼头痛身痛,多在冬季或受寒发作,舌苔白滑,脉紧或浮紧。

感受风热,热饮伏肺,肺失清肃。证见咳喘气粗,面红,发热有汗,痰黄质稠,咯痰不爽,口渴,烦躁,咳引胸痛,舌苔黄腻,脉象浮洪或滑数。

(2) 虚证:肺虚则兼见面色㿠白,自汗恶风,息短少气,语言无力,鼻塞,喷嚏,疲乏,舌质淡红,脉细数无力。脾虚则兼见面色少华,食少,脘痞,痰多,倦怠,大便溏薄,或腹泻,舌胖嫩,苔厚腻,脉缓滑或濡缓。肾虚则兼见面色黧黑,气急息促,动则更剧,心慌,头晕,耳鸣,腰酸,下肢清冷,舌淡有皱纹,脉沉细无力。若心气虚弱,心阳不振,则兼见心悸,多汗,神昏,口唇指甲青紫,四肢欠温,舌有紫点,脉象微细或有歇止。

【治疗】

(1) 实证

①寒饮伏肺

治法:散寒宣肺平喘。取手太阴、足太阳经腧穴。针用泻法,背部穴位可加

225

灸或拔火罐。

针灸处方:列缺　尺泽　风门　肺俞

方义:列缺、尺泽宣肃手太阴经气,肺俞、风门宣发足太阳经气。数穴同用,有解表散寒,宣肺平喘的作用,使寒饮得蠲,则哮喘可平。

对症选穴:鼻塞流涕加巨髎,头痛、肩背酸痛加温溜,寒热加支正。

②痰热遏肺

治法:清热肃肺平喘。取手太阴及手、足阳明经腧穴为主。针用泻法。

针灸处方:合谷　大椎　丰隆　膻中　中府　孔最

方义:本方用合谷、大椎疏表散热,中府、孔最肃肺平喘,丰隆化痰,膻中降气。

对症选穴:喘甚者加肺俞、云门等穴拔火罐。

（2）虚证

治法:扶正培本,化痰平喘。取手太阴经腧穴及肺之背俞穴为主。针宜补法,或补泻兼施,或用灸法。

针灸处方:定喘　膏肓　肺俞　太渊

方义:定喘是止喘的经验穴,能缓解症状。膏肓主治虚劳咳嗽气喘,多用于慢性哮喘。太渊是手太阴经的输穴,在五行属土,配肺俞则补土生金。本方适用于慢性哮喘反复发作者。

对症选穴:肺脾亏虚加脾俞、足三里,健脾和胃,以扶后天之本。肺肾两虚加肾俞、太溪,补肾纳气,以培先天之本。若肺气心阳亏虚,出现虚脱倾向,加内关、神门强心,灸气海、关元、命门以防脱。虚喘兼外感者,参考实喘证治。

【按语】

哮喘患者,要注意保暖,防止感冒,忌食常会引起发作的食物,避免接触诱发因素。戒烟是减少发作和防止病情加重的条件之一。

【成方选辑】

凡有哮喘者,为按肺俞,无不酸痛,皆为缪刺肺俞,令灸而愈（《针灸资生经》）。

喘:灸中府、云门、天府、华盖、肺俞（《针灸聚英》）。

哮吼嗽喘:俞府、天突、膻中、肺俞、三里（《针灸大成》）。

诸喘气急,天突、璇玑、华盖、膻中、乳根、期门、气海、背脊中第七椎骨节下穴（《类经图翼》）。

哮吼嗽喘:先俞府、天突、膻中、肺俞、三里、中脘;后膏肓、气海、关元、乳根（《针灸易学》）。

六、肺痨

肺痨是一种慢性传染病,由"痨虫"随呼吸侵入肺内所致。本病具有强烈的传染性,凡体质虚弱之人,与严重的肺痨患者接触,均易感染成病,故有"传注"、"传尸"等名称。此外,对本病亦有从症状和预后而命名的,如"骨蒸"、"痨瘵"等。

【病因病机】

肺痨的致病因素,在外为感染痨虫,侵入肺脏,在内为机体正气不足,抗病能力不强,两者往往互为因果。若正气旺盛,即使感染痨虫,亦未必成病,或病情轻微,易于治愈。

痨虫侵入肺脏,肺阴受损,清肃失职,肺气上逆而为咳嗽;虚火炼液而成痰;肺络受损则咯血、胸痛,津液亏乏则咽干、口燥,阴虚火旺则潮热、盗汗;中气不足则短气、喘息、消瘦或浮肿。病情多由轻渐重,偶尔亦有急性发病,很快恶化者。

【辨证】

肺痨初起微有咳嗽,疲乏,食欲不振,体重减轻,痰中偶带少量血丝,舌红苔薄,脉象浮数。

病程长者,咳嗽明显加剧,或干咳少痰,或痰多黄白不一,两颧及口唇艳红,午后潮热,口干多饮,咯血量增多,盗汗,失眠,胸闷作痛,男子失精,女子经闭,舌绛少苔,脉象细数。

如未及时治疗,病情日趋严重,则可出现大量咯血,声音嘶哑,喘息抬肩,唇舌紫绀,形体极度消瘦,或伴有下肢浮肿、食少、便溏等,甚至出现心悸、息微、肢冷汗出、脉象细数无伦等阴竭阳微危候。

【治疗】

治法:取手、足太阴及足少阴经腧穴为主,肺之背俞穴为辅。阴虚阳亢者多用针法,阳虚者可用灸法。

针灸处方:太渊　肺俞　膏肓　足三里　三阴交　太溪

方义:太渊是手太阴的输穴,配肺俞培土生金,补益肺气;膏肓是主治诸虚百损的要穴,配足三里健运中州,扶正祛邪;三阴交助脾气,太溪补肾阴。数穴同用,组成补虚抗痨的基本处方。

对症选穴:咳嗽痰多加尺泽;潮热加鱼际;咯血加孔最;盗汗加阴郄;音哑加照海;遗精加志室;经闭加血海;肢冷灸关元。

【按语】

肺痨,相当于肺结核。单用针灸治疗虽有一定的疗效,如配合抗痨药治疗,

227

更能发挥其相辅相成的作用。本病的预后,与体质强弱、病情轻重、治疗迟早等有很大关系,故《外台秘要》说"觉此候者,便宜急治",指出了早期治疗的重要性。

【成方选辑】

骨蒸劳热,元气未脱者,灸崔氏四花穴六穴,无有不安者也(《医学正传》)。

咳嗽红痰:百劳、肺俞、中脘、足三里(《针灸大成》)。

久咳劳热者,灸肺俞(《灸法秘传》)。

七、失音

失音,是指讲话声音嘶哑甚至不能发音而言。《内经》称之为"瘖",亦有称为"声嘶"、"倒嗓"者。本病叙述范围以"喉瘖"为限,并应与中风的"舌瘖"和妊娠的"子瘖"作鉴别。

各种原因引起的急慢性喉炎、喉头结核、声带劳损、声带小结以及癔病性失音等,均可参考本病施治。

【病因病机】

临床上常见的失音,约有下列几种:

声带劳损:多因高音歌唱,演讲过度,声带劳损而发病,并可反复发作,多见于教师和歌唱家。

情志忧患:多因情志郁结,气郁化火,声门不利而突然发病,常见于癔病发作的患者。

感受外邪:感受风寒风热,壅遏咽喉,气机不利,以致嘶哑或失音,多见于伤风感冒。

肺燥津伤:燥火伤肺,肺失滋润,或久病伤及肾阴,津液不能上承,声道失于润泽,失音由轻渐重,多见于肺痨、喉癌等病的后期。

凡外感或郁怒而失音者为"金实不鸣",病程较短,属实证。久病阴虚或声带劳损而失音者为"金破不鸣",病程较长,属虚证。

【辨证】

(1) 实证:猝然声音嘶哑。如兼喉痒咳嗽痰稀,鼻塞流涕,口不渴,舌苔薄白,脉浮紧,为风寒外束,肺气不宣。如兼咽痛鼻干,咳嗽,痰黄,发热口渴,脉浮数,苔薄黄,为痰热遏肺,肺失清肃。

(2) 虚证:有慢性病史。肺肾阴虚者,声音嘶哑由轻渐重,面容消瘦,咽干口燥,潮热盗汗,干咳,心悸,耳鸣,舌红苔少,脉细数。因情志郁怒而发病者,常忽然声嘶不语,但又忽然缓解而语言如常。发病时伴有多烦易怒,头晕耳鸣,口干,胸闷嗳气,舌尖微紫,脉弦。

【治疗】

治法:取手太阴、阳明及足少阴经腧穴。新病多用泻法,久病多用补法。

针灸处方:鱼际　扶突　天鼎　太溪

方义:天鼎、扶突位近咽喉,针之直接疏通患处的气血,消肿散结,清热生津,故能恢复声带的发音功能,以治其标。鱼际调肺气而润咽喉,太溪益肾阴而降虚火,以治其本。

对症选穴:咽痛加二间;发热加合谷;虚热加照海,恶寒加支沟;易怒加太冲;暴瘖加通里。

【按语】

失音往往是喉癌的信号之一,对病程较长或针治鲜效的患者,宜进行五官科检查确诊,以免延误治疗时机。

针刺治疗"倒嗓"效果较好,有些演员突然失音,经1～2次针刺,即能恢复登台演唱。慢性喉炎声哑,一般针刺3～5次后自觉症状缓解,喉镜检查充血、水肿有所减轻,但对声带肥厚者收效较慢。小的声带小结,通过针刺治疗有的可消失,较大的小结,应用手术切除。

【成方选辑】

暴瘖气鞕,取扶突与舌本出血(《灵枢·寒热病》)。

八、呃逆

呃逆,古称为"哕",俗称"打呃",患者自觉胸膈气逆,抽掣时喉间发出呃呃声,声短而频,难以自忍,甚则妨碍谈话、咀嚼、呼吸、睡眠。若因腹部手术后而发生呃逆者,则增加创口疼痛,影响愈合。

呃逆可单独发生,其症较轻,持续数分钟至数小时后不治自愈。亦可继发于其他急慢性疾病的过程中,其症多重,可昼夜不停,或间歇发作,迁延数日至数月不愈。

【病因病机】

呃逆的发生,主要是胃气上逆所致。胃处中焦,上贯胸膈,以通降为顺。若因饮食不节,过食生冷则胃寒,过食辛辣则胃热;或情志郁怒,久则化火动肝,肝气上逆则犯胃;或久病脾阳衰惫,痰浊中阻;或热病胃阴被灼,虚火上逆等等,均足以导致胃气不降,上逆胸膈而为呃逆。

呃逆初起,呃声响亮有力,形神未衰,多属实证;久病呃逆,气怯声低无力,神疲形枯,多属虚证。

【辨证】

（1）实证:胃寒者呃逆声音沉缓有力,喜得热饮,中脘冷胀,手足欠温,饮食减少,小便清长,大便溏薄,舌苔白润,脉迟缓。胃火上冲者,呃逆声音响亮,连续有力,喜得冷饮,口臭,烦渴,面赤,大便秘结,小便黄赤,舌苔黄,脉滑数。肝气犯胃者,呃逆常因情志波动而发作,睡眠时停止,醒觉时呃逆又作,伴有嗳气,胸闷,脘痞胁痛,舌苔薄白,脉弦。

（2）虚证:脾胃阳虚者,呃逆声音低弱,气不持续,形体羸瘦,面色少华,手足欠温,食少困倦,纳后腹胀,或泛吐痰涎,舌质淡胖,脉细或濡。胃阴亏耗,则虚火上逆,症见呃声断续而急促,口咽干燥,烦渴,不安,消瘦,颧红,自汗,舌绛少苔,脉细而数。

【治疗】

治法:和胃降逆为主。寒证多用灸以温阳,热证多用针以清热,气滞者疏肝理气,阳虚者温中益气,阴虚者益胃生津。

针灸处方:中脘　内关　足三里　膈俞

方义:中脘是胃的募穴,足三里是胃的合穴,两穴同用,泻之能清热降气,补之能益气温中。膈俞利膈镇逆,内关和中解郁,阳虚者灸之,阴虚者针之。本方通治呃逆。

对症选穴:胃寒加灸梁门;胃热针泻陷谷;阳虚加灸气海;阴虚针补太溪;肝气横逆针泻期门、太冲。

【按语】

呃逆是多种原因引起的症状,是膈神经受刺激而引起的膈肌痉挛。针灸对于病程短的实证疗效较好,病程长的虚证,疗效较差。如呃逆见于危重病后期,正气虚败,呃忒不止,饮食不进,出现虚脱倾向者,预后不良。

健康之人,偶因进食吞咽过猛,阻滞食道,刺激胸膈,而发生呃逆,可用纸捻触鼻引嚏,或用语言猝然使患者精神转移,一般亦可使呃逆停止。

【成方选辑】

哕,以草刺鼻,嚏,嚏而已;无息而疾迎引之,立已;大惊之,亦可已(《灵枢·杂病》)。

九、噎膈(附:反胃)

噎指进食吞咽困难,膈指饮食梗阻胸膈。噎既可单独发生,又可为膈的前兆,因此并称噎膈。

噎膈近似贲门痉挛、食道炎、食道憩室、食道癌、贲门癌以及食道功能性疾患。中年以上的患者,应考虑有癌症的可能性。

【病因病机】

本病多因忧思伤脾,脾气郁结,则津液不能输布,凝聚成痰;或因抑郁伤肝,肝气郁结则血运不畅,停而为瘀;或因偏嗜烟酒辛热,积热伤阴,以致痰气、瘀滞、积热浸淫胃脘食道,形成噎膈。由于饮食日渐减少,导致气血生化之源亏乏,津液枯涸,元气亏耗,出现严重的衰竭证候。

【辨证】

噎膈初起,先有不同程度的吞咽困难和胸闷胸痛,进流质和半流质的食物尚能通过,进固体食物则梗阻难下,旋食旋吐,带有痰涎,呃逆,嗳气,舌苔薄白或腻,脉象弦缓。

随着病变的发展,梗阻逐渐加重,虽进流汁亦难咽下,食入呛咳,吐出蟹沫样或豆汁样痰涎,胸膈疼痛,形体消瘦,面容枯槁,舌质干老,舌尖红,剥苔,脉象细涩。由于饮食极少,津液告乏,以致大便少而秘结,状如羊矢,小便短黄,舌色光绛或微紫,无苔,脉细数。久之阴竭阳微,亦可出现气短、畏寒、肢面浮肿、腹胀、大便溏薄如酱、肢冷、脉微等。

【治疗】

治法:取任脉、足阳明经腧穴为主,以背俞穴及手厥阴经腧穴为辅。针刺补法,并可加灸。

针灸处方:天突 膻中 足三里 内关 上脘 胃俞 脾俞 膈俞

方义:气会膻中配天突舒展胸中气机,散结利咽;阴维内关配上脘,宽贲门而降痰浊,调气止痛;膈俞利膈活血化瘀;足三里、胃俞、脾俞调补脾胃气血,以希扶正祛邪。

对症选穴:便秘加照海;短气灸气海;肢冷脉微灸命门、肾俞。

【按语】

针灸治疗食道炎、贲门痉挛等食道功能性疾患,疗效较好。对食道癌、贲门癌能改善胸闷、胸痛和咽下困难等症状。临床时对于噎膈患者,应注意排除癌症,以防延误手术时机。

【成方选辑】

噎食不下,取劳宫、少商、太白、公孙、足三里、中魁、膈俞、心俞、胃俞、三焦俞、中脘、大肠俞(《神应经》)。

胸中噎食痛,取列缺、大陵、内关、膻中、足三里(《针灸大全》)。

膈气形体赢瘦,六脉沉涩,针膻中、气海,又各灸七壮(《针灸大成》)。

翻胃,灸脾俞、胃俞、膻中、乳根、水分、上脘、中脘、下脘、水分、天枢、大陵、足三里(《类经图翼》)。

翻胃吐食,取中脘、气海、膈俞、胃俞、支沟、中魁、足三里、照海、劳宫(《针灸全书》)。

附:反胃

反胃又名"翻胃"。其病因病机基本上与噎膈相似,但病变部位和主要症状不同。因反胃多是幽门梗阻、痉挛或胃内新生物所致,上腹部疼痛明显,呕吐的特点是朝食暮吐,暮食朝吐,食物在胃内停留时间较长。无吞咽困难、格拒和旋食旋吐、食物不得入胃现象。

临床证候多属脾胃虚寒或命门火衰,脘腹膜胀而痛,吐后暂觉舒适,神疲乏力,面色少华,舌淡苔白,脉细缓无力。

治法宜温运脾肾,和胃降逆。可轮取胃俞、脾俞、中脘、章门、梁门、关元、足三里、肾俞等穴。针灸并用。

十、胃痛

胃痛,又称"胃脘痛"。疼痛在上腹心窝处及其附近部位,所以古代统称"心痛",但与"真心痛"有显著区别。

胃痛常见于急、慢性胃炎,胃或十二指肠溃疡及胃神经官能症等。急性胃炎起病较急,疼痛剧烈。慢性胃炎起病较慢,疼痛隐隐。溃疡病疼痛有节律性:胃溃疡疼痛多在食后半小时至一小时出现,痛位多在剑突下或稍偏左处;十二指肠溃疡疼痛多在食后三小时发作,痛位多在上腹部偏右处,进食后可获暂时缓解。胃神经官能症多在精神受刺激时发病,痛连膺胁,无固定痛点。慢性胃炎和溃疡病可有出血倾向。

【病因病机】

外受寒邪,邪犯于胃,或过食生冷,寒积于中,或偏嗜辛辣甘肥,湿热内郁;或忧思恼怒,气郁伤肝,气机阻滞,横逆犯胃;或劳倦过度,脾胃虚弱,中焦虚寒,皆可导致胃痛。

胃痛初起,多因气机阻滞,不通则痛,气滞日久,由气滞导致血瘀,如络脉受损,亦可出现吐血便血。

【辨证】

寒邪犯胃者,胃脘疼痛暴作,畏寒喜暖,温熨脘部可使痛减,口不渴,或渴喜热饮,苔白,脉弦紧。湿热内郁者,胃脘胀满、疼痛,嗳腐吞酸,苔厚腻,脉滑。肝气犯胃者,胃脘作痛,痛连膺胁,嗳气频繁,大便不爽,每因情志因素而作痛,苔多薄白,脉弦。脾胃虚寒者,胃痛隐隐,泛吐清水,喜暖喜按,纳食减少,神疲乏力,甚至手足欠温,大便溏薄,舌质淡,脉软弱。

胃痛日久,郁热伤阴,胃阴不足,则胃痛有灼热感,口苦干,渴不多饮,舌红少苔,舌质多皱纹。气滞血瘀,胃络受损,则疼痛固定不移,痛如针刺,甚则吐血如咖啡,便血如柏油,舌有紫点或瘀斑,脉细涩。

【治疗】

(1) 实证

治法:温中散寒,解郁泄热,疏肝理气。取胃之募穴、合穴,手、足厥阴和足太阴经腧穴。均用泻法,寒证加灸。

针灸处方:中脘　足三里　内关　公孙　行间

方义:中脘是胃的募穴,配胃的合穴足三里,可疏通胃气,导滞止痛;内关、公孙是八脉交会配穴法,能宽胸解郁,善治胸胃疼痛;行间疏肝理气。本方用于寒邪、郁热、肝气上逆的胃痛者,每收速效。

对症选穴:痛甚加梁丘;胁痛加阳陵泉。

(2) 虚证

治法:补脾健胃,阳虚者温中散寒,阴虚者益胃养阴。取脾、胃的俞穴、募穴及足太阴、阳明经腧穴为主。针用补法。

针灸处方:脾俞　胃俞　中脘　章门　足三里　内关　三阴交

方义:本方用脾、胃的俞穴、募穴配足三里、内关、三阴交,灸之可温中散寒,补脾和胃。针用补法可补益胃气,濡养胃络。

对症选穴:口苦舌红加少府;胃中有灼热感加太溪;便血加血海;吐血加膈俞。

【按语】

针灸治疗胃痛,具有明显的镇痛效果。如坚持治疗,亦能取得较好的远期疗效,并可促进溃疡的愈合。

胃痛患者应注意饮食调养,保持精神乐观,如远劳怒、戒烟酒、饮食定时、少量多餐等,对减少复发和促进康复有重要的意义。

【成方选辑】

胃脘痛:太渊、鱼际、三里、两乳下一寸(各灸三十壮);膈俞、胃俞、肾俞(随年壮)(《神应经》)。

脾胃虚寒,呕吐不已,内庭、中脘、气海、公孙(《针灸大全》)。

胃脘冷积作痛:中脘、上脘、足三里(《针灸大成》)。

吞酸呕吐食不化:灸日月、中脘、脾俞、胃俞(《类经图翼》)。

233

胃痛：膈俞、脾俞、胃俞、内关、阳辅、商丘，均灸（《神灸经纶》）。

十一、呕吐

有声无物为呕，有物无声为吐，因两者常同时出现，故合称为"呕吐"。

这里讨论的重点是急慢性胃炎、胃扩张、贲门痉挛、幽门痉挛、胃神经官能症发生的呕吐。

【病因病机】

胃主受纳腐熟水谷，以和降为顺。凡外感内伤之邪侵犯胃腑，和降失常，即可引起呕吐。

饮食所伤：恣食生冷甘肥以及误食腐败食物，食积不化，胃气不降而成呕吐。

痰饮内扰：素来脾胃不健，输化失常，津液不能四布，酿生痰饮，积于中脘发为呕吐。

肝气犯胃：抑郁暴怒，肝气横逆犯胃，胃受其侮，饮食随气上逆而呕吐。

感受外邪：外感风寒暑湿之邪，循阳明内犯胃腑，以致通降失职而为呕吐。

【辨证】

（1）伤食呕吐：呕吐多为未经消化的食物，吐后轻快，嗳气食臭，恶进饮食，脘腹胀满或疼痛，食入更甚，便秘转矢气，舌苔厚腻，脉滑实。

（2）痰饮呕吐：多见于脾胃虚弱的患者，面色少华，胸脘痞闷，呕吐以痰涎多于食物，吐后喜得热饮，饮入则肠鸣漉漉有声，伴有心悸、头晕等症，舌淡苔白，脉滑或濡。

（3）肝气呕吐：呕吐多在食后精神受刺激时发作，往往以吐尽为快，轻症吐后无任何不适，但易于发作。病情典型者，平时性情多烦善怒，易于激惹，脘胁胀痛无定处，恶心、干呕、泛酸，舌苔薄白，脉弦。

（4）外感呕吐：多见于伤寒、温病。偏寒则呕吐暴急，吐出多为清水稀涎，胸脘懊侬，伴有恶寒发热，头痛，苔白，脉浮等。偏热则呕吐频繁，饮水进食即吐，吐出酸苦胆汁，口渴欲得冷饮，伴有头痛发热，舌红，脉数等。

【治疗】

（1）伤食呕吐

治法：行气导滞。取任脉、足阳明经腧穴。针用泻法。

针灸处方：下脘　璇玑　足三里　腹结

方义：下脘、璇玑行气导滞而清宿食；足三里和胃止呕；腹结除脘腹膨胀，亦治便秘。

对症选穴：腹胀加气海。

（2）痰饮呕吐

治法：蠲饮化痰。取足太阴、阳明经腧穴。针灸并用。

针灸处方：章门　公孙　中脘　丰隆

方义：脾募章门配公孙健脾蠲饮，胃募中脘配丰隆和胃化痰。痰饮既除，则胃气和降而呕吐可止。

对症选穴：肠鸣加脾俞、大肠俞。

（3）肝气呕吐

治法：疏肝和胃。取足厥阴、少阳、阳明经腧穴为主。针用泻法。

针灸处方：上脘　阳陵泉　太冲　梁丘　神门

方义：上脘宽胸膈，配梁丘平胃止呕；太冲降肝火，配阳陵泉疏肝解郁。本病发作与情志有关，故取神门宁心定志。

对症选穴：泛酸干呕加内关、公孙。

（4）外感呕吐

治法：解表和中。偏热取手少阳及手、足阳明经腧穴，多用针法；偏寒取足太阴、厥阴，多用灸法。

针灸处方：大椎　外关　合谷　内庭　中脘　三阴交　太冲

方义：外感病初期发生呕吐多属实热，故取大椎、外关和解少阳，合谷、内庭清泄阳明。外感病后期发生呕吐多属虚寒，故取中脘以安胃，三阴交以补脾，太冲以平肝，共收扶土抑木安胃止呕之效。

对症选穴：干呕灸间使七壮；眩晕针风池；呕吐黄水加针丘墟。

【按语】

针灸治疗呕吐有一定的疗效。但上消化道严重梗阻、癌肿引起的呕吐以及中枢性呕吐，有时只能做对症处理，应重视原发病的治疗。

【成方选辑】

腹中雷鸣，饮食不化，逆气而吐，取章门、下脘、足三里，灸中脘。呕食不化，取太白（《神应经》）。

胃脘停痰，口吐清水；取公孙、巨阙、厉兑、中脘。呕吐痰涎，眩晕不已：取公孙、丰隆、中魁、膻中（《针灸大全》）。

呕吐，乍寒乍热，心烦，取中脘、商丘、大椎、中冲、胆俞、绝骨（《针灸集成》）。

呕吐，乍寒乍热，心烦，取中脘、大椎、中冲、胆俞、绝骨（《针灸经验方》）。

十二、腹痛

腹痛，泛指腹部疼痛而言，可伴发于多种脏腑疾病。

这里仅就急慢性肠炎、肠痉挛、肠神经官能症等所引起的腹痛,叙述如下。

【病因病机】

寒邪内积:平时过食生冷,寒凝气滞,或脐腹暴受外寒,寒性收引,以致气机痹阻,不通则痛。

饮食停滞:暴饮暴食,食进厚味辛辣或不洁之物,食积化热,壅滞肠间,腑气通降不利,遂成腹痛。

肝郁气滞:情志不遂,肝气郁结,枢机失于条达,以致气滞腹痛。

脏腑阳虚:脾肾阳虚,脾阳虚则运化无权,气血生化之源不足,肾阳虚则命门火衰,不能温煦脏腑经脉,而成虚性腹痛。

【辨证】

(1) 寒邪腹痛:痛势急迫,腹部喜温怕冷,大便溏薄或泄泻,腹中雷鸣,小便清白,口不渴,四肢欠温,舌苔白腻,脉沉紧。寒凝气滞者,则便秘,腹胀拒按。表寒甚者,则兼恶寒发热。

(2) 食滞腹痛:脘腹胀满,痛处拒按,痛则欲泻,泻后痛减,恶食,时时嗳腐吞酸,苔腻,脉滑。食积化热则便泻不爽,口渴,舌苔黄腻,脉滑数。

(3) 肝郁腹痛:腹痛连胁,痛无定处,嗳气频频,常在情志怫郁时发病,多烦善怒,口苦,舌苔薄白,脉弦。

(4) 阳虚腹痛:腹痛隐隐,时作时止,痛时腹部喜按,大便溏泄,面色少华,精神疲乏,腰膝酸沉怯寒,舌质淡胖,舌边缘有齿印,苔白,脉沉细而迟。

【治疗】

(1) 寒邪腹痛

治法:散寒理气。取手、足阳明经和手、足太阴经腧穴。针用泻法,加灸。

针灸处方:中脘　足三里　大横　公孙　合谷

方义:本方用中脘、足三里温中理气,大横、公孙健脾导滞,佐以手阳明经的原穴合谷,既可发汗解表,又可调整传导功能,针灸兼施,可收散寒止痛之效。

对症选穴:泄泻、肢冷,加神阙隔盐艾炷灸。

(2) 食滞腹痛

治法:化食导滞。取任脉及手、足阳明经腧穴。针用泻法。

针灸处方:下脘　梁门　天枢　曲池

方义:下脘、梁门健胃化食,善治脘腹胀痛;天枢、曲池清泄阳明,功能导滞止泻。

对症选穴:口渴加内庭;吞酸加阳陵泉。

（3）肝郁腹痛

治法：疏肝理气。取手、足厥阴经及任脉穴为主。多用针法。

针灸处方：膻中　太冲　内关　阳陵泉

方义：气会膻中配太冲可疏肝理气，阴维内关配阳陵泉能解郁除烦，使肝气和畅，情志怡悦，腹痛自可缓解。

对症选穴：胁痛加期门；上腹痛加中脘；脐腹痛加气海、下脘。

（4）阳虚腹痛

治法：补脾温肾。取俞穴、募穴及任脉腧穴为主，多用灸法。

针灸处方：脾俞　肾俞　章门　关元

方义：本方为俞募配穴法。脾俞、章门健脾补气以生血，肾俞、关元益肾壮阳以祛寒。血主濡之，气主煦之，经脉通利，脏腑得以温养，则虚痛可除。

对症选穴：便溏加足三里、三阴交。

【按语】

针灸治疗腹痛不仅有明显的止痛效果，而且能治疗原发病，如急慢性肠炎、急性阑尾炎、溃疡病等。但对癌瘤、结石等病，有时只能起缓解疼痛的作用，需要配合其他疗法。

237

【成方选辑】

大肠病者，肠中切痛，而鸣濯濯，冬日重感于寒即泄，当脐而痛，不能久立，与胃同候，取巨虚上廉（《灵枢·邪气脏腑病形》）。

肠中切痛而鸣，当脐痛，取巨虚上廉（《卫生宝鉴》）。

绕脐痛，灸水分、天枢、阴交、足三里（《类经图翼》）。

侠脐而痛，上冲心痛，灸天枢（《灸法秘传》）。

脐下冷痛，灸气海、膀胱俞、曲泉（《神灸经纶》）。

肠鸣腹痛，取温溜、足三里、陷谷、漏谷、阳纲、上廉、太白、督俞。肠鸣痛，取三阴交、公孙（《针灸经验方》）。

按腹痛的部位取穴：脐上痛：取下脘（任）、滑肉门（胃）。当脐痛：取神阙（任）。脐旁痛：取天枢（胃）、大横（脾）。脐下痛：取气海（任）、大巨（胃）。少腹痛：取中极（任）、府舍（脾）（《针灸学讲义》）。

十三、泄泻

泄泻又称腹泻，主要症状为大便次数增多，粪质稀薄如糜，甚至如浆水样。

本病概分急性和慢性两类，前者因感受外邪或饮食所伤，实证居多；后者因脾胃虚弱，或肝木侮土，或肾阳式微，虚证居多。

急性泄泻迁延失治,亦可能转为慢性。慢性泄泻每因感染而急性发作,成为虚实夹杂的证候。

凡急慢性肠炎、肠结核、肠功能紊乱、结肠过敏等西医疾病均可参照本病论治。

【病因病机】

急性泄泻:多由饮食生冷不洁之物,或兼受寒湿暑热之邪,外邪食滞扰于肠胃,以致运化、受盛和传导功能失常,水谷相混,清浊不分而成泄泻。

慢性泄泻:多由思虑伤脾,脾胃素虚,或由肝气恣横,乘侮脾土,或由肾阳不振,命门火衰。脾气虚不能消磨水谷,宿食内停,则"水反为湿,谷反为滞";肾阳虚不能助脾腐热水谷,完谷不化,则水湿积滞泛溢肠间,均能导致泄泻。

【辨证】

(1) 急性泄泻:发病紧急,大便次数显著增多,小便减少。感受寒湿则粪便清稀,水谷相杂,肠鸣腹痛拒按,口不渴或渴喜热饮,身寒喜温,舌苔白腻,脉濡缓。甚则腹泻无度,四肢逆冷,脉象沉细或沉伏。感受湿热则便泻稀黄夹有黏液,肛门灼热,小便短赤,身热,口渴喜冷饮,烦躁,舌苔黄腻或黄燥,脉濡数。小儿热泻可出现惊厥、露睛等症。

(2) 慢性泄泻:多由急性泄泻演变而来,便泻次数较少,病程较长。脾虚则大便溏薄,粪内夹有不消化食物,腹满肠鸣,面色萎黄,食减,神疲,舌苔白腻,脉象濡缓。由肝郁侮脾者,发病常与精神抑郁有关,泄泻不爽,常带有青汁,嗳气,腹痛连胁,脉弦。肾虚所致者泄泻在黎明之时,腹部隐隐胀痛,肠鸣漉漉,腹泻如注,完谷不化,腰膝酸软怕冷,面部消瘦黧黑,舌淡苔白,脉沉细。

【治疗】

(1) 急性泄泻

治法:调整肠胃气机。取手、足阳明经腧穴为主。针用泻法,寒证加灸,热证可放血。

针灸处方:天枢　合谷　阴陵泉　上巨虚　下巨虚

方义:天枢是大肠之募,合谷是大肠之原,上巨虚是大肠之下合穴,下巨虚是小肠之下合穴,阴陵泉健脾利湿。数穴同用,能调整胃肠功能,可达止泻止痛目的。

对症选穴:热甚加内庭、商阳、少泽点刺放血;肢冷脉伏加神阙隔姜灸。

(2) 慢性泄泻

治法:健脾、疏肝、温肾。取任脉、足阳明经腧穴及背俞穴。针用补法,并可加灸。

针灸处方：中脘　天枢　足三里

随证加减：脾虚配脾俞、关元俞；肝郁配肝俞、行间；肾虚配肾俞、命门。

方义：本方中脘、天枢、足三里调整肠胃功能，止泻止痛消胀。脾俞、关元俞健脾益气，肝俞、行间疏肝解郁，肾俞、命门温肾壮阳。均属标本兼顾之法。

对症选穴：脘痞加公孙；胁痛加阳陵泉；短气如喘加气海。

【按语】

针灸治疗急慢性泄泻均有较好的疗效，但对于严重失水患者或由恶性病变所引起的泄泻，则当采用综合疗法。

【成方选辑】

大肠病者，肠中切痛而鸣濯濯，冬日重感于寒即泄，当脐而痛，不能久立，与胃同候，取巨虚上廉（《灵枢·邪气脏腑病形》）。

食泄取上下廉。暴泄取隐白。洞泄取肾俞。溏泄取太冲、神阙、三阴交（《神应经》）。

小儿泄泻，灸胃俞、水分、天枢、神阙（《类经图翼》）。

洞泄不止，取肾俞、中脘（《针灸逢源》）。

虚寒久泻，灸关元、中极、天枢、三阴交、中脘、梁门、气海。老人虚泻，灸神阙、关元、脾俞、大肠俞（《神灸经纶》）。

十四、痢疾

痢疾是夏秋季节常见的肠道传染病。临床表现以大便次数增多，粪中带有黏液脓血，腹痛里急后重为主。一般分湿热痢、疫毒痢、噤口痢、寒湿痢、休息痢五种类型。

急性细菌性痢疾、中毒性菌痢和阿米巴痢疾，均可参照以下的论治。

【病因病机】

痢疾多由饮食生冷不洁之物或感受暑湿疫毒所致。外邪与食滞交阻肠腑，大肠传导功能失职，气血凝滞，络脉破损，遂致痢下赤白脓血。邪伤气分，则白多赤少；邪伤血分，则赤多白少，气血两伤，则痢下赤白夹杂。

热重湿轻为湿热痢；湿重热轻为寒湿痢；热毒壅盛，邪陷心营，高热神昏，病情重急为疫毒痢；邪热犯胃，恶心呕吐，病重不食为噤口痢；久痢不愈，正虚邪盛，时发时止为休息痢。

【辨证】

湿热痢：大便次数增多，痢下赤白脓血，腥臭稠黏，腹痛胀坠，里急后重，肛门灼热，初起微恶寒，继则发热，心烦，口渴，舌苔黄腻，脉滑数。

疫毒痢:发病重急,便次频繁,痢下脓血多而粪便少,腐臭异常,腹痛剧烈,里急后重,高热,口渴,烦躁不安,甚则神昏痉厥,舌质深红,苔黄腻,脉细数。

噤口痢:湿热痢的患者,因胃气虚弱,湿热乘虚上犯胃腑,以致恶心干呕,或不思饮食,食入即吐;胸脘懊侬,下痢赤白黏稠,高热,神疲嗜睡,舌质红,苔黄腻,脉象濡数。

寒湿痢:痢下白多赤少,或为纯白黏冻,带有稀水糟粕,腹痛里急后重,形寒,发热不甚,口中淡腻,不渴,舌苔白腻,脉濡缓。

休息痢:痢疾反复发作,病程较长,发作时大便夹有脓血,偶有恶寒发热,里急后重,但较急性痢疾症状轻缓。偏阳虚者面色少华,大便溏薄,夹有白色黏冻,脘痞食少,舌淡苔白,脉濡缓。偏阴虚者大便黏滞带血,午后低热,心烦口干,舌质光绛,脉细数。

【治疗】

治法:清热化湿,调气和血。取手、足阳明经腧穴为主。针用泻法。

针灸处方:合谷 天枢 上巨虚

方义:合谷为大肠之原,天枢为大肠之募,上巨虚为大肠之下合穴,三穴同用,功能通调大肠气血,"行血则脓血自愈,调气则后重自除"。故本方经临床验证,颇具卓效。

随证加减:疫毒痢加大椎、十宣放血,泄热解毒;噤口痢加中脘、内关,和胃止呕;寒湿痢加阴陵泉、气海,益气化湿;休息痢阳虚加脾俞、肾俞,温补脾肾;阴虚加照海、血海,滋阴养血。

【按语】

针灸治疗急性菌痢和阿米巴痢疾均有显著疗效,不但能迅速控制症状,而且能消灭痢疾的病原体。

中毒性菌痢病情危重,需采取综合治疗措施。

【成方选辑】

痢疾合谷三里宜,甚者必须兼中膂(《医学入门》杂病穴法歌,以后简称《杂病穴法歌》)。

白痢:灸大肠俞;赤痢:灸小肠俞(《针灸大成》)。

赤白痢疾,如赤:内庭、天枢、隐白、气海、照海、内关;如白,里急后重,大痛者:外关、中脘、隐白、天枢、申脉(《针灸大成》)。

里急后重:下脘、天枢、照海。赤白痢:长强、命门(《神灸经纶》)。

久痢:中脘、脾俞、天枢、三焦俞、大肠俞、足三里、三阴交,均灸(《神灸经纶》)。

十五、便秘

便秘是指大便秘结不通而言。患者粪质干燥、坚硬,排便艰涩难下,常数日一行,甚至非用泻药、栓剂或灌肠不能排出。

本文论述范围以热秘、气秘、虚秘、寒秘为限。单纯性便秘(习惯性便秘)亦可参照本病论治。

【病因病机】

素来体质阳盛,嗜食辛辣香燥,少食蔬菜,阳明积热,津液受灼,大便干燥而腑气不通,遂成"热秘"。

情志不畅,肝胆气机郁滞,疏泄失职,以致肠腑传导不利而成"气秘"。

病后、产后气血未复,气虚则转运无力,血虚则肠失润下而为"虚秘"。

老年下焦阳气虚惫,温煦无权,阴寒凝结,不能化气布津,排便艰难,是为"冷秘"。

【辨证】

(1) 热秘:大便干结不通,腹部痞满,按之有块作痛,矢气频转,终难排出,烦热口渴,面赤,或伴有头痛,小便短黄,口臭,舌苔黄燥,脉滑实。

(2) 气秘:大便秘而不甚干结,腹部胀痛连及两胁,口苦,目眩,噫气,舌质偏红或微紫,舌苔薄白,脉弦。

(3) 虚秘:腹无胀痛,但觉小腹不舒,有便意而努责乏力,多汗,短气,疲惫,面色少华,心悸,头晕眼花,无力排出大便,粪质松散如糟粕,舌淡白,脉细弱无力。

(4) 冷秘:大便难涩不易排出,甚则脱肛,腹中或有冷痛,面色㿠白,小便清白频数,四肢欠温,腰冷酸软,舌淡苔白,脉沉迟。

【治疗】

(1) 热秘

治法:清热保津。取手、足阳明经腧穴为主。针用泻法。

针灸处方:合谷　曲池　腹结　上巨虚

方义:合谷、曲池泻阳明之热,清热即所以保津。上巨虚是大肠的合穴,配腹结行津液以疏通大肠腑气,此是增水行舟之法。

对症选穴:烦热口渴加少府、廉泉;头痛加印堂;口臭加承浆。

(2) 气秘

治法:疏肝理气。取任脉、足厥阴经腧穴为主。针用泻法。

针灸处方:中脘　气海　行间　阳陵泉

方义：腑会中脘配气海以疏通腑气。足厥阴与足少阳为表里，行间配阳陵泉疏肝理气，解郁利胆，使疏泄有常，腑气通降，则便秘可通。

对症选穴：胁痛甚者加期门、日月；腹胀甚者加大横。

（3）虚秘

治法：补气养血。取足阳明、太阴为主，任脉及背俞为辅。针用补法，并可加灸。

针灸处方：脾俞　胃俞　大肠俞　三阴交　足三里　关元

方义：脾俞、三阴交配胃俞、足三里，为脏腑经络表里配穴法，目的在于鼓舞中气，培生化之源，中焦健旺，自能生气化血。再取关元补下焦元气，配大肠俞，以助排便传送之力。

对症选穴：多汗加阴郄；心悸加内关。

（4）冷秘

治法：补肾助阳。取任脉、足少阴经腧穴为主，背俞穴为辅。针用补法，并可加灸。

针灸处方：气海　照海　石关　肾俞　关元俞

方义：气海、关元俞助阳逐冷，温煦下焦以散凝结。照海、石关、肾俞补益肾气，使肾气复振，能司二便之权，则尿频可止，便秘可通。

对症选穴：脱肛加长强、百会；腰痛加委中。

【按语】

针灸治疗单纯性便秘效果较好。患者应注意改变偏食习惯，多吃蔬菜水果，进行适当的体育锻炼，养成定时排便习惯。

【成方选辑】

热秘，气秘，取长强、大敦、阳陵泉（《针灸大成》引《医学入门》杂病穴法歌》）。

大便秘，补支沟、泻足三里（《医学入门》）。

大便难，用力脱肛，取内关、照海、百会、支沟（《针灸大全》）。

大便虚秘：补支沟，泻足三里，效可拟（《席弘赋》）

大便秘，寒气结，取石关（《针灸全书》）。

十六、脱肛

脱肛又名直肠脱垂，是指直肠下端脱出肛门之外而言。本病常见于老人、小儿和多产妇女。

【病因病机】

脱肛的成因，多由久痢、久泻，以及妇女生育过多，体质虚弱，中气下陷，收摄无权所致。亦有因便秘、痔疮等病,湿热郁于直肠,局部肿胀,里急后重,排便时过度努责,约束受损而致脱肛者。

【辨证】

虚证:发病缓慢,初起仅在大便时感觉肛门坠胀,肠端轻度脱垂,便后能自行回纳。迁延失治则稍有劳累即发,直肠脱垂程度日趋严重,不能自行回缩,必须推托方能复位。面色萎黄,神疲乏力,心悸,头晕,舌苔薄白,脉象濡细。

实证:多见于痢疾急性期和痔疮发炎时,便前自觉肛门坠胀,便意频急,以求通便为快,于是努责不遗余力,迫使直肠脱垂,伴有局部红肿、灼热、痛痒等症。

【治疗】

治法:虚证益气升提,实证清泄湿热。取督脉、足太阳经腧穴。虚证用补法,实证用泻法。

针灸处方:百会　长强　大肠俞　承山

方义:足太阳经脉循尾骶,取承山配大肠俞可促进直肠回收;长强为督脉之别络,位近肛门,针刺可调节肛肌的约束;百会是督脉与三阳经气的交会穴,气为阳,统于督脉,故灸之阳气旺盛,有升提收摄之功。数穴同用,则陷者能举,脱肛自收。

对症选穴:虚证加气海、足三里、脾俞;实证加曲池、阴陵泉。

【按语】

脱肛反复发作,局部感染溃疡者,可配合洗药、敷药治疗。

【成方选辑】

病寒冷脱肛出,灸脐中,随年壮。脱肛初愈,灸横骨百壮,又灸龟尾七壮。龟尾即后穷是也(《千金要方》)。

脱肛,取大肠俞、百会、长强、肩井、合谷、气冲(《医学纲目》)。

大肠虚冷,脱肛不收,取内关、百会、命门、长强、承山(《针灸大全》)。

脱肛久痔:取二白、百会、精宫、长强(《针灸大成》)。

洞泄寒中脱肛者,灸水分百壮(《类经图翼》)。

脱肛由气血虚而下陷,灸脐随年壮,长强三壮,水分百壮(《针灸逢源》)。

十七、胁痛

胁痛泛指一侧或两侧的胁肋部疼痛而言。胁痛与肝胆的关系甚为密切。

胁痛可见于肝、胆囊、胸膜等急慢性疾患以及肋间神经痛等。

【病因病机】

肝胆位于胁部,其脉分布两胁。情志不遂,肝气郁结,失于条达,或伤于酒

243

食,积湿生热,移于肝胆;或外感湿热,郁于少阳,枢机不利;或跌仆闪挫,胁肋络脉损伤,停瘀不化,均可导致肝胆疏泄功能失职,经脉气机阻滞,血运不畅而发生胁痛。

此外,久病精血亏损,肝络失养;或因湿热久羁,郁火伤阴,络脉失濡,亦可发生胁痛。

【辨证】

(1) 肝郁胁痛:胁肋作痛或左或右,痛无定处,常因情志波动时发作。伴有胸闷,嗳气泛酸,善怒少寐等症,舌苔薄白,脉象弦劲。

(2) 湿热胁痛 胁痛偏于右侧,如刺如灼,急性发作时伴有恶寒发热,口苦,心烦,恶心呕吐,畏进油腻饮食,舌苔厚腻或黄腻,脉象弦数。

(3) 瘀血胁痛:胁痛固定不移,持续不断,有慢性胁痛或跌仆损伤病史,胁下胀痛拒按,或有痞块,舌质偶见瘀点、瘀斑,脉弦或细涩。

(4) 阴虚胁痛:胁痛隐隐,痛无定处,无膜胀重着感,劳累和体位变动时疼痛明显,面色少华,颧红,低热,自汗,头晕目眩,心悸,舌质偏红少苔,脉象细数。

【治疗】

(1) 肝郁胁痛

治法:疏肝解郁。取足厥阴、少阳经腧穴为主,任脉及背俞穴为辅。针宜泻法。

针灸处方:中庭 肝俞 期门 侠溪

方义:期门为肝之募穴,配肝俞为俞募配穴法,功能疏肝理气;侠溪为胆之荥穴,配中庭善解少阳之郁火,止胸胁疼痛。

对症选穴:泛酸加胃俞;少寐加神门。

(2) 湿热胁痛

治法:清热化湿,疏肝利胆。取足厥阴及手、足少阳经腧穴为主,针用泻法。

针灸处方:期门 日月 支沟 阳陵泉 太冲

方义:期门、日月是肝胆之气募集之处,泻之能疏利肝胆的气血;支沟、阳陵泉是治疗胁痛的成方,泻之能和解少阳而清热化湿。太冲为肝经原穴,疏泄肝气。治疗胁痛,诸穴有协同作用。

对症选穴:热重加大椎;呕恶、腹胀加中脘、足三里;心烦加郄门。

(3) 瘀血胁痛

治法:活血通络,行气止痛。取足厥阴、少阳经腧穴为主,足太阴和背俞穴为辅。针用泻法。

针灸处方:大包 京门 行间 膈俞 三阴交

方义:膈俞为血会,配三阴交以活血;大包是脾之大络,配京门以通络;行间疏肝行气,气行则血行,血行则络通,而胁痛可止。

对症选穴:跌仆损伤,可结合痛部取穴。

(4)阴虚胁痛

治法:滋阴养血,和络定痛。取足太阴、阳明及手少阴经腧穴为主。针用补法。

针灸处方:阴郄　心俞　血海　三阴交

方义:汗为心之液,阴郄配心俞敛汗以养阴;血为阴之类,血海配三阴交补阴以养血,使阴血充沛,络脉得其濡养,则虚性胁痛可平。这是开源节流的治法。

对症选穴:潮热加膏肓;头晕加百会隔布灸。

【按语】

急慢性肝炎、胆囊炎、胆石症、胸膜炎及其后遗症所引起的胁痛,以及闪挫胁痛、肋间神经痛等,均可参考本病施治。

【成方选辑】

太白主胸胁胀切痛;阳辅主胸胁痛;环跳、至阴主胸胁痛无常处、腰胁相引急痛;大包主胸胁中痛(《针灸资生经》)。

胸连胁痛,取期门、章门、丘墟、行间、涌泉(《针经摘英集》)。

胸胁痛,取天井、支沟、间使、大陵、三里、太白、丘墟、阳辅(《神应经》)。

一切游走气攻胸胁疼痛,语言咳嗽难,不可转侧,取支沟,刺委中出血(《玉龙经》)。

十八、黄疸

黄疸以目黄、肤黄、尿黄为主要症状,其中尤以目睛黄染为重要特征。

黄疸可见于西医多种疾病。临床上常见的急慢性肝炎、胰腺炎、胆囊炎、胆石症、肝硬化等伴有黄疸者,可参照本病辨证论治。

【病因病机】

阳黄:多因外感湿热之邪,内蕴于肝胆,湿郁热蒸,以致疏泄功能失常,胆液横溢而成阳黄。若感受疫毒,则病势更为暴急。

阴黄:多因酒食不节,饥饱失宜,或思虑劳倦过度,均能损伤脾胃,健运失常,湿郁气滞,以致胆汁排出不畅而淤积,外溢肌肤而渐成阴黄。

黄疸的病机总是胆液不循常道,上泛于目则目似淡金;外溢肌肤则肤黄如染;渗于膀胱则尿黄短涩,形成黄疸的主证。阳黄多属外感,病程较短,阴黄多属内伤,病程较长。但阳黄迁延日久,亦可能转为阴黄,阴黄复感外邪,亦可出现阳黄,形成虚实夹杂的证候。

【辨证】

(1) 阳黄:目肤色黄,鲜明如橘,发热,口干苦,渴喜冷饮,腹部胀满,胸中懊恼,小便短黄,大便秘结,舌苔黄腻,脉象弦数。若热毒内陷,可见神昏、发斑、出血等重症。若湿重于热,则黄疸略欠鲜明,发热较轻,脘痞,便溏,口渴不甚,苔腻微黄,脉象濡数。

(2) 阴黄:目肤俱黄,其色晦黯,或如烟熏,神疲,畏寒,纳少,脘痞,大便不实,口淡不渴,舌质淡苔腻,脉濡缓或沉迟。若胁下癥积胀痛,腹胀形瘦,饮食锐减,舌质微紫,或有瘀斑,舌苔剥蚀,脉象细涩,多为瘀血证候,或有恶性病变可能。

【治疗】

(1) 阳黄

治法:疏肝利胆,清热化湿。取督脉、足厥阴、少阳经腧穴为主。毫针泻法。

针灸处方:至阳　腕骨　阳陵泉　太冲

方义:阳黄的病机偏于湿热,故取至阳宣发督脉经气,配合腕骨疏泄太阳,清化在表之湿热;阳陵泉为足少阳的合穴,太冲为肝的原穴,泻之疏肝利胆,清化在里之湿热,使热退湿除,肝疏胆利,胆汁循于常道,则黄疸可退。

对症选穴:热重加大椎;神昏加人中、中冲、少冲(放血);湿重加阴陵泉;脘痞便溏加足三里。

(2) 阴黄

治法:健脾利胆,温化寒湿。取足阳明、太阴经腧穴及背俞穴为主。平补平泻,并用灸法。

针灸处方:脾俞　足三里　胆俞　阳陵泉　三阴交　气海

方义:阴黄的病机偏于寒湿,灸脾俞、足三里温运脾胃而化寒湿。针阳陵泉、胆俞利胆以退黄。阴黄日久,每因气滞血瘀,导致胁肋胀痛,甚至形成癥积,可取三阴交、气海行气活血,这是寓泻于补的治法。

对症选穴:神疲畏寒加命门、关元;大便溏薄加天枢。

【按语】

针灸治疗急性黄疸性肝炎有显著效果。其他疾病引起的黄疸,亦可参照本病配合治疗。

【成方选辑】

黄疸四肢俱肿,汗出染衣,取公孙、至阳、百劳、腕骨、中脘、三里(《针灸大全》)。

黄疸发虚浮,取腕骨、百劳、三里、涌泉、中脘、膏肓、丹田、阴陵泉(《针灸大成》)。

酒疸,身目俱黄,心痛,面赤斑,小便不利:公孙、胆俞、至阳、委中、腕骨、神门、小肠俞(《针灸集成》)。

脾疸口甘病,取脾俞、阴陵泉(《针灸逢源》)。

急黄,灸巨阙五七壮(《针灸逢源》)。

瘟疫六七日不解,以致热入血室,发黄身如烟熏,目如金色,口燥而热结,砭刺曲池出恶血,或用锋针刺肘中曲泽之大络(《针灸逢源》)。

十九、臌胀

臌胀是指腹部肿胀膨隆如鼓之类的病症,因肿胀以腹部为主,故又称"单腹胀"。临床上根据证候表现不同,一般分为气臌、血臌、水臌三类。

臌胀可见于多种疾病的晚期,如各种类型的肝硬化、结核性腹膜炎、黑热病、血吸虫病、疟疾以及腹腔内恶性肿瘤等。

【病因病机】

臌胀的成因,多由抑郁伤肝,肝郁气滞,气病及血,络脉瘀阻,久之肝病及脾,脾病则输布失职,水湿内停,形成臌胀。

或因嗜酒无度,助湿伤脾,由脾虚导致肝郁,健运疏泄失职,水谷精微不归正化,反致湿浊内聚阻遏气机,水停于腹而成臌胀。

此外,亦有因感受水毒、虫积,久延失治而成臌胀者。

臌胀的病机以肝脾病变为多,久病亦可导致肾虚,而形成气滞、血瘀、水停等错综复杂的病理变化。

【辨证】

(1)气臌:腹部膨隆、膜胀,肤色不变,按之陷而即起,恼怒后胀势更剧,嗳噫或转矢气则舒,腹部叩之如鼓,脘胁痞满,小便短黄,大便不爽或秘结,苔薄白,脉弦细。

(2)水臌:腹部胀大如蛙,皮肤光亮,按之凹陷,移时方起,或有下肢水肿,脘腹膜胀,面色滞黄,怯寒,神倦,小便不利,大便溏薄,苔白腻,脉象沉缓。

(3)血臌:脘腹胀大坚硬,脐周青筋暴露,胁下癥结,痛如针刺,皮肤甲错,面色黄滞晦黯,或见赤丝缕缕,头颈胸臂可出现血痣,潮热,口干不欲引饮,大便或见黑色,舌质紫黯,或有瘀斑,脉细弦或涩。

【治疗】

(1)气臌

治法:疏肝理气,和中消胀。取足厥阴、阳明经及任脉腧穴。针宜泻法。

247

针灸处方：膻中　中脘　气海　足三里　太冲

方义：治疗气臌以理气为主，故本方取膻中理上焦之气，中脘疏中焦之气，气海调下焦之气。因气滞由肝郁所致，故取肝原太冲疏肝解郁。木郁则土郁，故取足三里和胃消胀。

对症选穴：便秘加腹结；胁痛加阳陵泉、支沟；尿黄加阴陵泉。

（2）水臌

治法：健脾益肾，调气行水。取足太阴、少阴、任脉经腧穴为主，背俞穴为辅。针用泻法，背俞、水分宜灸。

针灸处方：脾俞　肾俞　水分　复溜　公孙

方义：水分是消腹水的要穴。脾主运化水湿，肾主开阖水道，故取脾俞、公孙健脾理气以化水湿，肾俞、复溜温补肾气以开水道。脾肾之气健旺，则湿化水行而肿胀自消，所以说治水者，当兼理气，盖气化水自化也。

对症选穴：大便溏薄加天枢、上巨虚；怯寒灸命门、气海俞。

（3）血臌

治法：疏通肝脾，活血化瘀。取肝、脾之募穴及任脉之穴为主。针用泻法。

针灸处方：期门　章门　石门　三阴交

方义：血臌多由胁下结演变而成，胁下癥结同肝脾疾患，故取肝募期门和脾募章门疏通二脏的气血。腹为阴，三阴交是足三阴经交会的枢纽，配石门有活血化瘀、通脉散结之效。

对症选穴：膜胀加梁门；黄疸加阳纲、腕骨；潮热加太溪、膏肓。

【按语】

臌胀的病因病机极为复杂，病情危重者必须综合治疗，并应与肾炎水肿作鉴别。

【成方选辑】

水鼓，四肢浮肿，取支沟、水分、关元（《玉龙经》）。

单蛊胀，取气海、行间、三里、内庭、水分、石关（《针灸大成》）。

鼓胀在上，灸于上脘；在中，灸于中脘；在下，灸于下脘，或灸气海。至若胀及两胁，灸期门；胀及腰背，灸胃俞；胀至两腿，灸足三里；胀至两足，灸行间（《灸法秘传》）。

腹中气胀，取脾俞、章门（《神灸经纶》）。

二十、脚气

脚气的主要症状是足胫软弱乏力，步履艰难，故有"脚弱"、"软脚病"等名称。

临床上称足胫浮肿为湿脚气,足胫不肿为干脚气。在病程中突然发生心悸、气喘、呕恶等症,为脚气冲心。

因饮食偏嗜或因病引起的维生素 B_1 缺乏的脚气病、营养不良性浮肿均可参考本病施治。

【病因病机】

脚气的形成,多因常吃精米白面,菜蔬摄入不足,偏食酒酪甘肥,酿湿生热;或因久患泻利,脾虚生湿,湿郁化热,下注足胫;或因涉水冒寒,久处湿地,寒湿乘虚侵袭下肢筋脉,以致气血壅滞而成湿脚气。

素来肝肾阴虚,湿邪易从热化,由热化燥,津血不足,遂致筋脉肌肉失养,患肢日渐萎缩而成干脚气。

脚气迁延失治,正气日虚,水湿热毒之邪循经上犯,犯于胃则恶心呕吐,犯于肺则喘息唇紫,犯于心则心悸烦躁,甚至神志昏糊,语言错乱,成为脚气冲心。

【辨证】

(1) 湿脚气:足胫浮肿,脚趾疼痛麻木,其势逐渐向上蔓延,腿膝沉重酸软,步行乏力,行动不便。偏于寒湿者,足胫怯寒喜温,偏于湿热者,足胫灼热喜凉,或有恶寒发热,小便短少。舌苔白腻或浮黄,脉象濡数。

(2) 干脚气:两足无力,腿膝麻木疼痛,时感筋肉挛急,活动欠利,足胫肌肉逐渐萎缩,甚至顽麻痿废,便秘溲黄,舌质淡红,苔薄白或少苔,脉象细数。

(3) 脚气冲心:足胫肿痛或萎细麻木,步行乏力,突然气急,心悸,恶心呕吐,胸中懊侬,重症则神昏烦躁,语言错乱,唇舌发绀,脉象细数无力。

【治疗】

(1) 湿脚气

治法:疏通经络,清化湿热。取足太阴、阳明、少阳经腧穴为主,经外奇穴为辅。偏寒湿者加灸,偏湿热者可放血。

针灸处方:足三里　三阴交　阳陵泉　八风

方义:湿为阴邪,其性趋下,本病为湿邪逗留下肢,壅阻经隧所致,故取足三里、三阴交振奋脾胃气机,以泻太阴、阳明之湿。风能胜湿,少阳为风木之经,故取阳陵泉、八风疏风化湿以泄热,湿热既清,则筋脉和利而肿痛可消。

对症选穴:恶寒发热加合谷、大椎、外关;小便短少加阴陵泉、昆仑。

(2) 干脚气

治法:养血滋阴。取足阳明、太阴经腧穴为主,足少阴、少阳经腧穴为辅。针用补法。

针灸处方:解溪　阴市　复溜　血海　照海　悬钟

方义：本方取解溪、阴市、血海补脾胃以资气血，照海、悬钟、复溜补肾阴益精髓，使气血精髓充沛，筋骨得以濡养，则可防痿健步。

对症选穴：转筋加承山；腰痛加委中；膝肿加膝眼、风市。

（3）脚气冲心

治法：降气泻肺，泄毒宁心。取手太阴、厥阴和手、足少阴经腧穴为主，任脉、足阳明经腧穴为辅。针用平补平泻。

针灸处方：尺泽　膻中　劳宫　神门　足三里　涌泉

方义：本方尺泽、膻中泻肺降气；劳宫、神门宁心安神；足三里和胃降浊；涌泉引湿毒下行。

对症选穴：神昏加人中；虚脱灸气海、关元。

【按语】

本病用针灸治疗能改善患者的营养代谢功能，有较好的疗效。但对食源性的脚气病，应配合饮食疗法，以提高疗效。脚气冲心宜采用综合疗法。

【成方选辑】

香港脚初发转筋者，灸承山、承筋二穴；哕逆者灸涌泉。若从头连至背痛，寒热如疟，及腰痛者，灸委中；头项背痛，随身痛即灸，不在正穴也（《外台秘要》）。

若气上击心不退，急灸手心三七炷，气即便退。……又若已灸脚而胸中气扰不下满闷者，宜灸间使五十炷，两手掌横文后，一云三寸，两筋间是也（《外台秘要》）。

寒湿脚气，发热大痛，取照海、太冲、委中、三阴交。干脚气，膝头并内踝及五指疼痛，取照海、膝关、昆仑、绝骨、委中、阳陵泉、三阴交（《针灸大全》）。

脚气冲心，宜四物加炒柏；再宜涌泉穴用附子津拌贴，以艾灸泄引其热（《金匮钩玄》）。

若未出皮肤，在荣卫刺痛者，随痛处急宜灸三五炷即瘥，不必要在孔穴也（《杂病广要》）。

二十一、水肿

水肿，又名"水气"。指人体水液潴留，泛溢肌肤，引起头面、目窠、四肢、腹部甚至全身水肿而言。

水肿根据临床表现概分为阳水、阴水两类。阳水发病较急，多从头面部先肿，肿势以腰部以上为著。阴水发病较缓，多从足跗先肿，肿势以腰部以下为剧。

水肿可见于多种疾病，如心性水肿、肾性水肿、营养性水肿等，均可参考本病诊治。

【病因病机】

阳水:多因冒雨涉水,浴后当风;或肌肤疮疖,热毒内陷,以致肺失通调,脾失输布,水湿内停,泛滥肌肤,而成水肿。

阴水:多因饥饱失宜,脾气虚弱;或劳倦纵欲,伤及肾气。脾虚则运化无权,水湿内潴,肾虚则气化失职,开阖不利,导致水邪泛滥,而成水肿。

阳水多属实证,阴水多属虚证。阳水迁延不愈,正气渐伤,则可转为阴水。阴水复感外邪,肿势增剧,亦可出现阳水证候。

水肿重症,水邪上泛高原,可出现水毒凌心犯肺的危象。

【辨证】

(1) 阳水:头面先肿,渐及全身,腰部以上肿甚,按之凹陷恢复较快,皮肤光泽,小便短少,伴有恶寒发热,肢体酸痛,咳嗽气粗。偏于风寒者,形寒无汗,舌苔白滑,脉象浮紧。偏于风热者,咽喉肿痛,舌苔薄黄,脉象浮数。

(2) 阴水:足跗先肿,渐及周身,腰部以下肿甚,按之凹陷恢复较慢,皮肤晦黯,小便短少。兼脘痞,便溏,四肢倦怠,舌苔白腻,脉象濡缓,属脾虚。兼腰痛腿酸,肢冷,神疲,舌淡苔白,脉沉细弱,属肾虚。

水肿晚期,可出现小便极少,腹大胸满,喘咳,心慌,甚至尿闭,恶心,呕吐,口有秽味,齿鼻衄血,神昏,谵语,瘛疭等,此属水毒凌心犯肺的危候。

【治疗】

(1) 阳水

治法:疏风利水,清热散寒。取手、足太阴及手阳明经腧穴为主,背俞穴为辅。针用泻法。

针灸处方:肺俞　三焦俞　偏历　阴陵泉　合谷

方义:上部肿甚,治宜发散。本方取肺俞配偏历宣肺散寒,外关配合谷发汗清热,使在表的风湿得从汗解。佐以三焦俞通调水道,阴陵泉健脾利水,使在里的水邪下输膀胱。表里分消,可收疏风消肿之效。

对症选穴:咽痛加少商(点刺出血);面部肿甚加水沟。

(2) 阴水

治法:健脾温肾,助阳利水。取任脉、足阳明、足少阴经腧穴及背俞穴。针用泻法并灸。

针灸处方:脾俞　肾俞　水分　气海　太溪　足三里

方义:下部肿甚,治宜分利。故本方取脾俞配足三里健脾化湿,肾俞配太溪温补肾阳,重灸气海助阳化气,水分分利水邪,气行则水行,水行则肿消。

对症选穴:脘痞加中脘;便溏加天枢。

【按语】

水肿病后期,出现水毒凌心犯肺证候,可针内关、神门、尺泽、中脘、气海、十宣、人中、血海、太冲等穴急救,并须立即采取综合治疗措施。

【成方选辑】

水肿,针水沟,灸水分(《针灸资生经》)。

四肢面目浮肿,大热不退,取照海、人中、合谷、足三里、临泣、曲池、三阴交(《针灸大全》)。

二十二、消渴

消渴以多饮、多食、多尿为主症。因患者小便甘甜,故又称糖尿病。本病应与尿崩症、神经性多尿作鉴别。

【病因病机】

五志过极,精神烦劳,心火偏亢,消烁肺阴,以致口渴多饮,发为上消。或因偏嗜甘肥酒辛,脾胃积热,化燥伤津,遂致消渴善饥,发为中消。或因恣情纵欲,房室不节,肾精亏耗,封藏失职,以致尿多而浑,发为下消。

消渴虽有上消属肺,中消属胃,下消属肾之分,但其病机主要是阴虚燥热。阴虚为本,燥热为标。两者往往互为因果,燥热甚则阴愈虚,阴愈虚则燥热愈甚。

消渴日久,阴津极度损耗,阴虚阳浮,可出现烦渴、头痛、恶心、呕吐、腹痛、唇红、舌干和呼吸深快证候,甚至出现昏厥、虚脱等危象。

本病常可并发白内障、雀目、疮疖、痈疽、水肿等。

【辨证】

上消:以烦渴多饮、口干舌燥为主,兼见尿多,食多,舌尖红,苔薄黄,脉象洪数。

中消:食量倍增,消谷善饥,嘈杂,烦热,多汗,形体消瘦,或大便干结。兼见多饮,多尿。舌苔黄燥,脉象滑数。

下消:小便频数,量多而略稠,口干舌燥,渴而多饮,头晕,目糊,颧红,虚烦,善饥而食不甚多,腰膝酸软,舌质红,脉象细数。久病阴虚及阳,可兼见面色黧黑,畏寒肢冷,尿量特多,男子阳痿,女子经闭,舌质淡,苔白,脉沉细无力。

【治疗】

治法:上消取手太阴、少阴经腧穴为主;中消取足阳明、太阴经腧穴为主;下消取足少阴、厥阴经腧穴为主,辅以背俞穴及经外奇穴。补泻兼施。

针灸处方:上消:少府　心俞　太渊　肺俞　胰俞

　　　　　中消:内庭　三阴交　脾俞　胃俞　胰俞

　　　　　下消:太溪　太冲　肝俞　肾俞　胰俞

方义:胰俞为治疗上中下三消的经验穴,位于背部,当第8胸椎棘突下旁开1.5寸取穴。上消宜清心肺,故取少府、心俞泻心火,太渊、肺俞补肺阴。中消宜调脾胃,故取三阴交、脾俞补脾以布津液,内庭、胃俞以清胃热。下消宜治肝肾,故取太溪、肾俞补肾纳气,太冲、肝俞平肝降火。

对症选穴:口干舌燥加廉泉、承浆;嘈杂善饥加中脘、内关;目糊加光明;头晕加上星;阳虚灸命门。

【按语】

糖尿病患者正气虚弱,极易并发感染,针刺时必须注意严格消毒。

如发现病人有恶心、呕吐、腹痛、呼吸困难、嗜睡,甚则昏迷,呼吸深大而快、呼气中有酮味(如烂苹果味)者,甚至可见血压下降、循环衰竭,是糖尿病引起酸中毒,病情危险,宜中西医结合及时抢救。

【成方选辑】

承浆、意舍、关冲、然谷,主消渴嗜饮(《千金要方》)。

消渴,水沟、承浆、金津、玉液、曲池、劳宫、太冲、行间、商丘、然谷、隐白(《神应经》)。

消渴,承浆、太溪、支正、阳池、照海、肾俞、小肠俞、手小指尖头,用灸法(《神灸经纶》)。

糖尿病,肺俞、肝俞、脾俞、肾俞、廉泉、中脘、关元、太渊、神门、三阴交、然谷。间日一次,用中刺激。命门与关元,每日用艾条灸治(《中国针灸学》)。

二十三、胸痹

胸痹指胸膺疼痛而言。轻者仅感胸闷如塞,重者胸痛如绞,并有短气、喘息等症。

本病多见于患有慢性心肺疾病的老年人,如冠状动脉硬化性心脏病、慢性气管炎、肺气肿等,均可发生胸痛。

【病因病机】

胸痹的成因,多由老年心肺气虚,恣食甘肥生冷,或思虑过度,以致脾虚生湿,湿痰内蕴,胸阳不展,气机阻滞而发生胸痛,其痛比较轻缓。若暴受寒邪,寒性收引,夹痰浊阻遏络脉,则胸痛势重而急。

胸痹日久,痰浊与寒邪不化,脉络日益痹阻,由气滞导致血瘀,则胸阳愈衰,

253

阴浊愈盛,酿成胸痛如绞如刺的重症。

若胸痛伴有咳嗽、气喘、咯痰等症,多属肺脏疾病。若胸痛偏于左侧,伴有心慌、短气等症,多属心脏疾患。

【辨证】

(1)虚寒证:胸痛彻背,心悸,胸闷短气,恶寒,肢冷,受寒则甚,舌苔白滑或腻,脉沉迟。

(2)痰浊证:胸闷如窒而痛,或痛引背部,气短喘促,咳嗽,痰多黏腻色白,舌苔白腻,脉象濡缓。

(3)瘀血证:胸痛如刺,或绞痛阵发,痛彻肩背,胸闷短气,心悸,唇紫,舌质黯,脉细涩或结代。

【治疗】

(1)虚寒证

治法:助阳散寒。取背俞穴和手少阴、厥阴经腧穴。针后加灸。

针灸处方:心俞　厥阴俞　内关　通里

方义:本方取心俞、厥阴俞助心阳而散寒邪,内关、通里是心经和心包经的络穴,能活血通络而止痛。

对症选穴:恶寒加灸肺俞、风门;肢冷加灸气海或关元。

(2)痰浊证

治法:通阳化浊。取任脉、手厥阴、手太阴和足阳明经腧穴。针用泻法。

针灸处方:巨阙　膻中　郄门　太渊　丰隆

方义:巨阙是心经募穴,郄门是心包经郄穴,二穴同用可振奋心阳,配气会膻中调气止痛,配太渊、丰隆蠲化痰浊。

对症选穴:背痛加肺俞、心俞,可拔火罐;短气灸气海俞、肾俞。

(3)瘀血证

治法:活血化瘀。取心的俞、募穴及任脉、手少阴经腧穴。针用泻法。

针灸处方:膻中　巨阙　膈俞　阴郄　心俞

方义:阴郄是心经的郄穴,配俞募穴心俞和巨阙,能缓解心绞痛,膻中、膈俞行气活血。气行则血行,血行则瘀化,瘀化则经脉通畅,通则不痛。

对症选穴:唇舌紫绀可取少商、少冲、中冲点刺出血。

【按语】

胸痹如心痛剧烈,手足青至节,汗出肢冷,脉沉细者,多见于心绞痛、急性心肌梗死等疾患,应采取综合治疗。

此外,胸膈、食道肿瘤早期亦可出现胸闷、胸痛,宜加以鉴别。

【成方选辑】

胸痹,取太渊(《神应经》)。

胸膈疼痛,取期门、内关、太冲(《针灸全书》)。

气攻胸痛,取照海、通里、大陵(《针灸大成》)。

胸中引胁痛,大陵、期门、膻中、劳宫(《针灸大成》)。

二十四、惊悸

惊悸,又名心悸、怔忡,以心中悸动、胸闷心慌、善惊易恐为主症。

风湿性心脏病、冠状动脉硬化性心脏病、肺源性心脏病以及神经官能症等出现心悸,均可参考本病论治。

【病因病机】

平素心气怯弱,或久病心血不足,骤遇惊恐,则"心无所依,神无所归",心神不宁而为心悸。

饮食伤脾,湿盛生痰,思虑烦劳,气郁化火,以致痰火内扰,使"心脏之气不得其正",遂成心悸。

久患痹证,风寒湿热之邪,内侵于心,心脉痹阻,气滞血瘀,而成怔忡,甚至损及心阳,出现衰竭危象。

【辨证】

(1) 气虚心悸:心脏悸动不宁,难以自主,善惊易恐,短气,手心多汗,神倦,不易入睡,静卧休息,症状可自动减轻,舌苔薄白,脉细数。

(2) 血虚心悸:心悸不宁,思虑劳累尤甚,面色少华,头晕目眩,短气,舌质淡红,脉细数。若心中烦热,少寐多梦,口干,耳鸣,面赤升火,舌尖深红,脉细数,则为阴虚火旺。

(3) 痰火心悸:心悸时发时止,烦躁不宁,胸闷,头晕,失眠多梦,容易惊醒,口苦,咳嗽咯痰黏稠,小便黄,大便不爽,舌苔黄腻,脉滑数。

(4) 血瘀心悸:心悸持续多年,日渐加重。动则气喘,或有阵发性胸痛,面色黄瘦,唇舌紫黯,脉象细涩结代。甚至心阳不振,怔忡不已,形寒肢冷,咳喘不能平卧,冷汗,浮肿,脉微欲绝。

【治疗】

(1) 气虚心悸

治法:益气安神。取手少阴、厥阴经腧穴及俞募穴。针宜补法。

针灸处方:心俞　巨阙　间使　神门

方义:心俞、巨阙为俞募配穴法,功能调补心气;间使、神门宁心安神,主治心

255

悸、心痛。

对症选穴:善惊加大陵;多汗加膏肓俞。

（2）血虚心悸

治法:养血定悸。取手少阴、足阳明经穴及背俞穴。针宜补法,加灸。

针灸处方:膈俞　脾俞　通里　神堂　足三里

方义:血会膈俞,配神堂补血养心,配通里安神定悸。血液的生成,赖水谷精微所化,故取脾俞、足三里健运中焦以助生血之源。

对症选穴:烦热加劳宫;耳鸣加中渚;虚火面赤加太溪。

（3）痰火心悸

治法:清火化痰。取手三阴经及足阳明经腧穴。针宜泻法。

针灸处方:灵道　郄门　肺俞　尺泽　丰隆

方义:方中灵道、郄门安神止悸,尺泽、肺俞泻肺清火,丰隆和中化痰,痰火既除,则咳喘心悸可平。

对症选穴:失眠加厉兑;便秘加大肠俞。

（4）瘀血心悸

治法:活血强心。取手少阴、手厥阴、足太阴、任脉经腧穴。平补平泻。

针灸处方:曲泽　少海　气海　血海

方义:心包是心的宫城,故取二经的合穴曲泽和少海,强心定悸止痛,以治其标。心气虚弱则血运不畅以致心脉瘀阻,心阳不振,故灸气海助阳益气,针血海活血化瘀,以治其本。

对症选穴:脉微欲绝加内关、太渊;浮肿加灸水分。

【按语】

针灸治疗心悸不仅能控制症状,而且对疾病的本身也有调整和治疗作用。但在器质性心脏病出现心衰倾向时,则应针对病情的轻重缓急,及时采用综合治疗措施。

【成方选辑】

心惊恐,取曲泽、天井、灵道、神门、大陵、鱼际、二间、液门、少冲、百会、厉兑、通谷、巨阙、章门（《神应经》）。

心脏诸虚,怔忡惊悸,取内关、阴郄、心俞、通里（《针灸大全》）。

心惕惕失智:内关、百会、神门（《针灸集成》）。

二十五、不寐

不寐,通称失眠。轻症不易入睡,或入睡并不困难,但易于醒觉。重症通宵达旦不能成寐,以致变证丛生。

有因一时情绪紧张或因环境吵闹、卧榻不适等引起失眠者,不属病理范围,只要解除有关因素即可恢复正常。因发热、咳喘、疼痛等疾患引起的失眠,则应着重处理原发病。

神经衰弱、贫血等引起的失眠,可参照本病诊治。

【病因病机】

本病多因思虑忧愁,操劳太过,损伤心脾,气血虚弱,心神失养。或因房劳伤肾,肾阴亏耗,阴虚火旺,心肾不交。或因饮食所伤,脾胃不和,湿盛生痰,痰郁生热,痰热上扰心神。或因抑郁恼怒,肝火上扰,心神不宁等,均可导致失眠。

【辨证】

（1）心脾两虚：夜来不易入寐,寐则多梦易醒,心悸,健忘,容易出汗,面色少华,精神疲乏,脘痞,便溏,舌质淡,苔薄白,脉细弱。

（2）阴虚火旺：虚烦不寐,或稍寐即醒,手足心热,惊悸,出汗,口干咽燥,头晕耳鸣,健忘,遗精,腰酸,舌质红,脉细数。

（3）胃腑不和：睡眠不实,心中懊侬,脘痞,嗳气,头晕目眩,甚则呕哕痰涎,舌苔黄腻,脉滑或弦。

（4）肝火上扰：头晕而痛,不能入眠,多烦易怒,目赤耳鸣,或伴有胁痛、口苦,舌苔薄黄,脉弦数。

【治疗】

（1）心脾两虚

治法：补气养血。取手少阴、足太阴经穴和背俞穴。针宜补法,针灸并用。

针灸处方：脾俞　心俞　神门　三阴交

方义：脾俞、三阴交健脾益气养血,心俞、神门养心安神定悸,使气能化血,血能养心,心能藏神,则睡眠可佳。

对症选穴：多梦加神门、魄户；健忘灸志室、百会。

（2）阴虚火旺

治法：滋阴降火。取手、足少阴和手、足厥阴经腧穴。针宜补泻兼施。

针灸处方：大陵　太溪　神门　太冲

方义：大陵降心火,太溪滋肾阴,太冲平肝潜阳,神门镇心安神。

对症选穴：眩晕加风池；耳鸣加听宫；遗精加志室。

（3）胃腑不和

治法：化痰和胃。取任脉、足阳明、足太阴经腧穴。针宜泻法。

针灸处方：中脘　丰隆　厉兑　隐白

257

方义:胃不和则寐不安,故本方取胃募中脘和络穴丰隆,以和胃化痰。阳明根于厉兑,太阴根于隐白,二穴同用,主治多梦失眠。

对症选穴:懊侬、呕恶加内关;头晕加印堂、合谷。

(4) 肝火上扰

治法:平肝降火。取足少阳、厥阴及手少阴经腧穴。针用泻法。

针灸处方:行间　足窍阴　风池　神门。

方义:本方行间平肝阳以制怒,足窍阴降胆火而除烦,风池主治头痛头晕,神门功能宁心安神。

对症选穴:耳鸣加翳风、中渚;目赤加太阳、阳溪。

【按语】

针灸治疗不寐疗效较好。老年睡眠时间逐渐缩短而容易醒觉,如无明显症状,则属生理现象。

【成方选辑】

气海、阴交、大巨,主惊不得卧(《千金要方》)。

惊悸不得安卧,取神庭、气海、阴交、大巨。不嗜卧,取公孙。心热不寐,泻解溪,补涌泉(《针灸经验方》)。

二十六、癫狂

癫狂以精神错乱、言行失常为主证。癫属阴,狂属阳,两者在病理上有一定的联系,病情亦可相互转化,故统称癫狂。

精神分裂症、躁狂抑郁性精神病、更年期精神病等,均可从癫狂论治。

【病因病机】

癫证:发病较缓。多因积忧久虑,企欲不遂,耗伤心营;或脾气郁积,痰浊内生,蒙蔽心神,以致神志错乱而成癫证。

狂证:发病较急。多由痰火素盛,复因暴怒急躁,肝阳挟痰火上扰神明,遂致精神失常而成狂证。

癫证的病机,癫狂主要是痰气郁结,症状表现抑郁多静;狂证主要是痰火亢盛,症状表现躁怒多动。如癫证痰气郁而化火,亦可转化为狂;狂证郁火得泄,痰气留滞,亦可演变为癫。

癫狂日久,迁延失治,往往演变为虚实夹杂的痼疾。

【辨证】

(1) 癫证:精神抑郁,表情淡漠,沉默,多疑,妄想,语无伦次,悲泣无常,甚则妄见妄闻,动作离奇,不知秽洁,苔腻,脉滑。久则气血亏耗,惊悸失眠,迷惘呆钝,饮食减少,面色少华,舌质淡,脉细弦。

(2)狂证:面色垢赤,喧扰不宁,打人毁物,多怒,高傲自居,无理争辩。甚则赤身露体,不避亲疏,登高而歌,狂乱不可制约。舌苔黄腻,脉象滑数。久则郁火伤阴,烦躁善惊,少寐,形瘦神倦,舌红少苔,脉象细数。

【治疗】

(1)癫证

治法:调气化痰,清心安神。取手少阴、手厥阴、足阳明、足太阴经及任脉腧穴。针灸并用,补泻兼施。

针灸处方:神门 大陵 印堂 膻中 丰隆 三阴交

方义:大陵是心包经的原穴,为统治癫狂病的"十三鬼穴"之一,神门是心经的原穴,善治心性痴呆,膻中、印堂调气醒脑,丰隆、三阴交和胃化痰。

对症选穴:妄见加睛明;妄闻加听宫;悲泣加太渊。

(2)狂证

治法:平肝清火,清心豁痰。取任脉、督脉、手厥阴、足少阴经腧穴。针宜泻法。

针灸处方:劳宫 人中 上脘 大钟

方义:上脘属任脉,人中属督脉,二穴是足阳明经的交会穴,泻之既可和胃降浊,清火化痰,又可协调阴阳,醒脑定志;劳宫清心包而泻心火,安神定志;大钟滋肾水而降火,善治痴呆。

对症选穴:热重加大椎、百会;狂怒加太冲、支沟。

【按语】

其他疾病如出现神志失常,谵语狂躁等症状,虽可采用针灸对症治疗,但需首先治疗原发病,不可与癫狂等量齐观。

【成方选辑】

癫疾,取上星、百会、风池、曲池、尺泽、阳溪、腕骨、解溪、申脉、昆仑、商丘、然谷、通谷、承山,针三分,速出,灸百会(《神应经》)。

发狂,取少海、间使、神门、合谷、后溪、复溜、丝竹空(《神应经》)。

癫,其状不欲见人,如有时对语,时独言笑,灸鬼哭穴七壮(《万病回春》)。

癫疾:百会、经渠、前谷(《针灸大成》)。

发狂不识人,取巨阙。心悸发狂,不识亲疏,取内关、少冲、心俞、中脘、十宣(《针灸大全》)。

二十七、痫证

痫证,亦称癫痫。癫,指僵仆抽风;痫,指间歇发作。又因发作时患者偶有惊呼类似羊鸣,故俗称"羊痫风"。

癫痫有原发性和续发性之分,前者与遗传有关,无明显病因可查,多在青少年时期发病;后者多因其他疾病所引起。

【病因病机】

本病多由惊恐郁怒,心肝气郁;饮食伤脾,脾虚生湿,以致气郁化火,炼湿为痰,气火挟痰横窜经络,上蒙清窍,迫使阴阳发生一时性的逆乱而发病。《医学纲目》认为,癫痫是痰邪逆上,头中气乱,脉道闭塞,孔窍不通所致。

癫痫发作无定时,数日或数月一发,甚至一日数发,大抵发作次数稀疏者病情轻,发作次数稠密者病情重。每次发作持续数十分钟至数小时方能复苏者,称大发作;有的症状轻微,在几分钟内即能度过一次发作者,称小发作。

【辨证】

(1)实证:痫证初期,发病时猝然昏倒,不省人事,牙关紧闭,口吐白沫,角弓反张,抽搐劲急,或有吼叫声,发作后肢体酸痛疲乏,略加休息即可平复如常人。

(2)虚证:痫证后期发作次数频繁,抽搐强度减弱,额有冷汗,呼吸困难有鼾声,舌紫,脉细而弦。苏醒后精神萎靡,眩晕,心悸,食少,腰膝酸软,表情痴呆,智力减退,脉细无力,舌淡少苔。

【治疗】

(1)实证

治法:息风化痰,降火宁神。取任脉、督脉及足厥阴、少阳、阳明经腧穴。针用泻法。

针灸处方:身柱 本神 鸠尾 丰隆 太冲

方义:本神属足少阳经之穴,配太冲平肝息风,醒脑宁神,配丰隆和胃降浊,清热化痰。身柱属督脉,能解除腰脊强痛,鸠尾属任脉,能降气解郁,是治疗癫痫的要穴。

对症选穴:发作时加人中、颊车、神门;夜间发作加照海,白昼发作加申脉。并可选用腰奇、百会、风池等穴。

(2)虚证

治法:补益心脾,化痰镇静。取手少阴及足阳明、太阴、少阳经腧穴和背俞穴。针用补法,并可加灸。

针灸处方:通里 丰隆 肾俞 阳陵泉 三阴交 筋缩

方义:通里养心益智,丰隆和中化痰,肾俞、三阴交滋肾平肝息风,阳陵泉、筋缩解痉挛而止抽搐。

对症选穴:发作持续昏迷不苏,酌针涌泉,灸气海。平时可加中脘、足三里、百会等穴。

【按语】

继发性癫痫,应重视原发病的治疗。持续发作伴有高热、昏迷等危重病例必须采取综合疗法。

【成方选辑】

痫证:中脘灸五十壮(《扁鹊心书》)。

癫痫:鸠尾、后溪、涌泉、心俞、阳交、三里、太冲、间使、上脘(《医学纲目》)。

癫痫:攒竹、天井、小海、神门、金门、商丘、行间、通谷、心俞(灸百壮)、后溪、鬼眼穴(《神应经》)。

癫痫(猪痫):涌泉、心俞、三里、鸠尾、中脘、少商、巨阙(《针灸大成》)。

二十八、郁证

郁证由情志忧郁气滞不畅所致。郁证包括的病症很多。本文讨论的以"梅核气"、"脏躁"为限。

因郁证引起的头痛、失眠、心悸、遗精等,可参考本病施治。

【病因病机】

郁证的成因,多由郁怒伤肝,思虑伤脾所致。肝气郁结则化火,脾气郁滞则生湿,湿火相并,炼而成痰,痰气结于咽喉,自觉有异物感,如有梅核梗阻之状,则称为"梅核气"。

郁证日久,心情抑郁,饮食减少,气血生化之源不足,可引起脾气虚弱或肾阴亏耗等病理变化。脾气虚则不能为胃行其津液,肾阴虚则不能上济心火,虚火妄动,以致心神不宁,而成悲怒无常的"脏躁"证。

【辨证】

(1)梅核气:情绪抑郁,胸闷,嗳气,咽中不适如有物阻,吞之不下,咯之不出,但饮食吞咽并不困难。多疑虑,善太息,苔薄白腻,脉弦或滑。

(2)脏躁:精神恍惚不宁,情感失常,时时悲泣,喜怒无常,每因精神激惹而发作,苔薄脉细。如兼脘痞食少,心悸,不寐,神倦,面色少华,舌质淡,脉细缓,为心脾两虚。如兼眩晕,耳鸣,面色泛红,手足心热多汗,腰酸,健忘,虚烦不寐,舌质红少苔,脉细数,为心肾阴虚。

【治疗】

(1)梅核气

治法:疏肝解郁,清火化痰。取任脉、足厥阴、足阳明、手太阴、手少阴经腧穴。针宜补泻兼调。

针灸处方:太冲　膻中　丰隆　鱼际　神门

方义:本证由肝气郁结导致火郁痰郁而成,故以太冲、膻中疏肝理气为主,鱼际、丰隆清火化痰。又因情志之郁总由心,故取心经原穴神门宁心安神。

对症选穴:咽喉干痛加天鼎、商阳;失眠加灸厉兑。

(2)脏躁

治法:滋阴益气,养心安神。取心俞、肾俞等背俞穴及手厥阴、足太阴经腧穴。针宜补法。

针灸处方:膈俞　肾俞　心俞　内关　三阴交

方义:心藏神,心怵惕思虑则伤神,神气不足则悲,血不足则恐。故本方取膈俞、心俞、内关补养气血,宁心安神。脾气虚则津液失布,故取三阴交心脾同治。肾阴虚则不制心火,虚火妄动,故取肾俞心肾同治。

对症选穴:神志朦胧加人中、中冲;四肢震颤加太冲、阳陵泉;木僵加百会、大陵;口噤加合谷、颊车;呃逆加中脘、足三里;失语加通里;耳聋加听会、中渚。

【按语】

梅核气和脏躁类似现代医学中的"癔病",是一种心因性的情志病。在患者意识清楚的情况下,治疗时不能忽视语言的暗示作用,应该恰如其分地解除病员的思想顾虑,树立战胜疾病的信心,这样可以提高疗效。

本病应与器质性脑病如脑肿瘤、脑动脉硬化、脑外伤等所产生的精神症状作鉴别。胸闷作痛,吞咽不利者,宜与食道疾病作鉴别。

【成方选辑】

厥证:形无所知,其状若尸,名为尸厥。由忧思惊恐,致胃气虚闭于中焦,不得上升下降,故昏冒强直。当灸中脘五十壮即愈。此证妇人多有之,小儿急慢惊风亦是此证,用药无效,若用吐痰下痰药即死,惟灸此穴,可保无虞(《扁鹊心书》)。

喜哭:百会、水沟(《神应经》)。

咽中如梗:间使、三间(《针灸大成》)。

二十九、淋证

凡小便频数短涩淋沥,小腹尿道刺痛胀痛,称为淋证。根据病机和症状的不同,临床上一般分为热淋、石淋、血淋、气淋、膏淋五种类型。

急慢性尿路感染、结石、结核、急慢性前列腺炎及乳糜尿等病,有类似五淋表现者,均可参考本病论治。

【病因病机】

外感湿热,或脾湿郁热下注,膀胱气化不利,小便频数热痛。

湿热蕴结,酿而成石,尿中带有砂石,堵塞尿路,刺痛难忍。

湿热伤及血分,或棱石刺激,或久病阴虚火旺,而致络脉损伤,尿中带血。

老年肾气衰惫,气化不及州都,出尿艰涩,余沥不尽。

久病脾肾两虚,脾虚则水谷精微不能输布,肾虚则固摄无权,以致清浊不分,尿如米泔脂膏。

【辨证】

热淋:小便频急不爽,量少,色黄浑浊,尿路灼热刺痛,小腹坠胀,或有恶寒发热,口苦,便秘,舌质红,苔黄腻。

石淋:小腹及茎中胀急刺痛,排尿常因有砂石而中断,变换体位常能畅通。尿色多无变化,如因感染或砂石刺伤络脉,则尿色黄或带血。苔白或黄腻,脉弦数。如结石位于尿路中上段,则腰部、腹部可发生剧烈疼痛,甚则面色苍白、恶心呕吐、出冷汗等。

血淋:小便频急,热涩刺痛,尿中带血,夹有血丝血块,小腹微有胀痛,苔黄腻,或舌红少苔,脉细数。

气淋:少腹及会阴部痛胀不适,排尿乏力,小便断续,甚则点滴而下,尿意频仍,少气,腰酸,神疲,舌质淡,脉细弱。

膏淋:小便混浊如米泔,上有浮油,沉淀有絮状物,或夹凝块,或混有血色、血丝、血块,排尿不畅,口干,苔白微腻,脉象濡数。

【治疗】

治法:疏利膀胱气机,清热利尿定痛。取三阴经穴与俞募为主。针用泻法,或补泻兼施,气淋、膏淋酌用灸法。

针灸处方:膀胱俞　中极　阴陵泉　行间　太溪

方义:淋证以膀胱病变为主,故取膀胱俞和中极以疏利膀胱气机,配脾经合穴阴陵泉以利小便,使气化复常,小便通利,取通则不痛之意;因肝脉络阴器,故取肝经荥穴行间,以泻本经气火而定痛;太溪为肾经原穴,取之益肾水而清其源。

对症选穴:发热加合谷、外关;结石加委阳、然谷;尿血加血海、三阴交;气虚排尿乏力加灸气海、水道;小便混浊如膏加灸气海俞、百会。

【按语】

肾结石绞痛发作时可针刺以镇痛,并可催结石下移。若并发严重感染,肾功能受损,或查知结石体积较大,针灸难以奏效,则可采用手术治疗。

【成方选辑】

热淋取关元、气冲(《东垣十书》)。

淋证:复溜、丹田。赤淋,取次髎。小便淋血不止,阴气痛,取照海、阴谷、涌泉、三阴交(《针灸大全》)。

气淋,取交信、涌泉、石门、阳陵泉(《神应经》)。

三十、癃闭

癃闭,又称小便不通。癃,指尿液潴留膀胱,小腹充盈隆起;闭,指膀胱气机闭塞,难尿。

本病的范围是各种原因引起的尿潴留。至于因肾脏实质性病变而引起的无尿症,是水液不能下输膀胱,水泉枯涸,与有尿不能排出的癃闭截然不同,自当分别论治。

【病因病机】

本病多由老年肾气虚惫,命门火衰,不能鼓舞膀胱气化;或因中气不足,膀胱传送无力,均能导致小便潴留而成癃闭,此属虚证。若因中焦湿热移注膀胱,阻遏膀胱气化;或因跌仆损伤,以及下腹部手术引起的筋脉瘀滞,均能影响膀胱气化而致小便不通,则属实证。

【辨证】

(1)虚证:小便淋沥不爽,排出无力,甚则点滴不通,小腹膨隆,面色㿠白,神气怯弱,腰膝酸软,少气,语言乏力,大便不坚,时觉肛坠,舌淡,苔微腻,脉细无力或细缓。

(2)实证:小便阻塞不通,努责无效,少腹胀急而痛,烦躁口渴,舌质红,苔黄腻,脉数。若因湿毒上犯,可见喘息、心烦、神昏等症。因外伤或手术引起者,有病史可查。

【治疗】

(1)虚证

治法:温补脾肾,益气启闭。取足少阴、足太阳经、任脉腧穴和脾俞、三焦俞、肾俞等背俞穴。针用补法,或用灸。

针灸处方:阴谷　肾俞　三焦俞　气海　委阳　脾俞

方义:命门火衰,中气不足,治疗当以温补脾肾为主,所以取肾经合穴阴谷,配肾俞、脾俞以振奋脾肾气机。又因脾肾不足导致三焦决渎无力,故取三焦俞及其下合穴委阳以通调三焦气机。复灸任脉经穴气海温补下焦元气,以希鼓舞膀胱气化而达启闭通尿的功效。

对症选穴:肛门作坠加次髎,心烦加内关。

（2）实证

治法：清热利湿，行气活血。取足太阴、太阳经及任脉腧穴为主。针用泻法，不灸。

针灸处方：三阴交　阴陵泉　膀胱俞　中极

方义：本证由湿热下注或因外伤气血阻滞所致，所以取三阴交、阴陵泉疏通足三阴的气血，清利脾经湿热。又取膀胱俞、中极为俞募相配，疏通膀胱的气化而通小便。

对症选穴：湿毒上犯喘息加尺泽、少商放血；心烦加内关；神昏加人中、中冲放血。

【按语】

尿潴留膀胱过度充盈时，下腹部穴位宜浅刺、斜刺，忌深刺、直刺。"转胞"患者，可参考本病论治。本病宜与淋证合参。

【成方选辑】

癃，取之阴跷及三毛上及血络出血（《灵枢·热病》）。

转胞：小便不通，烦闷气促，用盐填脐中，大艾炷灸三七壮，未通更灸，已通即住（《备急灸法》）。

癃闭：气海、大陵（《针灸大成》）。

转胞：脐下急痛，小便不通，取阴陵泉，灸关元二七壮（《针灸逢源》）。

三十一、遗精（附：阳痿）

遗精有梦遗、滑精之分。因梦而泄称遗精，无梦而泄称滑精。青壮年偶有遗精，过后无其他症状者，多属精满自溢现象，不需治疗。

本病以遗精频繁，排精量较多为主证，并伴有头痛、失眠、疲乏、腰酸等兼证。神经衰弱、精囊炎及睾丸炎等引起的遗精，可参考本病施治。

【病因病机】

劳神太过，思慕不已，心火亢盛，肾阴暗耗，引动相火，扰动精室；或因嗜食甘肥辛辣，蕴湿生热，湿热下移，淫邪发梦，精室不宁，均可导致遗精。

如因恣情纵欲，房室无度，或梦遗日久，或频繁手淫，以致肾气虚惫。阴虚则虚火妄动，精室受扰，阳虚则封藏失职，精关不固，均可发生滑精。

【辨证】

（1）梦遗：梦境纷纭，阳事易举，遗精有一夜数次，或数夜一次，或兼早泄。头晕，心烦少寐，腰酸耳鸣，小便黄，舌质偏红，脉细数。

（2）滑精：无梦而遗，甚则见色流精，滑泄频仍，腰部酸冷，面色㿠白，神倦乏力,或兼阳痿,自汗,短气,舌淡苔白,脉细或细数。

【治疗】

(1) 梦遗

治法:清心降火,滋阴涩精。取背俞穴及任脉、足厥阴经腧穴。针宜泻法。

针灸处方:心俞　肾俞　关元　中封

方义:心为君火,肾为相火。心有所感则君火动于上,夜有所梦,则相火应于下,遂致精室动摇,精液自泄。本方取心俞清心宁志,肾俞补肾滋阴;关元为足三阴与任脉之会,用以补摄下焦元气,配足厥阴经穴中封,降肝火而止梦遗。

对症选穴:失眠加神门、厉兑;头昏加百会。

(2) 滑精

治法:补益肾气,固涩精关。取任脉、足太阴经腧穴和肾俞穴。针用补法,并灸。

针灸处方:气海　三阴交　志室　肾俞

方义:三阴交是贯通肝脾肾三经的要穴,用它来主治滑精,可以补益三阴的虚损,清泄虚火。配用气海、志室、肾俞三穴,尤能益气固精,治下元的虚衰,而有相得益彰的妙用,但滑精多为无梦而遗,动念即泄,或经年不愈者,均以灸治为主。

对症选穴:自汗加阴郄、足三里;少气加灸肺俞。

【按语】

遗精有虚实之分。实证多属君火亢盛,相火妄动,或湿热浸淫下焦,动摇精室。虚证多属肾气虚惫,虚火时萌,封藏失职,精关不固。在针灸治疗的同时,应指导患者消除疑虑心理,克服诱发遗精的因素,讲究精神卫生;建立良好的生活习惯,坚持适当的体育锻炼,以利于提高疗效。

附:阳痿

【病因病机】

本病多由纵欲过度,久犯手淫,或因思虑过度所致。亦有因湿热下注致宗筋弛纵者,但为数较少。

【辨证】

本病以阳事痿弱不举,不能进行正常的性生活为主证。

虚证:阴茎勃起困难,时时滑精,精薄清冷,头晕,耳鸣,心悸短气,面色㿠白,精神不振,腰膝酸软,畏寒肢冷,舌淡白,脉细弱。

实证:阴茎虽能勃起,但时间短暂,每多早泄,阴囊潮湿,臊臭,下肢酸重,小便黄赤,舌苔黄腻,脉象濡数。

【治疗】

本病以温补肾阳为主,兼清湿热为辅。常用穴:肾俞、关元、阴陵泉、足三里、八髎、百会等。每次选2～3个穴针之。随证补泻,或针灸并用。

【成方选辑】

针三阴交与气海,专司白浊久遗精(《百症赋》)。

遗精白浊实难禁,夜梦鬼交心俞治,白环俞治一般针(《玉龙歌》)。

心俞肾俞,治腰肾虚乏之梦遗(《玉龙赋》)。

遗精白浊心俞治(《胜玉歌》)。

气海主治脐下气,关元诸虚泻浊遗(《医宗金鉴·刺灸心法要诀》,以下简称《刺灸心法要诀》)。

大赫专治病遗精(《刺灸心法要诀》)。

中封主治遗精病(《刺灸心法要诀》)。

精宫十四椎之下,各开三寸是其乡,左右二穴灸七壮,夜梦遗精效非常(《杂病奇穴主治歌》)。

三十二、疝气

疝气,泛指睾丸、阴囊、少腹肿大疼痛而言。本病以腹痛控睾,形寒肢冷,痛甚欲厥为寒疝;睾丸肿大,硬痛积液,阴囊红肿热痛为湿热疝;小肠脱入阴囊为狐疝。

肠套叠、肠嵌顿、精索扭转和丝虫病发作引起的阴囊睾丸红肿热痛,均可参照本病论治。

【病因病机】

寒疝:坐卧湿地,或经受雨淋风冷,寒湿循任脉与足厥阴经,凝滞于少腹、睾丸、阴囊等部,血气痹阻,遂成寒疝。

热疝:寒湿之邪蕴结化热,或肝脾二经湿热下注,以致睾丸肿大积水,阴囊红肿热痛,而成热疝。

狐疝:强力负重,劳累过度,脉络损伤,气虚下陷,以致小肠脱入阴囊,坠痛时作时止,成为狐疝。

【辨证】

(1) 寒疝:少腹睾丸牵掣绞痛,甚则上攻胸胁,痛甚欲绝,茎缩囊冷,形寒,手足欠温,面色苍白,苔白舌淡,脉象弦紧或沉伏。

(2) 热疝:睾丸胀痛,阴囊红肿灼热,患部拒按,伴有恶寒发热,头痛肢酸,小便短赤,口中黏腻,舌苔腐厚黄腻,脉象濡数,若热退湿留,每因睾丸积液,而形成偏坠。

（3）狐疝:少腹部与阴囊牵连坠胀疼痛,甚则控引睾丸,立则下坠,卧则入腹,重症非以手推托不能使坠物回收入腹。常因反复发作,久延失治,而兼见食少、短气、疲乏等症。

【治疗】

（1）寒疝

治法:温化寒湿,疏通经脉。取任脉、足厥阴经腧穴。针用泻法,并灸。

针灸处方:期门　大敦　气海

方义:疝气多属任脉、足厥阴病变。任脉为病,内结七疝。足厥阴经脉过阴器抵小腹,其病则㿉疝、少腹肿。本方气海疏通任脉气血,温化寒湿。期门是肝经募穴,大敦是肝经井穴,二穴上下呼应,用来治疗疝气,可收疏肝行气,散结止痛之效。

对症选穴:厥逆加灸神阙、足三里。

（2）热疝

治法:清热化湿,消肿散结。取足三阴经腧穴。针用泻法,不灸。

针灸处方:大敦　照海　阴陵泉

方义:大敦是治疗疝气的要穴,配阴陵泉可清泄肝脾二经湿热。疝气与肾经的关系至为密切,所以针泻八脉交会穴照海,可以疏通足少阴经的气血,冀其散结止痛。

对症选穴:少腹痛加大巨、关元;恶寒身热加合谷、外关。

（3）狐疝

治法:补气升陷,止痛。取任脉、足阳明经腧穴为主。针用补法,并灸。

针灸处方:归来　关元　三角灸

方义:"小肠气痛归来治"。归来之所以能治小肠气痛,是因为它是足阳明经要穴,阳明多气多血,合于宗筋,配关元能补气升陷止痛。三角灸是治疗疝气的成方,频频灸之,有防止复发的作用。

对症选穴:食少、疲乏加足三里、中脘。

【按语】

狐疝如小肠坠入阴囊不能回收,甚至发生嵌顿,以及睾丸积水久久不能吸收的病例,应采用手术治疗。

【成方选辑】

寒疝腹痛:取阴市、太溪、肝俞(《神应经》)。

七疝大敦与太冲(《杂病穴法歌》)。

大敦照海,患寒疝而善嚲(《百症赋》)。

若是七疝小腹痛,照海阴交曲泉针。又不应时求气海,关元同泻效如神(《席弘赋》)。

小肠气撮痛连脐,速泻阴交莫再迟,良久涌泉针取气,此中玄妙少人知(《席弘赋》)。

肾强疝气发甚频,气上攻心似死人,关元兼刺大敦穴,此法亲传始得真(《玉龙歌》)。

灸罢大敦除疝气(《胜玉歌》)。

小肠气痛归来治(《胜玉歌》)。

小肠气痛先长强,后刺大敦不要忙(《长桑君天星秘诀歌》)。

大敦二穴主偏坠(《灵光赋》)。

若卒患小肠疝气,一切冷气,连脐腹结痛,小便遗溺,灸大敦三壮(《针灸大成》)。

带脉主灸一切疝,偏坠木肾尽成功(《刺灸心法要诀》)。

少府——男子遗尿偏坠痛(《刺灸心法要诀》)。

曲泉癀疝阴股痛(《刺灸心法要诀歌》)。

大敦治疝阴囊肿(《刺灸心法要诀》)。

丈夫癀疝苦腰痛,太冲光明即安宁(《十二经治症主客原络歌》)。

疝气偏坠灸为光,量口两角折三尖,一尖向上上对脐中,两尖下垂是穴边。(名三角灸)(《杂病奇穴主治歌》)。

三十三、头痛

这里讨论的内容以病史较长,反复发作的慢性头痛为限。至于急性温热病所引起的头痛,不在此类。

【病因病机】

风湿头痛:感受风寒湿邪,留滞于头部经络,气血痹阻,遂致头痛。若风寒得解,则其痛停止,但因湿邪内伏,每遇阴雨风寒天气则复发,故俗称头风。

肝阳头痛:情志郁怒,气郁化火,肝阳偏亢;或肾阴素亏,水不涵木,肝阳上僭,风阳旋扰而头痛。

痰浊头痛:素来体质肥胖,偏嗜甘肥,湿盛生痰,痰浊阻遏经隧,清阳不展而致头痛。

血虚头痛:久病体虚或失血之后,血虚不能上荣脑髓,络脉空虚而为头痛。

瘀血头痛:头痛日久,久痛入络,络脉瘀滞,或因跌仆损伤,脑髓受损,气血运行不畅,均可形成瘀血头痛。

【辨证】

(1) 风湿头痛:头痛遇风寒而诱发,痛多偏于一侧,或左右交替发作,或全头皆痛,呈胀痛、刺痛或搏动性疼痛,痛处头皮偶见肿块,鼻塞流涕,苔白,脉弦紧。重症伴有恶心、呕吐、眩晕、出汗,面色苍白等。

(2) 肝阳头痛:头角抽痛,多偏于一侧,眩晕,面部烘热,多烦善怒,目赤口苦,舌质红,脉弦。常因精神紧张而发病。

(3) 痰浊头痛:头额昏痛如裹,胸脘痞闷,恶心,呕吐痰涎,便溏,舌苔白腻,脉滑。

(4) 血虚头痛:头昏而痛,痛势绵绵,休息痛减,神疲,心悸,面色少华,有久病及失血病史,舌质淡,脉细。

(5) 瘀血头痛:头痛如刺,经久不愈,痛处固定不移,视物花黑,记忆减退,舌微紫,脉细或涩。

【治疗】

(1) 风湿头痛

治法:祛风散寒,化湿通络,取手足少阳、阳明经腧穴为主,针宜泻法。

针灸处方:风池　头维　通天　合谷　三阳络

方义:本方以近部取穴为主,远部取穴为辅。通天疏散太阳,风池和解少阳,头维、合谷清泄阳明,共收疏风散寒化湿之效。本方通调三阳经气,使络脉通畅,血气和顺,则头痛可止。

对症选穴:前头痛加上星、阳白;头顶痛加百会、前顶;后头痛加天柱、后顶;侧头痛加率谷、太阳。

(2) 肝阳头痛

治法:平肝降逆,息风潜阳。取足少阳、厥阴、少阴经腧穴。针宜泻法。

针灸处方:悬颅　颔厌　太冲　太溪

方义:肝阳上亢,多夹少阳风热循经上犯,故头痛偏于额角。本方近部取悬颅、颔厌,使针感直达病所,有清热、息风、镇痛作用;远部取太冲平肝,太溪补肾,是育阴潜阳的治法。

对症选穴:目赤加关冲放血;面觉烘热加内庭。

(3) 痰浊头痛

治法:化痰降浊,通络止痛。取任脉、督脉、足阳明经腧穴。针宜泻法。

针灸处方:中脘　丰隆　百会　印堂

方义：中脘配丰隆，功能健运脾胃，降浊化痰以治其本；百会配印堂，善于宣发清阳，通络止痛而治其标。

对症选穴：呕吐加内关；便溏加天枢。

（4）血虚头痛

治法：益气养血，和络止痛。取督脉及足阳明、太阴经腧穴。针宜补法。

针灸处方：上星　血海　足三里　三阴交

方义：督脉并于脊里，入脑。本方取上星疏导督脉，和络止痛。足三里、血海、三阴交补脾健胃，益气养血，使气血充沛，则髓海得以濡养而头痛可蠲。

对症选穴：头痛缓解后，酌灸肝俞、脾俞、肾俞、气海等穴。

（5）瘀血头痛

治法：活血化瘀，行气定痛。取阿是穴及手阳明、足太阴经腧穴。补泻兼施。

针灸处方：阿是穴　合谷　三阴交

方义：瘀血头痛多由外伤或久痛络脉蓄血所致，故随痛处进针，出针后不按孔穴，任其流出恶血，即"以痛为俞"、"血实者决之"的意思。同时补合谷以行气，泻三阴交以活血，以希化瘀定痛。

对症选穴：眉棱痛加攒竹；侧头痛加太阳；后头痛加瘈脉；头顶痛加四神聪。

【按语】

针灸治疗头痛有较好的疗效。但应注意与颅脑实质性病变作鉴别，以便及时治疗原发病。

【成方选辑】

头风：上星、前顶、百会、阳谷、合谷、关冲、昆仑、侠溪（《神应经》）。

偏正头痛及两额角痛：后溪、头临泣、丝竹空、太阳、列缺、合谷（《针灸大全》）。

囟会连于玉枕，头风疗以金针（《百症赋》）。

若是头风并眼痛，上星穴内针无偏（《玉龙歌》）。

头风呕吐眼昏花，取穴神庭始不差（《玉龙歌》）。

头痛眩晕百会好（《胜玉歌》）。

头风头痛，刺申脉与金门（《标幽赋》）。

头风鼻渊，上星可取（《玉龙赋》）。

神庭理乎头风（《玉龙赋》）。

头顶痛，拟后溪以安然（《通玄指要赋》）。

顶心头痛眼不开，涌泉下针定安康（《肘后歌》）。

头面诸疾针至阴（《肘后歌》）。

合谷在虎口，两指歧骨间，头痛并面肿……（《马丹阳天星十二穴治杂病歌》）。

271

头风顶痛:百会、后顶、合谷(《针灸大成》)。

偏正头痛:脑空、风池、列缺、太渊、合谷、解溪,上穴均用灸法(《神灸经纶》)。

三十四、眩晕

眩晕是指病人自觉头昏眼花,视物旋转翻覆,不能坐立,常伴有恶心、呕吐、出汗等症。

眩晕可见于高血压、动脉硬化、内耳性眩晕、贫血、神经衰弱等症。

【病因病机】

素来体质虚弱,复因思虑过度,心脾两虚,气血生化之源不足,不能上荣头目;或因房室不节,肾阴暗耗,不能生精补益脑髓,髓海空虚,皆可导致眩晕虚证。

多因情志失调,郁怒动肝,肝阳偏亢,风阳内动;或因体质丰腴,嗜食甘肥,湿盛生痰,风阳夹痰浊上扰清空,遂致眩晕实证。

【辨证】

(1)虚证:头晕目眩,但视物无旋转翻覆之感,劳累易于复发或症状加重,面色少华,神情疲倦,心悸,少寐,腰酸,时有耳鸣,舌质淡,脉细。

(2)实证:眩晕呈阵发性。视物旋转翻覆,头胀痛或昏重如裹,多烦易怒,胸胁胀闷,恶心,呕吐痰涎,不思饮食,舌质偏红,舌苔厚腻或兼浮黄,脉象弦劲或滑数。

【治疗】

(1)虚证

治法:培补气血。取脾俞、肾俞、督脉及足少阳、阳明经腧穴。针宜补法,可灸。

针灸处方:百会 风池 膈俞 肾俞 脾俞 足三里

方义:本方灸百会以升清阳,针风池以息内风。膈俞、肾俞补血生精,脾俞、足三里补中益气。使元气精血充盛,则髓海得以荣养,而眩晕可平。

对症选穴:心悸加内关;少寐加神门;耳鸣加听宫。

(2)实证

治法:平肝潜阳,和胃化痰。取任脉、督脉和足三阴经腧穴。针宜泻法,不灸。

针灸处方:中脘 阴陵泉 行间 水泉 印堂

方义:"诸风掉眩,皆属于肝",故取行间平肝降逆,水泉滋阴潜阳,印堂是经外奇穴,善清头目而止眩晕。又取胃募中脘和中止呕,脾合阴陵泉健脾化湿,使湿除则痰自化,无痰则不作眩。凡肝阳夹痰浊上僭而致眩晕者,本方较为合拍。

对症选穴:胁胀加阳陵泉;头重如裹加头维。

【按语】

内科疾患所引起的眩晕,大多无真正旋转感,有原发疾病的表现可鉴别,如贫血、高血压、神经衰弱等是。

内耳眩晕症,眩晕呈阵发性,有严重的外景旋转或自身摇晃感,不能坐立,体位改变时加重,伴有耳鸣、听力减退,及眼球震颤等。

如有长期使用链霉素、新霉素、卡那霉素等药物史者,多属药物中毒引起的眩晕症,往往以失听耳鸣为主证,若听神经损害严重,则针灸疗效多不理想。

【成方选辑】

眩晕呕吐者,针风府;头眩善呕烦满者取神庭、承光;头旋耳鸣取络却;头晕面赤,不欲言,泻攒竹、三里、合谷、风池(《玉龙经》)。

头眩,挟痰气,虚火动其痰,针上星、风池、天柱(《针灸聚英》)。

痰厥头晕及头目昏沉,外关、大敦、肝俞、百会(《针灸大全》)。

目眩兮,支正、飞扬(《百症赋》)。

头晕目眩,要觅于风池(《通玄指要赋》)。

头晕目眩,要觅于风池,应在合谷(《卧岩凌先生得效应穴针法赋》)。

眉间疼痛苦难当,攒竹沿皮刺不妨,若是眼昏皆可治,更针头维即安康(《玉龙歌》)。

三十五、中风

本病患者多在中年以上。因其发病骤然,变证多端,犹如风之善行而数变,又如石矢之中的,若暴风之急速,故类比而名"中风",又称"卒中"。

本病常有头晕、肢麻、疲乏、急躁等先兆症状。发病时以半身不遂,口㖞、舌强、言语蹇涩,甚则突然昏仆、不省人事为主症。

脑出血、脑血栓形成、脑栓塞、脑血管痉挛等病及其后遗症,均可参照本病治疗。

【病因病机】

人至中年,由壮渐老。或因房室不节,劳累太过,肾阴不足,肝阳偏亢;或因体质肥胖,恣食甘腻,湿盛生痰,痰郁生热,这是致病的基本因素。更兼忧思、恼怒、嗜酒等诱因,均可导致经络脏腑功能失常,阴阳偏颇,气血逆乱,而发生中风。

如属肝风内动,痰浊瘀血阻滞经络,病位较浅,病情较轻,则仅见肢体麻木不遂,口㖞语涩等经络证候,故称"中经络"。

如属风阳暴升,与痰火相夹,迫使血气并走于上,阴阳平衡严重失调,痰热蒙

273

蔽心窍,病位较深,病情较重,则呈现肢体瘫痪、神昏、失语等脏腑证候,故称"中脏腑"。

中经络者,如反复发作,病情由轻转重,亦可出现中脏腑证候。中脏腑者,救治脱险,病情由重转轻,但多后遗经络证候。

【辨证】

(1) 中经络:病情轻缓,证见半身不遂,麻木不仁,口眼歪斜,舌强语涩,神志尚清,多愁善怒,舌苔黄腻,脉象弦劲或缓滑。

(2) 中脏腑:病情重急,证见突然昏仆,神志迷糊,半身瘫痪,口喝流涎,舌强失语。根据病因病机不同,又可分为闭证和脱证。

①闭证:多因气火冲逆,血菀于上,肝风鸱张,痰浊壅盛。证见神志不清,牙关紧闭,两手握固,面赤,气粗,喉中痰鸣,声如曳锯,二便秘塞,脉象滑数或横弦。

②脱证:由于真气衰微、元阳暴脱所致。证见昏沉不醒,目合,口张,手撒,遗尿、鼻鼾息微,四肢逆冷,脉细弱或沉伏。如见冷汗如油,面赤如妆,脉微欲绝或浮大无根,是真阳外越之象,最为凶险。

【治疗】

(1) 中经络

①半身不遂

治法:疏通经络,调和气血。取手、足阳明经腧穴为主,辅以手、足太阳、少阳经腧穴。初病可单刺患侧,久病则刺灸双侧。初病宜泻,久病宜补。

针灸处方:肩髃　曲池　合谷　外关　环跳　阳陵泉　足三里　解溪　昆仑

方义:阳主动,肢体运动障碍,其病在阳,故本方取手、足三阳经的腧穴。阳明为多气多血之经,阳明经气血通畅,正气旺盛,则运动功能易于恢复,故在三阳经中又以阳明为主。半身不遂迁延日久,患肢往往发生广泛性的筋肉萎缩或强直拘挛,故根据上下肢经脉循行路线,分别选用手、足三阳经的要穴,目的在于加强疏通经脉、调和气血的作用,促进康复。

对症选穴:上肢还可轮取肩髎、阳池、后溪等穴;下肢轮取风市、阴市、悬钟等穴。病程日久,上肢宜配取大椎、肩外俞;下肢宜配取腰阳关、白环俞。肘部拘挛加曲泽;腕部拘挛加大陵;膝部拘挛加曲泉;踝部拘挛加太溪;手指拘挛加八邪;足趾拘挛加八风;言语塞涩加廉泉、通里;肌肤不仁可用皮肤针轻叩患部。

②口眼歪斜

治法:取手、足阳明及太阳经穴,初起单取患侧,久病可取双侧,先针后灸。

针灸处方:地仓　颊车　合谷　内庭　承泣　阳白　攒竹　昆仑　养老

方义:口面部是手、足阳明经脉的分野,足太阳经筋为目上纲,足阳明经筋为目下纲。口眼歪斜是经脉瘀滞,筋肉失养所致。故近取地仓、颊车、攒竹、阳白、承泣,直达病所,以舒筋活络;远取合谷、内庭、养老、昆仑,以疏导本经经气,使气血调和,筋肉得以濡养,则病可向愈。

对症选穴:本病尚可轮取迎香、颧髎、瞳子髎、下关等穴。流涎加承浆;善怒加太冲;多愁加内关。

(2)中脏腑

①闭证

治法:启闭开窍。取督脉、十二井穴为主,辅以手、足厥阴及足阳明经腧穴。用毫针泻法及三棱针点刺井穴出血。

针灸处方:人中　十二井　太冲　丰隆　劳宫

方义:本方功能平肝息风,降火豁痰,启闭开窍。闭证的病机,乃肝阳化风,心火暴盛,血随气升,上犯脑髓,痰浊瘀血,壅闭经隧,蒙蔽神明。速取十二井穴放血,以决壅开闭,接通三阴三阳经气,协调阴阳使之平衡,此即《内经》所谓"血实者决之"的意思。督脉连贯脑髓,人中是督脉的要穴,泻之能改善督脉气血的运行,可收启闭开窍之效。肝脉上达巅顶,泻肝经的原穴太冲,以镇肝降逆,潜阳息风。"荥主身热",泻手厥阴的荥穴劳宫,降心火而安神。痰浊内生,咎在中焦运化输布失职,故取足阳明经的络穴丰隆,振奋脾胃气机,蠲浊化痰。

对症选穴:如神志渐醒,则减十二井、人中,以免损伤气血,酌加百会、印堂、风市、三阴交等穴,相机图治。牙关紧闭加地仓、颊车;失语加通里、哑门;吞咽困难加照海、天突。

②脱证

治法:回阳固脱。取任脉穴。用大艾炷灸之,壮数宜多。

针灸处方:关元　神阙(隔盐灸)

方义:任脉为阴脉之海。根据阴阳互根的原理,如元阳外脱,必从阴以救阳。关元为任脉与足三阴的会穴,为三焦元气所出,联系命门真阳,是阴中有阳的穴位。脐为生命之根蒂,神阙位于脐中,为真气所系,故用大艾炷同时重灸二穴,以挽回将绝之阳气,而救虚脱。

对症选穴:虚汗不尽,加阴郄;鼾睡不醒,加申脉;小便不禁加水道、三阴交、足三里;虚阳浮越,可重灸命门、气海俞、肾俞、涌泉等穴,补益肾阴,摄纳浮阳。

【按语】

中风初起,病情危重者,应尽量在原地抢救,避免搬动颠簸,以防引起恶化。

中风重症,常常遗留半身不遂、言语不利、口眼歪斜等症,可参考中经络的证候诊治,并应指导病员及时进行肢体功能锻炼和语言练习。

凡老年形盛气虚,或肝阳亢逆,自觉头晕指麻,偶有语涩者,可能是中风的预兆。宜保持情志平静,饮食清淡,起居有常,并针灸风市、足三里等穴可预防中风。

【成方选辑】

诸风……若筋急不能行者,内踝筋急,灸内踝上四十壮;外踝筋急,灸外踝上三十壮(《千金要方》)。

凡初中风跌倒,卒暴昏沉,痰涎壅滞,不省人事,牙关紧闭,药水不下,急以三棱针,刺手十指十二井穴,当去恶血。刺少商、商阳、中冲、关冲、少冲、少泽(《针灸大成》)。

卒中暴脱,若口开手撒,遗尿者,虚极而阳暴脱也。脐下大艾灸之(《证治准绳》)。

非风卒厥危急等证,用盐炒干,纳于脐中令满,上加厚姜一片盖定,灸百壮至五百壮,愈多愈妙(《景岳全书》)。

中风痰涌,六脉沉伏,昏不知人,声如牵锯,宜于关元、丹田多灸之(《济生方》)。

中风口噤,牙关不开,刺水沟、颊车(《针经摘英集》)。

中风瘖哑:灸天突、灵道、阴谷、复溜、丰隆、然谷(《类经图翼》)。

中风半身不遂,左瘫右痪,先于无病手足针,宜补不宜泻;次针其有病手足,宜泻不宜补。合谷、手三里、曲池、肩井、环跳、血海、阴陵泉、阳陵泉、足三里、绝骨、昆仑(《玉龙经》)。

偏风……手臂不仁,拘挛难伸,灸手三里,亦灸腕骨(《灸法秘传》)。

中风手足瘙痒,不能握物,取申脉、臑会、腕骨、合谷、行间、风市、阳陵泉(《针灸大全》)。

半身不遂,阳陵远达于曲池(《百症赋》)。

中风不语最难医,发际顶门穴要知,更向百会明补泻,即时苏醒免灾危(《玉龙歌》)。

中风之症症非轻,中冲二穴可安宁,先补后泻如无应,再针人中立便轻(《玉龙歌》)。

中风环跳而宜刺(《标幽赋》)。

泻却人中及颊车,治疗中风口吐沫(《胜玉歌》)。

百会主治卒中风,兼治癫痫儿病惊(《刺灸心法要诀》)。

哑门风府只宜针,中风舌缓不能言,颈项强急及瘈疭(《刺灸心法要诀》)。

水沟中风口不开(《刺灸心法要诀》)。

曲池主治是中风,手挛筋急痛痹风(《刺灸心法要诀》)。

环跳主治中风湿,股膝筋挛腰痛疼,委中刺血医前证,开通经络最相应(《十四经要穴主治歌》)。

风市主治腿中风,两膝无力脚气冲,兼治浑身麻瘙痒,艾火烧针皆就功(《刺灸心法要诀》)。

阳辅主治膝酸疼,腰间溶溶如水浸,偏风不遂灸功深(《刺灸心法要诀》)。

原夫卒暴中风,囟门百会(《玉龙赋》)。

曲池拱手取,善治肘中痛,偏风手不收(《马丹阳天星十二穴治杂病歌》)。

三十六、面痛

面痛指面颊抽掣疼痛而言。本病多发于一侧,亦有少数两侧俱痛者。发病年龄以 40～60 岁为多。初起每次疼痛时间较短,发作间隔时间较长,久则发作次数越来越频,疼痛程度越来越重,病情顽固,自愈者极少。

三叉神经痛可参照本病施治。

【病因病机】

风寒之邪袭于阳明筋脉,寒性收引,凝滞筋脉,血气痹阻,遂致面痛。或因风热病毒,浸淫面部,影响筋脉气血运行而致面痛。《张氏医通》说:"面痛……不能开口言语,手触之即痛,此是阳明经络受风毒,传入经络,血凝滞而不行。"对本病的病因病机及其症状作了扼要的说明。

【辨证】

疼痛突然发作,呈阵发性放射性电击样剧痛,如撕裂、针刺、火灼一般,患者极难忍受,常用手紧按或搓揉患部来减轻疼痛。每次疼痛时间很短,数秒钟至数分钟后自行缓解,但连续在数小时或数天内反复发作。不痛时间短可几日,长可数年,周期不定。

疼痛部位以面颊上、下颌部为多,额部较为少见。疼痛常有一起点,可因吹风、洗脸、说话、吃饭等刺激此点而发作。

风寒证多有面部受寒因素,痛处遇寒则甚,得热则轻,鼻流清涕,苔白脉浮。

风热证多在感冒发热之后,痛处有灼热感,流涎,目赤,流泪,苔腻浮黄,脉数。

【治疗】

治法:疏通阳明、太阳、少阳筋脉。针用泻法,寒证加灸。

针灸处方:额部痛:攒竹 阳白 头维 率谷 后溪

上颌痛:四白 颧髎 上关 迎香 合谷

下颌痛:承浆 颊车 下关 翳风 内庭

方义:本方以近部取穴为主,远部取穴为辅,旨在疏通面部筋脉,祛寒清热,使气血调和,通则不痛。三组处方,可单独使用,亦可综合选择使用。

对症选穴:阿是穴,或在头面部点按若干穴位,当按至某穴患者感觉痛减时,即在该穴针灸。

【按语】

少数面痛患者,因病程较久,遭受长期的剧烈疼痛折磨,饮食睡眠减少,精神紧张,而呈现消瘦、多汗、短气等虚弱证候。此时针刺应采用"静以久留"的补法,以希扶正祛邪。

亦有因炎症浸润或肿瘤压迫而致面痛者,应重视原发病的诊治。

【成方选辑】

颇痛:刺手阳明与颇盛脉出血(《灵枢·杂病》)。

颊颤痛:取中渚。眉间痛,眼昏:攒竹、头维(《针灸易学》)。

两眉角痛不已:后溪、攒竹、阳白、印堂、合谷、头维(《针灸大全》)。

头面之疾针至阴(《肘后歌》)。

三十七、面瘫

面瘫,俗称口眼㖞斜。任何年龄均可发病,但以青壮年为多见。本病发病急速,为单纯性的一侧面颊筋肉弛缓,无半身不遂、神志不清等表现。

【病因病机】

本病多由络脉空虚,风寒风热之邪,乘虚侵袭面部筋脉,以致气血阻滞,肌肉纵缓不收而成面瘫。

《内经》说:"足阳明之筋……其病……卒口僻,急者目不合,热则筋纵,目不开。颊筋有寒,则急引颊移口;有热则筋弛纵缓,不胜收故僻。"对本病的病因病机作出了比较详实的记述。同时还提出了外敷、牵引、膏熨、食疗、燔针等综合治疗方法。

【辨证】

面瘫起病突然,每在睡眠醒来时,发现一侧面部板滞、麻木、瘫痪,不能作蹙额、皱眉、露齿、鼓颊等动作,口角向健侧歪斜,漱口漏水,进餐时食物常常停滞于病侧齿颊之间,病侧额纹、鼻唇沟消失,眼睑闭合不全,迎风流泪。少数病人初起有耳后、耳下及面部疼痛。严重时还可出现患侧舌前 2/3 味觉减退或消失,听觉过敏等症。

风寒证多有面部受凉因素,如迎风睡眠,电风扇对着一侧面部吹风过久等。一般无恶寒、发热等症。

风热证往往继发于感冒发热、中耳炎、牙龈肿痛之后,伴有耳内、乳突轻微作痛。

【治疗】

治法:取手足阳明经腧穴为主,足太阳经穴为辅。面部诸穴酌予斜刺或透穴。初期用泻法,后期用补法,加灸。

针灸处方:地仓 颊车 合谷 阳白 四白

方义:本方重点在麻痹部位取穴,配合远部取穴,目的在于疏通阳明、太阳经脉,祛风散寒清热,调和气血,使筋肉得濡润温煦,则面瘫自可痊愈。

对症选穴:不能抬眉加攒竹;鼻唇沟平坦加迎香;乳突痛加翳风;人中歪斜加水沟;颏唇沟歪斜加承浆;舌麻、味觉消失加廉泉。

【按语】

本病在针灸治疗期间,可配合湿热敷,每次 10 分钟,每日 2 次。局部避免受寒吹风,必要时可戴口罩眼罩防护。因眼睑闭合不全,灰尘容易侵入,每天点眼药水 2～3 次,以防感染。

【成方选辑】

口眼㖞斜:凡㖞向右者,为左边脉中风而缓也,宜灸左㖞陷中二七壮;凡㖞向左者,为右边脉中风而缓也,宜灸右㖞陷中二七壮,艾炷大如麦粒,频频灸之,以取尽风气、口眼正为度(《卫生宝鉴》)。

口眼㖞斜:颊车、水沟、列缺、太渊、合谷、二间、地仓、丝竹空(《神应经》)。

口㖞:温溜、偏历、二间、内庭(《普济方》)。

口噤歪斜流涎多,地仓颊车仍可举(《杂病穴法歌》)。

颊车地仓正口㖞于片时(《百症赋》)。

头面纵有诸般症,一针合谷效如神(《玉龙歌》)。

三十八、痹证(附:坐骨神经痛)

痹,有闭阻不通的意义。凡外邪侵入肢体的经络、肌肉、关节,气血运行不畅,引起疼痛、肿大、重胀或麻木等症,甚至影响肢体运动功能者,总称痹证。

痹证包括西医的风湿热、风湿性关节炎、肌纤维织炎及坐骨神经痛等。

【病因病机】

痹证的成因,多由卫气不固,腠理空疏,或劳累之后,汗出当风,涉水冒寒,久

279

卧湿地等,以致风寒湿邪乘虚侵入,经络痹阻,发为风寒湿痹。《素问·痹论》说:"风寒湿三气杂至,合而为痹也。"

由于感受风寒湿三气各有偏胜,故以风气胜者为行痹,寒气胜者为痛痹,湿气胜者为着痹。如素有蕴热,复感风寒湿邪,寒从热化,则为风湿热痹。

痹证受病有浅深轻重的不同,大抵皮肤、肌肉受病者,其病浅而轻,筋脉、骨节受病者,其病深而重。

痹证迁延日久,正气虚惫,风寒湿热之邪,亦可内传于脏腑。《素问·痹论》说:"心痹者,脉不通,烦则心下鼓,暴上气而喘,嗌干,善噫,厥气上则恐。"这是类似风湿性心脏病的记载。

【辨证】

行痹:风邪偏胜。证见肢体关节走窜疼痛,痛无定处。或在一处作痛,向远处放射,牵掣麻木,如风行之速,以致患肢屈不敢伸,伸则痛麻难忍。有时兼有寒热,舌苔薄白或淡黄,脉象浮弦。

痛痹:寒邪偏胜。证见肌肉关节疼痛,痛势较剧,痛处有冷感,得热痛减,遇寒则甚,常喜按揉击拍以求缓解,舌苔薄白,脉象浮紧。

着痹:湿邪偏胜。证见肢体关节酸痛沉重,肌肤微肿,不红,痛有定处,阴雨风冷天气每易发作,舌苔白腻,脉濡。

热痹:风湿化热,证见四肢关节酸痛,肿大,痛不可近,活动受限,伴有咽痛,发热,多汗而热不退,小便短赤,舌苔厚腻而黄,脉象濡数。

【治疗】

治法:以近部与循经取穴为主,辅以阿是穴。病在皮肤、肌肉宜浅刺,或用皮肤针叩击。病在筋骨宜深刺留针,病在血脉可放血。

针灸处方:肩部:肩髎　肩髃　臑俞

肘臂:曲池　合谷　天井　外关　尺泽

腕部:阳池　外关　阳溪　腕骨

背脊:水沟　身柱　腰阳关

髀部:环跳　居髎　悬钟

股部:秩边　承扶　阴陵泉

膝部:犊鼻　梁丘　阳陵泉　膝阳关

踝部:申脉　照海　昆仑　丘墟

方义:以上各部处方,可针对具体病情灵活运用。大抵风寒湿痹宜针灸并用,热痹单针不灸,并可放血。总以疏风散寒化湿清热为目的,使筋脉通畅,气血调和,则痹痛可蠲。

对症选穴:行痹:风门、膈俞、肝俞;痛痹:肾俞、关元;着痹:脾俞、足三里、阴陵泉;热痹:大椎、曲池。

【按语】

有关痹证的病因病机和辨证治疗,在《内经》中有系统的详细的论述。尤其在刺法方面内容丰富多彩,形式多种多样。例如,用"半刺"治皮痹,"豹文刺"治脉痹,"关刺"治筋痹,"合谷刺"治肌痹,"输刺"治骨痹等,颇有实用意义。

【成方选辑】

风痹:取阳辅、阳关、委中、天井、尺泽、少海(《神应经》)。

冷风湿痹:取环跳、阳陵、三里,其痹不知痛痒者,烧针尾三五壮即知(《医学入门》)。

腰背委中求(《四总穴歌》)。

委中专治腰间痛(《席弘赋》)。

肾弱腰痛不可当,施为行止甚非常,若知肾俞两穴处,艾火频加体自康(《玉龙歌》)。

肩背风气连臂疼,背缝二穴用针明(《玉龙歌》)。

肩端红肿痛难当,寒湿相争气血旺,若向肩髃明补泻,管君多灸自安康(《玉龙歌》)。

手臂红肿,中渚液门要辨(《玉龙赋》)。

膝腿无力身立难,原因风湿致伤残,倘知二市穴能灸,步履悠然渐自安(《玉龙歌》)。

踝跟骨痛灸昆仑,更有绝骨共丘墟(《胜玉歌》)。

冷风湿痹针环跳,阳陵三里烧针尾(《杂病穴法歌》)。

四肢痛风:取公孙、曲池、风市、外关、阳陵泉、三阴交、手三里(《针灸大成》)。

支正穴治七情郁,肘臂十指尽皆挛(《刺灸心法要诀》)。

肩背痛责肘前之三里,应在中渚(《卧岩凌先生得效应穴针法赋》)。

附:坐骨神经痛

坐骨神经痛属于"痹证"范围。本病以坐骨神经通路的一段或全长的放射性疼痛为主症。

【病因病机】

本病的病因病机,总因感受风寒湿热之邪,或跌仆闪挫,以致经络受损,气血阻滞,不通则痛。病久则筋肉失养,可出现相应的臀肌、大腿肌、小腿肌轻度萎缩、麻木、冷痛或灼热等感觉。

281

【辨证】

本病多为一侧腰腿部阵发性或持续性疼痛。其主要症状是臀部、大腿后侧、小腿后外侧及足部发生烧灼样或针刺样疼痛,行动时加重。在大肠俞、关元俞、居髎、环跳、合阳、承山、昆仑、涌泉等穴附近有明显压痛点,抬腿受限。

风热证患肢灼热,遇热则甚;风寒证患肢冷痛,得热则舒;夹湿证患肢重着,阴雨天气疼痛增剧。

【治疗】

取足太阳、少阳经腧穴为主,肌肉萎缩者,亦可辅以足阳明、太阴经腧穴。一般均用泻法,亦可配合灸法或拔火罐。常用穴位如大肠俞、关元俞、秩边、环跳、殷门、委中、承山、阳陵泉、悬钟、昆仑、足三里、三阴交、阿是穴等。以上各穴,有舒筋、活血、镇痛之效。每次按痛处选5~7个穴,均取患侧。

三十九、痿证(附:多发性神经炎)

痿证,是指肢体萎弱无力,肌肉萎缩,甚至运动功能丧失而成瘫痪之类的病症。因其多见于下肢,故又称“痿躄”。

本病常见于多发性神经炎、小儿麻痹后遗症、急性脊髓炎、重症肌无力、癔病性瘫痪以及周期性瘫痪等。

【病因病机】

肺胃热盛:感受温邪热毒,肺受热灼,津液耗伤,不能输精于皮毛,筋肉失于濡润;或因嗜食辛辣甘肥,脾胃积热,津液亏耗,筋肉失却滋养,遂成痿证。

湿热浸淫:久卧湿地,涉水淋雨,感受湿邪,湿留不去,郁而化热,蕴蒸阳明,以致宗筋弛缓而成痿证。

肝肾阴虚:老年肝肾不足,或因久病阴虚不复,或房劳伤肾,阴精虚乏,筋脉失其营养,亦可渐成痿证。

【辨证】

痿证以患肢筋肉弛缓、萎缩、运动无力甚至瘫痪为主证。四肢均可罹患,但以下肢为多见,一侧或两侧同病。轻症运动功能减弱,重症完全不能动弹,渐至肌肉萎缩软瘫。

痿证初期,属于肺胃热盛者,兼有发热、咳嗽、烦心、口渴、小便短赤、大便泄泻、舌红苔黄,脉象洪数。属于湿热浸淫者,兼见肢体酸重,发热多汗,胸闷,患肢恶热,得冷则舒,小便混浊,舌苔黄腻,脉濡数。属于肝肾亏者,发病缓慢,痿势逐渐加重,无发热等表证。

痿证后期,若迟迟不能康复,则成痼疾。肝肾不足则面色少华,腰脊酸软,头晕目眩,心悸,自汗,舌红少苔,脉象细弱。如脾胃虚弱,则面色萎黄,短气,自汗,食少,便溏,患肢萎细而浮肿,舌淡苔白,脉象濡缓。

【治疗】

治法:取手、足阳明、太阴经穴,兼取足少阴、厥阴经腧穴。针用泻法。

针灸处方:肩髃　曲池　合谷　阳溪　髀关　梁丘　足三里　解溪

随证加减:肺热配尺泽、肺俞;湿热配阴陵泉、脾俞;肝肾阴虚配肝俞、肾俞、悬钟、阳陵泉;胃热配内庭、中脘。

方义:本方根据《内经》"治痿独取阳明"的治疗原则,取手、足阳明经腧穴轮换使用,以清其热。阳明与太阴为表里,肺主治节,脾主运化,故取肺俞、尺泽清肺热以生津液,脾俞、阴陵泉化湿热以健中州。肝肾两虚,当取肝俞、肾俞,调补二脏精气;肝主筋,故取筋会阳陵泉;肾主骨髓,故取髓会悬钟,四穴相配,有坚强筋骨的功效。胃热盛者,泻中脘、内庭。

对症选穴:发热加大椎;多汗加太溪、阴郄。

【按语】

针灸治疗多种原因引起的痿证,具有一定的疗效。其中对小儿麻痹后遗症,如能早期治疗,并结合功能锻炼,则效果更佳。

【成方选辑】

手足麻痹,取足临泣、太冲、曲池、大陵、合谷、三里、中渚(《针灸大全》)。

足麻痹:取环跳、阴陵、阳陵、阳辅、太溪、至阴(《神应经》)。

肩井除两臂难任(《通玄指要赋》)。

腰股转侧难移步,妙穴说与后人知,环跳风市及阴市,泻却金针病自除(《胜玉歌》)。

悬钟环跳,华佗刺躄足而立行(《标幽赋》)。

且如行步难移,太冲最奇(《通玄指要赋》)。

行步艰难疾转加,太冲两穴效堪夸,更针三里中封穴,去病如同用手拿(《玉龙歌》)。

附: 多发性神经炎

多发性神经炎又名周围性神经炎,是一种具有对称性的四肢远端感觉障碍,伴弛缓性瘫痪及营养障碍等症状的疾患。早期近似"著痹",晚期近似"痿证"。

【病因病机】

本病的成因,多由感受湿热病毒之邪,浸淫于四肢,气血痹阻;或由嗜食酒酪辛热之品,消烁精血,不能荣养四肢筋脉,以致肢体疼痛麻木,甚至肌肉萎缩,运动功能障碍。劳累、涉水、受寒常为本病诱因。

【辨证】

本病初起即表现肢体运动无力,每于数天内达到最高峰,同时出现较明显的肌肉萎缩,可伴有发热、头痛及颈部强硬感,瘫痪可同时影响四肢,亦可以从下肢或上肢开始,呈对称性的肌力减退乃致全瘫;一般以肢体远端为重,但亦有近端比远端更重者。瘫痪前多有手足麻木疼痛及蚁行感,自觉如着手套和袜子样,并常有后遗肢体力弱持久存在。病情一般2~3周后即趋稳定,1~2个月后渐渐恢复。部分病人留有不同程度的后遗症,肌肉萎弱,麻木乏力,舌淡苔少,脉象细弱等症。

【治疗】

清化湿热,疏通经络,调和气血。取肩髃、曲池、外关、合谷、八邪、阳池、养老、后溪、少海、环跳、阳陵泉、悬钟、三阴交、太白、漏谷、足三里、解溪、八风等穴。

以上各穴,可轮流选用3~5个穴。初期针宜泻法,清泄湿热,疏导气血;后期宜针灸并用,补气和血,舒筋活络。

四十、腰痛

腰痛又称"腰脊痛",疼痛的部位或在脊中,或在一侧,或两侧俱痛,为临床所常见。

本病多见于腰部软组织损伤、肌肉风湿及脊柱病变等。本文重点叙述寒湿腰痛、劳损腰痛和肾虚腰痛。其他原因引起的腰痛,可参考有关章节论治。

【病因病机】

寒湿腰痛:多因劳力汗出之后,衣着湿冷,当风受寒,或久卧湿地,遭雨涉水,寒湿之邪客于经络,气血阻滞而成腰痛。

劳损腰痛:每因负重闪挫,跌仆撞击,经络受损,气滞血瘀;或弯腰劳作过累,气血运行不利,遂致腰痛。

肾虚腰痛:老年肾气虚惫,或久病肾亏,或劳欲过度,精血不足,筋骨缺乏充分的濡养。

腰为肾之府,督脉并于脊里,肾附其两旁,膀胱经夹脊络肾,故腰痛与肾和膀胱经的关系最为密切。

【辨证】

寒湿腰痛:腰部重痛、酸麻,或拘急强直不可俯仰,或痛连骶、臀、股、腘。疼痛时轻时重,患部恶冷,天气寒冷阴雨则发作,舌苔白腻,脉沉。

劳损腰痛:多有陈伤宿疾,劳累时加剧,腰部强直酸痛,其痛固定不移,转侧俯仰不利,腘窝中常有络脉瘀血,苔、脉多无变化。

肾虚腰痛:起病缓慢,隐隐作痛,绵绵不已。如神倦、肢冷、滑精、舌淡、脉细者,为肾阳虚;伴有虚烦、溲黄、舌红、脉数者,属肾阴虚。

【治疗】

治法:取足太阳、少阳、少阴经及督脉腧穴为主。针灸并用,或加拔火罐。

针灸处方:肾俞　委中　阳陵泉　阿是穴　腰阳关　志室　三阴交　太溪　命门

方义:每次取3~5个穴针灸之。委中疏通足太阳经气,为治腰背疼痛的要穴;腰阳关助阳散寒化湿;阳陵泉舒筋;三阴交活血;志室、太溪补肾;命门、肾俞治腰肌强直。

对症选穴:急性腰扭伤疼痛剧烈,可针人中,用泻法。腘中络脉瘀胀者,可用三棱针点刺放血。

【按语】

腰痛在《内经》中有专篇论述,分经论治,可供临床参考。

【成方选辑】

寒湿腰痛,灸腰俞;闪着腰痛及本脏气虚,针气海(《针经摘英集》)。

久虚腰痛,重不能举,刺而复发者,刺委中(《针经摘英集》)。

腰痛,血滞于下,委中刺出血,仍灸肾俞、昆仑(《丹溪心法》)。

挫闪腰痛、胁肋痛:尺泽、曲池、合谷、手三里、阴陵、阴交、行间、足三里(《神应经》)。

肾虚腰痛,举动艰难,取足临泣、肾俞、脊中、委中(《针灸大全》)。

背连腰痛,白环、委中曾经(《百症赋》)。

肾弱腰痛不可当,施为行止甚非常,若知肾俞两穴处,艾火频加体自康(《玉龙歌》)。

人中委中,除腰闪痛之难治(《玉龙赋》)。

委中曲腘里,横纹脉中央,腰痛不能举,沉沉引脊梁,酸疼筋莫展,风痹发无常,膝头难伸屈,针入即安康(《马丹阳天星十二穴治杂病歌》)。

承山名鱼腹,腨肠分肉间,善治腰疼痛(《马丹阳天星十二穴治杂病歌》)。

昆仑足外踝,跟骨上边寻,转筋腰尻痛……若要寻安乐,须于此穴针(《马丹阳天星十二穴治杂病歌》)。

肾俞除腰痛而泻尽,应在委中(《卧岩凌先生得效应穴针法赋》)。

四十一、落枕

落枕是指急性单纯性颈项强痛,活动受限的一种病症,又称颈部伤筋。

本病多见于成年人,儿童罹患极少,在老年则往往是颈椎病变的反映,并有反复发作的特点。

颈肌劳损、颈项纤维织炎、颈肌风湿、枕后神经痛、颈椎肥大等引起的斜颈,均可参考本病施治。

【病因病机】

本病多由睡眠姿势不当,枕头高低不适,使颈部骨节筋肉遭受长时间的过分牵拉而发生的痉挛所致。亦有因颈部扭伤,或感受风寒,以致局部经脉气血阻滞而成颈项强痛者。

【辨证】

一般在早晨起床后,突感一侧颈项强直,不能俯仰转侧,患部酸楚疼痛,并可向同侧肩背及上臂扩散,或兼有头痛怕冷等症。局部肌肉痉挛,压痛明显,但无红肿发热,喜得热敷。

【治疗】

治法:以近部取穴为主,手、足太阳、少阳经腧穴为辅。针用泻法,并可加灸。

针灸处方:落枕穴　压痛点　后溪　悬钟

方义:本方均刺患侧,先刺落枕穴或悬钟,轻轻捻转,嘱患者摇动颈项,强痛每可显著缓解。次针近部诸穴,在肩背部用温针灸或拔火罐,可收调气活血,舒筋散寒之效。

对症选穴:恶寒头痛加合谷、外关;肩痛加曲垣、肩髃;背痛加大杼、肩外俞。

【按语】

颈项强痛由颈椎肥大或感受风寒而引起者,可用艾炷隔姜灸大椎、风门3～5壮,然后再灸颈椎压痛点及肌肉痉挛部位3～5壮。每灸一壮,患者呼灼痛时,即将姜片在穴位上旋转移动,待艾炷燃尽为止,再易艾炷灸之。不需发疱。

【成方选辑】

天柱,治颈项筋急不得顾……天井,疗颈项及肩背痛(《针灸资生经》)。

挫枕项强,不能回顾:少商、承浆、后溪、委中(《玉龙经》)。

颈项拘急引肩背痛,取后溪、承浆、百会、肩井、中渚(《针灸大全》)。

四十二、漏肩风

漏肩风又称"肩凝症"。患者年龄多在50岁左右,故又有"五十肩"之称。

本病以单侧或双侧肩关节酸重疼痛,运动受限为主症,近代称为肩关节周围炎。

【病因病机】

本病多因营卫虚弱,筋骨衰颓,复因局部感受风寒,或劳累闪挫,或习惯偏侧而卧,筋脉受到长期压迫,遂致气血阻滞而成肩痛。

肩痛日久,由于局部气血运行不畅,蕴郁而生湿热,以致患处发生轻度肿胀,甚则关节僵直,肘臂不能举动。

【辨证】

初病时单侧或双侧肩部酸痛,并可向颈部和整个上肢放射,日轻夜重,患肢畏风寒,手指麻胀,肩关节呈不同程度僵直,手臂上举、外旋、后伸等动作均受限制。病情迁延日久,常可因寒湿凝滞,筋脉痹阻,导致患肢发生肌肉萎缩现象。

本病属于风寒湿痹的范围。风胜者多伤于筋,肩痛可牵涉项背手指;寒胜者多伤于骨,肩痛较剧,深按乃得,得热则舒;湿胜者多伤于肉,肩痛固定不移,局部肿胀拒按。

【治疗】

治法:祛风散寒,化湿通络。取手三阳经腧穴为主。针宜泻法,针灸并用,局部灼热者单用针法。

针灸处方:肩髃　肩贞　臂臑　曲池　外关

方义:本方以患部取穴为主,祛风散寒,活血通络。辅以远部,取曲池、外关,疏导阳明、少阳经气,清化湿热。

对症选穴:肩内廉痛,加尺泽、太渊;肩外廉痛,加后溪、小海;肩前廉痛加合谷、列缺。阿是穴、肩内陵、曲垣、大杼、风池、手三里、肩髎、天宗等穴,亦可选用。

【按语】

肩痛远部取穴,可用条口透承山法。病人采取坐位,两腿屈成直角,用长针刺入条口,徐徐刺向承山,频频捻转。在得气的情况下,嘱病人用患肢做上举、摸腰背、攀对侧肩膀等动作,动作由慢到快,用力不宜过猛,以防引起剧痛。行针3～5分钟即可,症状多能改善。此法适用于病程较短的病例,若病延日久、年老体弱者慎用。

【成方选辑】

肩痹痛,取肩髃、天井、曲池、阳谷、关冲(《神应经》)。

肩臂痛不得上头,取肩髃、腕骨;肩臂酸重,取支沟、关冲、天宗;肩臂颈项痛,取涌泉;肩不得屈伸,取巨骨(《证治准绳》)。

肩脊痛兮,五枢兼于背缝(《玉龙赋》)。

肩背患,责肘前之三里(《通玄指要赋》)。

手指连肩相引痛,合谷太冲能救苦(《杂病穴法歌》)

287

肩痛累月,肩节如胶连接不能举,取肩下腋上,兼刺筋结处(《针灸集成》)。

第二节 妇科病症

一、月经不调

凡月经周期出现异常者,总称"月经不调"。临床上称月经先期为"经早",月经后期为"经迟",月经先后不定为"经乱"。

本病常伴有经量、经质、经色的变异,临证时应进行全面的综合分析,以希明辨虚实寒热。

【病因病机】

经早:素体阳盛,嗜食辛辣之品,助阳生热;或情志抑郁,肝郁化火,热蕴胞宫,血热妄行;或久病之后损气伤阴,阴虚内热,冲任不固。以上均可导致月经先期。

经迟:素体阳虚,寒邪内生;或行经之际,淋雨涉水,贪食生冷,寒邪搏于冲任,血为寒凝,经行受阻;或肝气不疏,气滞血郁,胞脉血运不畅;或病后失调,产孕过多,营血亏损;或饮食劳倦,脾胃两虚,生化之源不足,气衰血少。以上均可引起月经后期而至。

经乱:多因肝郁、肾虚所致。肝藏血而主疏泄,若郁怒伤肝,肝气疏泄太过则月经偏于先期,疏泄不及则月经偏于后期。肾主封藏而司生育,若素体肾气不足,或房事不节,或孕育过多,肾失封藏,损伤冲任,血海溢蓄失调,致使月经周期错乱。

【辨证】

(1)经早:月经周期提前七天以上,甚至一月两次。月经量多,色深红或紫红,经质黏稠,兼见心胸烦热,面赤口干,小便黄,大便干,舌红苔黄,脉滑数者,为实热证。月经量少色红,经质黏稠,潮热盗汗,手足心热,腰膝酸软,舌红苔少,脉细数者为虚热证。经量或多或少,经色紫红,或夹有瘀块,经行不畅,或胸胁及乳房作胀,小腹胀痛,心烦易怒,口苦咽干,舌苔薄白,脉弦数者为郁热证。月经量多色淡,质地清稀,神倦肢疲,心悸气短,纳少便溏,小腹下坠,舌淡苔薄,脉弱无力者为气虚证。

(2)经迟:月经周期推迟七天以上,甚至四五十天一潮。经期延后,月经色黯而量少,小腹冷痛,得热则减,或畏寒肢冷,面色苍白,舌苔薄白,脉沉紧者,为寒实证。月经色淡而量少,经质清稀,小腹隐隐作痛,喜热喜按,小便清长,大便溏薄,舌质淡,苔薄白,脉沉迟者,为虚寒证。月经量少色淡,经质清稀,面色苍白,头晕目眩,心悸少寐,舌淡苔少,脉细弱者,为血虚证。月经错后,经量少,经色黯红,夹有瘀块,小腹胀痛,胸胁乳房作胀,舌苔薄白,脉弦者,为气滞证。

(3)经乱:月经不能按周期来潮,或提前或延后,经量或多或少,经色紫黯,经行不畅,胸胁乳房胀痛,嗳气不舒,喜叹息,苔薄白,脉弦者,为肝郁证。经来先后不定,量少色淡,腰膝酸软,头晕耳鸣,舌淡苔白,脉象沉弱者,为肾虚证。

【治疗】

(1)经早

治法:清热调经。取任脉和足三阴经腧穴为主。实证用泻法,虚证用补法,气虚者针灸并用。

针灸处方:关元 血海

随证加减:实热配太冲、曲池;虚热配三阴交、然谷;郁热配行间、地机;气虚配足三里、脾俞。

方义:本方配穴的主要作用是清热和血,调理冲任。关元属任脉经穴,又是足三阴经的交会穴,"冲脉起于关元",故关元是调理冲任的要穴;合血海以调血。冲任调和,经血则按时而行。实热者配曲池、太冲以清解血分之热。虚热者,配三阴交、然谷以益阴清热。郁热者配行间、地机以疏肝解郁,清泻血分之热,气虚者配足三里、脾俞益气摄血。

对症选穴:心烦加间使;盗汗加阴郄、后溪;腰酸痛加肾俞、腰眼;胸胁胀痛加内关、期门;小腹胀痛加气海、气穴;瘀血加中极、四满;月经过多加隐白。

(2)经迟

治法:温经和血。取任脉和足三阴经腧穴为主。针灸并施。

针灸处方:气海 气穴 三阴交

随证加减:寒实配归来、天枢;虚寒配命门、太溪;血虚配足三里、脾俞、膈俞;气滞配蠡沟。

方义:肾气旺盛,月经才能应时来潮,气海是任脉经穴,气穴是肾经和冲脉之会,二穴相配有调和冲任的作用;三阴交为足三阴经之会,功能益肾调血,补养冲任。寒实者灸阳明经穴天枢、归来以温通胞脉,活血通经;虚寒者加灸命门、太溪,温肾壮阳以消阴翳;血虚者加足三里、脾俞、膈俞,调补脾胃以益生血之源;气滞者取蠡沟疏肝解郁,理气行血。

对症选穴:小腹冷痛加关元;心悸失眠加神门;小腹胀痛,经血有块,加中极、四满。

289

（3）经乱

治法：调补肝肾。取任脉和足三阴经腧穴为主。酌情补泻。

针灸处方：关元　三阴交

随证加减：肝郁配太冲、肝俞、期门；肾虚配肾俞、太溪、水泉。

方义：关元与三阴交相配可和肝补肾，调理冲任。冲任调和经血才能应时来潮。配太冲、肝俞、期门以疏肝解郁；肾俞、太溪、水泉调补肾气，以益封藏，则血海蓄溢有时，经血可调。

对症选穴：经行不畅加蠡沟；胸胁胀痛加支沟、太冲；腰脊酸软加肾俞、曲泉。

【按语】

月经病患者，日常应注意生活调养和经期卫生，如精神舒畅，调节温寒，适当休息，戒食生冷及辛辣食物等。

【成方选辑】

月事不利……，行间主之（《甲乙经》）。

月事不利……，临泣主之（《甲乙经》）。

女子胞中痛，月水不以时休止，天枢主之（《甲乙经》）。

妇人月经不调，刺窍阴三分，此穴大效，须待经完为度（《丹溪心法》）。

妇人通经宜泻合谷（《杂病穴法歌》）。

抑又论妇人经事改常，自有地机、血海（《百症赋》）。

月经违限，天枢、水泉细详（《百症赋》）。

月脉不调：气海、中极、带脉（一壮）、肾俞、三阴交（《针灸大成》）。

血结月事不调：气海、中极、照海（《类经图翼》）。

调经行瘀曲池针（《经穴性赋》）。

二、痛经

妇女在行经前后，或行经期间，小腹及腰部疼痛，甚则剧痛难忍，并随着月经周期而发作，称为"痛经"。

子宫过度前倾和后倾，子宫颈管狭窄，子宫内膜增厚，盆腔炎，子宫内膜异位等病所引起的痛经，均可参照本病辨证论治。

【病因病机】

本病的主要机理，是气血运行不畅。常由于经期受寒饮冷，坐卧湿地，寒湿伤于下焦，客于胞宫，经血为寒湿所凝，运行不畅而作痛；或肝郁气滞，血行受阻，冲任运行不畅，经血滞于胞宫，不通则痛；或禀赋虚弱，肝肾不足，孕育过多，精血亏损，行经之后血海空虚，胞脉失于滋养，故经后作痛。

【辨证】

（1）寒湿凝滞：经前或行经期间小腹冷痛，按之痛甚，重则连及腰脊，得热痛减，经水量少，色黯，常伴有血块，苔薄白，脉沉紧。

（2）肝郁气滞：经前或经期小腹胀痛，胀甚于痛，经行不畅，月经量少，常伴有血块，兼见胸胁乳房胀痛，舌质黯或有瘀斑，苔薄红，脉沉弦。

（3）肝肾亏损：经期或经后小腹绵绵作痛，按之痛减，经色淡，质清稀，腰脊酸痛，头晕耳鸣，面色苍白，精神倦怠，舌质淡，脉沉细。

【治疗】

（1）寒湿凝滞

治法：温寒利湿，通经止痛。取任脉、足太阴经腧穴为主。针灸并用。

针灸处方：中极　水道　地机

方义：中极属任脉经穴，通于胞宫，灸之可调理冲任，温通胞脉；水道属足阳明经穴，冲脉又丽于阳明，故中极和水道相配，功在温经止痛；地机是脾经的郄穴，既可健脾利湿，又可调血通经止痛。

对症选穴：剧痛加次髎、归来；腹痛连腰加命门、肾俞。

（2）肝郁气滞

治法：疏肝解郁，理气调经。取任脉、足厥阴经腧穴为主。针用泻法。

针灸处方：气海　太冲　三阴交

方义：气海为任脉经穴，通于胞宫，可理气活血，调理冲任；太冲为足厥阴原穴，有疏肝解郁、调理气血的作用；气海合以三阴交，调气行血，气调血行，痛经可止。

对症选穴：腹胀满加天枢、气穴、地机；胁痛加阳陵泉、光明；胸闷加内关。

（3）肝肾亏损

治法：补益肝肾，调补冲任。取任脉、背俞、足少阴经腧穴为主。针刺补法。

针灸处方：肝俞　肾俞　关元　足三里　照海

方义：肝俞、肾俞、照海补养肝肾，调理冲任；关元有益精血、补肝肾、养冲任的作用；足三里补脾胃、益气血，气血充足，胞脉得养，则冲任自调。

对症选穴：头晕耳鸣加悬钟、太溪；腹痛加大赫、气穴。

【按语】

经期应避免精神刺激和过度劳累，并注意防止受凉或过食生冷。

【成方选辑】

小腹胀满，痛引阴中，月水至则腰脊痛，胞中瘕，子门有寒，引髌髀，水道主之（《甲乙经》）。

女人经水正行,头晕,少腹痛:照海、阳交、内庭、合谷(《针灸大成》)。

经行头晕少腹痛:内庭(《神灸经纶》)。

痛经:关元、中极、大巨、水道、血海、三阴交(《中国针灸学》)。

调经行瘀曲池针(《经穴性赋》)。

三、经闭

凡女子年龄超过 18 岁,仍不见月经来潮,或已形成月经周期,但又连续中断三个月以上者,称为"经闭"。在妊娠期、哺乳期和绝经期以后的停经,均属生理现象,不属经闭范畴。

经闭因卵巢、内分泌障碍等原因引起的,可参照本病辨证论治。

【病因病机】

虚证:先天不足,肾气未充,或早婚多产,耗损精血;或饮食劳倦,损及脾胃,化源不足;或大病久病,耗损气血;或失血过多等,均可造成血海空虚,冲任失养,无血以行,导致经闭。

实证:肝气郁结,气机不畅,血滞不行;或饮冷受寒,邪气客于胞宫,血脉凝滞;或脾失健运,痰湿内盛,阻于冲任等,均能使冲任不通,胞脉闭阻而致经闭。

【辨证】

(1) 血枯经闭:超龄月经未至,或先见经期错后,经量逐渐减少,终至闭止。如兼见头晕耳鸣,腰膝酸软,口干咽燥,五心烦热,潮热汗出,舌质红,脉弦细者,为肝肾不足。如兼见心悸怔忡,气短懒言,神倦肢软,纳少便溏,舌质淡,脉细弱者,为脾胃虚弱。如兼见面色白,皮肤干燥,形体消瘦,舌淡脉细者,为血亏。

(2) 血滞经闭:经闭不行,精神抑郁,烦躁易怒,胸胁胀满,小腹胀痛拒按,舌质紫黯或有瘀点,脉沉弦者,为气滞血瘀。形寒肢冷,小腹冷痛,喜得温暖,苔白脉沉迟者,为寒凝血滞;形体肥胖,胸胁满闷,神疲倦怠,白带量多,苔腻脉滑者,为痰湿阻滞。

【治疗】

(1) 血枯经闭

治法:补气养血。取任脉和背俞穴为主。针刺补法,并灸。

针灸处方:肝俞　脾俞　膈俞　肾俞　关元　足三里　三阴交

方义:本方的主要作用为调理脾胃,补益肾气,充养冲任。女子以血为本,血枯者宜补宜养。脾胃是后天之本,故取脾俞、足三里、三阴交健脾补胃以调生化之源。肾为先天之本,肾气旺则精血自充,故取肾俞、关元以补肾气。肝藏血,脾统血,故取肝俞、脾俞和血会膈俞以调血。本方益其源,调其流,血海充盈,月事自能趋于常态。

对症选穴:腰膝酸痛加命门、腰眼、阴谷;潮热盗汗加膏肓俞、然谷;纳少泄泻加天枢、阴陵泉、中脘;心悸怔忡加内关。

(2)血滞经闭

治法:疏肝理气,健脾化痰,温经散寒。取任脉、足太阴经腧穴为主。针用泻法,并灸。

针灸处方:中极　地机　合谷　三阴交　太冲　丰隆

方义:血滞宜通宜行,中极属任脉,能调冲任以通经血;地机是足太阴郄穴,为血中之气穴,能行血祛瘀;合谷是手阳明原穴,功善行气;三阴交为足三阴经的交会穴,与合谷相配,既可行气调血,又可健脾利湿,理气化痰;太冲舒肝理气;丰隆健脾化痰。气调血行,冲任调达,经闭可通。

对症选穴:小腹胀满加气海、四满;胸胁胀满加期门、支沟;小腹痛重灸关元、中极;白带多加次髎。

【按语】

引起闭经的原因很多,如贫血、结核病、肾炎、心脏病均可造成闭经,因此针灸治疗闭经时要进行必要的检查,明确发病原因,以便采取相应的治疗措施,其中尤其要注意早期妊娠的鉴别诊断。

293

【成方选辑】

女子血不通,会阴主之(《甲乙经》)。

女子不下月水,照海主之(《甲乙经》)。

妇人少腹坚痛,月水不通,带脉主之(《甲乙经》)。

经脉不通:曲池、支沟、三里、三阴交,此四穴壅塞不通则泻之,如虚耗不行则补之(《医学纲目》)。

妇人通经泻合谷(《杂病穴法歌》)。

妇人经事改常,自有地机、血海(《百症赋》)。

经闭:腰俞、照海均灸(《神灸经纶》)。

月经不通:合谷、阴交、血海、气冲(《针灸集成》)。

调经行瘀曲池针(《经穴性赋》)。

四、崩漏

崩是指子宫出血量多,来势急骤;漏是指出血量少,淋漓不绝。在发病过程中,两者常互相转化,如崩血渐少,可能成漏,漏势发展又可能变为崩,故多以崩漏并称。

功能失调性子宫出血或其他原因引起的子宫出血,可参照本病治疗。

【病因病机】

崩漏发生的主要机理,是由于冲任损伤,不能固摄所致。导致冲任损伤的原因有虚实之分。虚者多为素体脾虚,或饮食劳倦,损伤脾气,中气不足,统摄无权,冲任不固;或肾阳虚惫,失于封藏,冲任失于固摄;或肾阴不足,虚火妄动,精血失守。实者多为素体阳盛,或外感邪热,或食辛辣助阳之品,热伤冲任,迫血妄行;或肝气郁结,气郁化火,木火炽盛,藏血失职;或湿热蕴结下焦,伤及胞络等,均可导致崩漏。

【辨证】

(1) 实证:血崩,其色深红,气味臭秽,血质浓稠,口干喜饮,心烦易怒,舌红苔黄,脉滑数者,为血热;若血色黯红,兼见带下如注,色如米泔或黄绿如脓,气味臭秽,阴部痒痛,舌苔黄腻,脉濡数者,为湿热;如证见胸胁胀痛,心烦易怒,时欲叹息,脉弦数者,为郁热;如血中夹有瘀块,腹痛拒按,瘀块排出后则痛减,舌质黯红,脉沉涩者,为血瘀。

(2) 虚证:血崩下血,或淋漓不绝。若血色淡红,面色㿠白,身体倦怠,气短懒言,不思饮食,舌质淡,苔薄白,脉细弱者,为气虚;若血色淡红,小腹冷痛,四肢不温,喜热畏寒,大便溏薄,舌淡苔白,脉沉细者,为阳虚;出血量少,血色鲜红,头晕耳鸣,五心烦热,失眠盗汗,腰膝酸软,舌红苔少,脉细数者,为阴虚。

【治疗】

(1) 实证

治法:血热者,清热凉血;湿热者,清热利湿;气郁者,疏肝理气;血瘀者,调血祛瘀。取任脉、足太阴经腧穴为主。针刺泻法。

针灸处方:气海　三阴交　隐白

随证加减:血热者配血海、水泉;湿热者配中极、阴陵泉;气郁者配太冲、支沟、大敦;血瘀者配地机、气冲、冲门。

方义:本方配穴的主要作用是调理冲任以止血。取任脉经穴气海和足三阴经交会穴三阴交,局部和远端相结合,调理冲任,以制约经血妄行;隐白为脾经井穴,是治疗崩漏的常用穴。血热者加血海、水泉,清泄血中之热以止血。湿热者,配中极、阴陵泉清利下焦湿热。气郁者,配太冲、支沟以疏肝理气;大敦为足厥阴肝经井穴,有藏血止崩漏的作用。血瘀者,配地机、气冲、冲门,以调经祛瘀,使血有所归。

对症选穴:热重加大椎、曲池;心中烦躁加间使;带下加下髎;阴部痒痛加蠡沟、血海;胸胁胀痛加膻中、期门、阳陵泉;腹痛拒按加合谷、中极、四满。

（2）虚证

治法：气虚者，补益中州；阳虚者，温补肾阳；阴虚者，调补肾阴。取任脉、足太阴、少阴经腧穴为主。针刺补法，酌情用灸。

针灸处方：关元　三阴交　肾俞　交信

随证加减：气虚配气海、脾俞、膏肓俞、足三里；阳虚配气海、命门、复溜；阴虚配然谷、阴谷。

方义：本方配穴的主要作用是补益脾肾，固摄经血。关元与三阴交相配，可助肾之收藏、脾之统血、肝之藏血，以补养冲任。肾俞为肾的背俞穴，交信为足少阴经穴，可增强肾脏固摄的作用，为治疗崩漏的效穴。

气虚者配气海、脾俞、膏肓俞、足三里，调补中气，使统血有权。阴虚者配然谷、阴谷，益阴清热，以制约经血之妄行。阳虚者艾灸气海、关元、复溜，培本固元，收摄经血。

对症选穴：大便溏泄加天枢；失眠加神门；盗汗加阴郄；腰膝酸软加腰眼。

【按语】

患者要注意饮食调摄，忌食生冷，防止过度劳累。绝经期妇女，如反复多次出血，应做妇科检查，警惕肿瘤所致。

【成方选辑】

女子漏血，太冲主之（《甲乙经》）。

妇人漏血，腹胀满，不得息，小便黄，阴谷主之（《甲乙经》）。

气海、石门治崩中漏下（《针灸资生经》）。

交信、阴谷、太冲、三阴交治女子漏血不止（《针灸资生经》）。

女子少气漏血，不无交信合阳（《百症赋》）。

带下产崩，冲门气冲宜审（《百症赋》）。

血崩漏下：中极、子宫灸（《针灸大成》）。

妇女血崩不止：丹田、中极、肾俞、子宫。……再刺后穴：百劳、风池、膏肓、曲池、绝骨、三阴交（《针灸大成》）。

血崩不止：膈俞、肝俞、肾俞、命门、气海、中极（下元虚冷，血崩白浊）、间使、血海、复溜、行间（《类经图翼》）。

阴谷：妇人漏下亦能痊（《刺灸心法要诀》）。

血崩之症，良由肝脾两伤。盖肝不能藏，脾不能统，所以经血忽崩。宜灸气海、大敦二穴（《灸法秘传》）。

血崩流血求大敦（《穴性赋》）。

五、绝经前后诸证

妇女在四十九岁左右,月经开始终止,称为"绝经"。有些妇女在绝经期前后,往往出现一些症状,如经行紊乱、头晕、心悸、烦躁、出汗、情志异常等,名为"绝经前后诸证"。围绝经期综合征类似本病,可参照本病诊治。

【病因病机】

妇女绝经前后,天癸将竭,肾气渐衰,精血不足,冲任亏虚。或肾阴不足,阳失潜藏,肝阳上亢;或因劳心过度,营血暗伤,心血亏损;或因肾阳虚衰,失于温养,导致脾胃虚弱;或因脾失健运,痰湿阻滞,造成痰气郁结。总之,肾虚不能濡养和温煦,则诸症蜂起。

【辨证】

(1)肝阳上亢:头晕目眩,心烦易怒,烘热汗出,腰膝酸软,经来量多,或淋漓漏下,舌质红,脉弦细而数。

(2)心血亏损:心悸怔忡,失眠多梦,五心烦热,甚或情志失常,舌红少苔,脉细数。

(3)脾胃虚弱:面色㿠白,神倦肢怠,纳少腹胀,大便溏泄,面浮肢肿,舌淡苔薄,脉沉细无力。

(4)痰气郁结:形体肥胖,胸闷吐痰,脘腹胀满,嗳气吞酸,呕恶食少,浮肿便溏,苔腻,脉滑。

【治疗】

(1)肝阳上亢

治法:平肝潜阳,益水涵木。取足厥阴、少阴经腧穴为主。针刺宜补泻兼施。

针灸处方:太冲　太溪　百会　风池

方义:本方配穴的主要作用是益阴潜阳。太溪是足少阴肾经原穴,太冲是足厥阴肝经原穴,二穴相配,前者益阴,后者平肝,功在增水涵木,合百会、风池,可治头目之眩晕。

对症选穴:心烦加大陵;烘热加涌泉、照海;腰酸痛加肾俞、腰眼。

(2)心血亏损

治法:补益心血,交通心肾。取背俞穴为主。针刺补法,酌灸。

针灸处方:心俞　脾俞　肾俞　三阴交

方义:取心俞以宁心安神,配脾俞、三阴交,用补法或灸法,健脾养血,以益生化之源;取肾俞与心俞相配,既能补养精血,又能交通心肾,使水火相济。

对症选穴:失眠加神门、四神聪;心悸加通里;五心烦热加劳宫;神志失常加人中、大陵。

（3）脾胃虚弱

治法：补脾养胃。取脾、胃之俞穴、募穴及足阳明经腧穴。针刺补法，并灸。

针灸处方：脾俞　胃俞　中脘　章门　足三里

方义：取脾俞、胃俞配胃募中脘、脾募章门，补益脾胃；合强壮要穴足三里，补益中州以助运化；合肾俞补益命火，温煦中焦，以益后天。

对症选穴：腹胀加下脘、气海；便溏加天枢、阴陵泉；浮肿加关元、水分、足三里。

（4）痰气郁结

治法：理气化痰。取任脉及足阳明、太阴经腧穴为主。针用泻法。

针灸处方：膻中　中脘　气海　支沟　丰隆　三阴交

方义：脾为生痰之源，脾胃气滞，失于运化，则痰湿内阻，故取膻中、中脘、气海，理气导滞；合手少阳三焦经穴支沟，调理气机，气机通畅，脾胃健运，则痰湿可除；更合于丰隆、三阴交健脾化痰以治其本。

对症选穴：吞酸加阳陵泉，呕恶加内关，便溏加天枢。

【成方选辑】

经闭久，忽大崩，复大绝，后又大行不调者，刺丰隆（六分，止血）、石门（五分，断经）（《医部全录》引《丹溪心法》）。

妇人五旬经断后再行，或多或少，或瘀或红并下，腹中气满如胎孕，天枢、中脘、气海（各五分，立愈）（《医部全录》引《丹溪心法》）。

月经断绝：中极、三阴交、肾俞、合谷（《医学纲目》）。

六、带下病

带下，是指妇女阴道内流出的一种黏稠液体，如涕如脓。因与带脉有关，故称带下。临床以带下色白者较为多见，所以又通称为白带。

阴道炎、宫颈炎、盆腔炎等均可引起带下，可参照本病辨证论治。

【病因病机】

带下多由脾虚运化失常，水湿内停，郁久而化热，湿热下注；或肾气不足，下元亏损，任带失于固约；或经行产后，胞脉空虚，湿毒秽浊之气乘虚而入，损伤冲任而致。临床上以脾虚、肾虚和湿毒下注引起的较多。

【辨证】

（1）脾虚：带下色白或淡黄，无臭味，质黏稠，连绵不绝，面色萎黄，纳少便溏，精神疲倦，四肢倦怠，舌质淡苔白腻，脉缓而弱。

（2）肾虚：带下色白,量多,质清稀,连绵不断,小腹发凉,腰部酸痛,小便频数而清长,夜间尤甚,大便溏薄,舌质淡苔薄白,脉沉迟。

（3）湿毒：带下状如米泔,或黄绿如脓,或夹有血液,量多而臭,阴中瘙痒,口苦咽干,小腹作痛,小便短赤,舌红苔黄,脉滑数。

【治疗】

（1）脾虚

治法：健脾益气,利湿止带。取任脉、带脉、足太阴经腧穴为主。针刺补法,并灸。

针灸处方：气海　带脉　白环俞　三阴交　足三里

方义：本方有健脾利湿,调理任带的作用。取带脉以固摄本经经气;气海调理任脉,理气化湿;取白环俞助膀胱之气化,利下焦之湿邪;足三里、三阴交健脾利湿。脾健湿除,带脉固摄,则带下自除。

对症选穴：带下连绵不绝加冲门、气冲、中极;纳少便溏加中脘、天枢。

（2）肾虚

治法：温补肾阳,固摄任带。取任脉、带脉、足少阴经腧穴为主。针刺补法,重用艾灸。

针灸处方：关元　带脉　肾俞　次髎　照海

方义：本方取关元、肾俞、照海,重用灸法,有补益肾气,温暖下焦,固摄带脉的作用。带脉、次髎施以艾灸,为治疗带下病的有效穴位。

对症选穴：带下量多加大赫、气穴;腰部酸痛加腰眼、小肠俞。

（3）湿毒

治法：清热解毒,利湿祛邪。取任脉、带脉和足太阴经腧穴为主,辅以足厥阴经腧穴。针刺泻法。

针灸处方：带脉　中极　阴陵泉　下髎　行间

方义：取带脉、中极清泻下焦湿热,调理任带以行约束之权;下髎为治下焦湿热有效穴位;阴陵泉可清热解毒、利湿止带。

对症选穴：阴中痒痛加蠡沟、太冲、独阴;带下色红加间使。

【按语】

针灸治疗带下有一定的疗效,但应查明原因,明确诊断,再予治疗。如病人年龄在40岁以上,带下赤黄,应排除癌的可能性。平时应节制房事,注意经期卫生,保持外阴清洁。

【成方选辑】

女子赤白沥,心下积胀,次髎主之(《甲乙经》)。

女子下苍汁,不禁赤沥,阴中痒痛,引少腹控䏚,不可俯仰,下髎主之(《甲乙经》)。

妇人赤白带下难,只因虚败不能安,中极补多宜泻少,灼艾还须着意看(《玉龙歌》)。

赤白带下求中极之异同(《玉龙赋》)。

赤白带下:带脉、关元、气海、三阴交、白环俞、间使(三十壮)(《针灸大成》)。

淋带赤白:命门、神阙、中极(七壮,治白带极效)(《类经图翼》)。

赤白带下:曲骨(七壮)、太冲、关元、复溜、三阴交、天枢(百壮)(《针灸集成》)。

带脉主灸一切疝,……兼灸妇人浊带下,丹田温暖自然停(《刺灸心法要诀》)。

肾俞主灸下元虚,……女疸妇带不能遗(《刺灸心法要诀》)。

七、妊娠恶阻

妊娠恶阻,是指妊娠早期出现恶心、呕吐、择食、恶闻食臭等症,亦称"妊娠呕吐"。这是妊娠早期最常见的症状。

【病因病机】

妊娠恶阻主要是由胃气不降所致。或由于胃气素虚,孕后月经停闭,经血不泄,冲脉之气较盛,冲脉丽于阳明,其气上逆犯于胃,胃失和降,发为呕恶。或郁怒伤肝,肝失疏泄,郁而生热,肝热上逆则犯于胃,发为呕恶。或因脾虚失运,痰湿内生,阻于中焦,冲气挟痰湿上逆,发为呕恶。

【辨证】

(1)胃虚恶阻:受孕后二三个月,脘腹胀满,恶心呕吐,或食入即吐或呕吐清涎,神倦思睡,舌淡苔白,脉缓滑无力。

(2)肝热恶阻:妊娠初期,呕吐苦水或酸水,口干、口苦,胃脘满闷,胁肋胀痛,嗳气叹息,精神抑郁,头胀头晕,苔微黄,脉弦滑。

(3)痰滞恶阻:妊娠初期,呕吐痰涎,胸闷纳呆,心悸气短,口淡乏味,苔白腻,脉象滑。

【治疗】

(1)胃虚恶阻

治法:健胃和中,调气降逆。取任脉、足阳明经腧穴为主。针刺补法。

针灸处方:足三里　上脘　中脘　公孙

方义:中脘为胃之募穴,上脘为足阳明经和任脉的交会穴,足三里为足阳明经的下合穴,三穴相配和胃降逆,合冲脉的交会穴公孙,既可健脾和胃,又可降冲气之上逆。

对症选穴:呕吐严重加内关;脘腹胀满加下脘。

（2）肝热恶阻

治法:清肝和胃,降逆止呕。取手、足厥阴经及足阳明经腧穴为主。针刺泻法。

针灸处方:内关　太冲　中脘　足三里

方义:内关、太冲以清泻肝热,和中理气;再配以中脘、足三里和胃、降逆、止呕。

对症选穴:呕吐苦水加阳陵泉;胁肋胀痛加膻中、日月;头胀头晕加百会、印堂。

（3）痰滞恶阻

治法:健脾化痰,降逆和胃。取足太阴、阳明经腧穴为主。针用泻法。

针灸处方:阴陵泉　丰隆　足三里　中脘　幽门

方义:阴陵泉可健脾化痰;丰隆功在豁痰;幽门是冲脉和足少阴肾经的交会穴,可降逆止呕;合中脘、足三里,共奏健脾化痰,降逆和胃之效。

对症选穴:胸闷加膻中;心悸加内关。

【按语】

妊娠早期,胞胎未固,针治时取穴不宜过多,手法不宜太重,以免影响胎气。病者宜保持安静,注意卧床休息。切忌恣食生冷油腻之品,宜少食多餐,调养胃气。

【成方选辑】

恶阻:风池、肝俞、大肠俞、次髎、膻中、不容、中注、天柱、胆俞、小肠俞、中髎、中庭、承满、带脉（《中国针灸学》）。

八、妊娠痫证

妊娠六七个月后,或正当分娩时,或在产褥期间,突然四肢抽搐,牙关紧闭,目睛直视,不省人事,甚至全身痉挛,角弓反张,状似痫症,少时自醒,醒后又复发,这种症状称为"子痫"。如病情较重,应及时早期防治。

【病因病机】

本病发生的主要原因,是体质虚弱,阴血不足,受孕之后,血养胎元,阴虚于下,阳扰于上,内风暴动,或因素多忧虑忿怒,肝经郁热,热甚生风,均可形成子痫。

【辨证】

（1）血虚证：妊娠数月，面色萎黄，头晕目眩，心悸气短，或下肢面目浮肿，发病时猝然跌仆，不省人事，手足抽搐，喉间或有痰声，舌淡苔少，脉细而弦。

（2）肝热证：妊娠数月，时感头晕眼花，面赤发热，烦躁易怒，发病时突然昏倒，神志不清，四肢抽搐，唇红舌绛，苔薄黄，脉弦有力而数。

【治疗】

（1）血虚证

治法：养血息风，宁心安神。取任脉、督脉及手、足阳明经腧穴为主，手厥阴经及足太阳、少阳经腧穴为辅。

针灸处方：印堂　人中　百会　曲池　足三里　梁丘　风市　血海

方义：印堂、百会、人中改善任督循环，大陵疏通心包，功能苏厥安神；足三里、血海健脾和胃以养血，阳陵泉、风市舒筋解痉以息风。

对症选穴：牙关紧闭加地仓、颊车；两手握固加八邪；水肿灸水分。

（2）肝热证

治法：清肝泻热，养血息风。取足厥阴、少阴经腧穴为主，手厥阴、督脉经穴为辅。

针灸处方：百会　风池　内关　太冲　三阴交　太溪

方义：本方百会宣泄阳邪，风池息风止痉，内关宁心安神，太冲泻肝清热，三阴交、太溪滋养阴血而潜阳。

对症选穴：神昏痉厥加人中、印堂，四肢抽搐加曲池、阳陵泉，痰鸣加丰隆、尺泽。

【按语】

本病常由妊娠水肿或妊娠高血压，未经及时治疗发展而来。所以妊娠期必须定期进行产前检查，发现病情及时治疗。

【成方选辑】

妊孕……百节瘛疭昏愦：绝骨、太溪（《医部全录》引《医学入门》）。

九、滞产

滞产，是指产妇临产后总产程超过24小时者。滞产常常发生在子宫收缩异常（即产力异常），胎头和骨盆不相称或胎位不正常等情况。本病主要是讨论产力异常引起的滞产。古代所说的难产多属本病范畴。

【病因病机】

滞产发生的原因，多因体质虚弱，正气不足；或产时用力过早，耗血伤气；或临产胞水早破,浆血干枯,凡此种种,气血虚弱,产力不足,均可造成滞产。也有因临产恐惧,过度紧张,以致气血瘀滞;或妊娠期间过度安逸,导致气滞不行,血流不畅;或临产感受寒邪,寒凝血滞,气机不利等,也可导致滞产。

【辨证】

(1) 气血虚弱:产时腹部阵痛微弱,坠胀不甚,或下血量多,色淡,久产不下,面色苍白,神疲倦怠,心悸气短,脉大而虚或沉细而弱。

(2) 气滞血瘀:腰腹剧痛,下血量少,色黯红,久产不下,面色青黯,精神紧张,胸脘胀闷,时欲呕恶,舌质黯红,脉沉实而至数不匀。

【治疗】

(1) 气血虚弱

治法:补养气血,益气催产。取足阳明、太阴、少阴经腧穴为主。针刺补法。

针灸处方:足三里　三阴交　复溜　至阴

方义:本方用足三里、三阴交强壮脾胃,生化气血;用复溜补肾,以助产力;至阴是足太阳膀胱经的井穴,为催产之经验要穴。

对症选穴:精神疲惫加关元、气海,用灸法;心悸气短加内关、太溪。

(2) 气滞血瘀

治法:理气行血,调气催产。取手阳明、足太阴经腧穴为主。针刺泻法。

针灸处方:合谷　三阴交　独阴

方义:合谷为手阳明经原穴,三阴交为足三阴经之交会穴,两穴相配可理气行血;独阴为经外奇穴,有催产的作用,灸之可引产。

对症选穴:腹痛剧烈加太冲;胸胁胀满加内关、肩井。

【按语】

针灸对子宫收缩无力引起的滞产,具有催产作用,如因子宫畸形、骨盆狭窄等引起的难产,应做其他处理。

解除产妇的思想顾虑,消除紧张情绪,鼓励产妇多进饮食,劳逸适度,保持充沛的精力,有利于分娩。

【成方选辑】

难产:针两肩井,入一寸泻之,须臾即分娩(《千金要方》)。

难产:合谷(补)、三阴交(泻)、太冲(《针灸大成》)。

妇女难产:独阴、合谷、三阴交(《针灸大成》)。

十、胞衣不下

胞衣,一般称之为"胎盘"。分娩之后,胎盘经过较长时间不能娩出者,称为

"胞衣不下",古人又称"息胞"。

【病因病机】

引起胞衣不下的原因主要是由于气虚和血瘀,导致胞宫活动力减弱,不能促使胞衣排出。因于气虚者,多由于产妇体质虚弱,元气不足;或产程过长,用力过度,耗伤气血,无力送出胞衣。因于血瘀者,多由于产时调摄失宜,感受寒邪,致气血凝滞;或败血瘀滞胞中,不能排出。

【辨证】

(1)气虚:产后胞衣不下,少腹微胀,按之不痛,有块不坚,阴道流血量多,色淡,并伴有面色㿠白,神疲肢怠,畏寒喜热,舌质淡,苔薄白,脉虚弱。

(2)血瘀:产后胞衣不下,小腹冷痛,拒按,按之有块而硬,恶露甚少,色黯红,舌质微紫,脉沉弦而涩。

【治疗】

(1)气虚

治法:补气养血,取任脉、足太阴经腧穴为主。针刺补法,并灸。

针灸处方:关元　三阴交　独阴

方义:关元属任脉通于胞宫,三阴交是足三阴经的交会穴,二穴相配,针补并灸,可益气养血;独阴为经外奇穴,是治疗胞衣不下的经验穴。

对症选穴:阴道出血较多加隐白;神倦肢怠、恶寒加神阙。

(2)血瘀

治法:行气活血,温经祛瘀。取任脉、手阳明、足太阴经腧穴为主。针刺泻法,并灸。

针灸处方:中极　气海　合谷　三阴交　肩井　独阴

方义:气海、中极属任脉经穴,通于胞宫,泻之可活血祛瘀,促使胞衣排出。补合谷、泻三阴交行气活血,配独阴可治胞衣不下。肩井对孕妇有禁针之说,其性主降主坠,针之可下胞衣。

对症选穴:小腹寒痛重灸气海、中极;败血瘀滞胞宫加阴交、天枢。

【按语】

本病在临床多伴有不同程度的阴道出血,如在短时间内出血不多,可用针灸治疗。如大量出血,则易导致失血性昏厥,应及时采用综合治疗方法。本病有时也可表现为阴道出血甚少,或无阴道出血,而是宫腔内积血,应百倍警惕。

【成方选辑】

胞衣不出,或腹中积聚,皆针胞门入一寸,先补后泻,去关元左二寸。又针章门入一寸四分(《千金翼方》)。

303

胎衣不下：中极、肩井（《针灸大成》）。

胎衣不下：三阴交、昆仑（《类经图翼》）。

胞衣不下：足小趾尖三壮、中极、肩井（《针灸集成》）。

阴跷阳维而下胞衣（《标幽赋》）。

阴交针入下胎衣（《胜玉歌》）。

死胎阴交不可缓，胞衣照海内关寻（《杂病穴法歌》）。

期门穴主伤寒患，六日过经犹未汗，但向乳根两乳间，又治妇人生产难（《席弘赋》）。

文伯泻死胎于阴交，应针而陨（《通玄指要赋》）。

文伯泻死胎于阴交，应针而陨，应在合谷（《卧岩凌先生得效应穴针法赋》）。

三阴交治痞满坚，痃冷疝气香港脚缠，兼治不孕及难产，遗精带下淋沥痊（《刺灸心法要诀》）。

十一、产后腹痛

产妇分娩之后，小腹疼痛，称为"产后腹痛"，亦名"儿枕痛"。

【病因病机】

由于产时伤血过多，冲任空虚，胞脉失养；或血少气衰，运行无力，以致血行不畅，而为血虚腹痛。产后胞脉空虚，寒邪乘虚侵入，气血为寒邪凝滞，阻于胞脉而成寒凝腹痛。产后恶露未尽，肝气郁结，气滞血瘀，郁阻脉络，发为血瘀腹痛。

【辨证】

（1）血虚腹痛：小腹隐痛，腹软喜按，恶露量少色淡，头晕耳鸣，大便燥结，舌淡苔薄，脉虚细。

（2）寒凝腹痛：小腹冷痛拒按，得热稍减，面色青白，四肢不温，舌质黯淡，苔白滑，脉沉紧。

（3）血瘀腹痛：小腹胀痛，痛连胸胁，或小腹可摸到硬块，恶露量少，涩滞不畅，其色紫黯夹有瘀块，舌质微紫，脉弦涩。

【治疗】

（1）血虚腹痛

治法：补血益气，调理冲任。取任脉及足阳明、太阴经腧穴。针刺补法，并灸。

针灸处方：关元　气海　膈俞　足三里　三阴交

方义：关元、气海属任脉，通于三阴，配血会膈俞有补养气血、调理冲任的作用；三阴交、足三里可调补脾胃，以益生化之源。

对症选穴：头晕加百会、四神聪；大便燥结加照海、支沟。

（2）寒凝腹痛

治法：助阳散寒，温通胞脉。取任脉、足太阴经腧穴为主。针灸并用。

针灸处方：关元　气海　肾俞　三阴交

方义：灸关元、肾俞可助阳散寒，针气海、三阴交可调气活血。诸穴相配有温通胞脉之功。

对症选穴：四肢厥冷重灸神阙、阴交；腹痛剧烈加命门、次髎。

（3）气滞血瘀

治法：行气化瘀，通络止痛。取任脉、足阳明、厥阴经腧穴为主。针刺泻法，酌灸。

针灸处方：中极　归来　膈俞　血海　太冲

方义：中极、归来功能行气化瘀；太冲为肝经原穴，有疏肝理气的作用；膈俞、血海活血通滞。

对症选穴：胸胁胀痛加期门、膻中；恶露不下加气海、阴交。

【成方选辑】

妇人产后脐腹痛，恶露不已：照海、水分、关元、膏肓、三阴交（《针灸大成》）。

产后腹痛：气海百壮（《针灸集成》）。

胁下肋边疼，刺阳陵而即止应在支沟（《卧岩凌先生得效应穴针法赋》）。

肚腹三里留（《四总穴歌》）。

腹痛公孙内关尔（《杂病穴法歌》）。

脐腹有病曲泉针（《肘后歌》）。

肚痛须是公孙妙，内关相应必然疗（《席弘赋》）。

十二、恶露不下

胎儿娩出后，胞宫内遗留的余血和浊液，名谓"恶露"。产后恶露应自然排出体外，如果停留不下，或下亦很少，称为"恶露不下"。

【病因病机】

恶露为血所化，而血运又赖于气行，所以情志不畅，肝气郁结，气机不利，则血行受阻；或因感受风寒，饮食生冷，以致恶露为寒邪所凝，皆可导致恶露不下。

【辨证】

本病主证是恶露不下，或流下甚少。因于气滞者，小腹胀满而痛，胸胁作胀，苔薄白，脉象弦；因于寒凝血瘀者，恶露流下甚少，色紫黯，小腹疼痛拒按，痛处有块，舌质紫，脉象涩。

【治疗】

（1）气滞证

治法：理气解郁，调和气血。取厥阴经、任脉腧穴为主，针刺泻法。

针灸处方：太冲　间使　气海　关元

方义：本方旨在疏肝解郁，故取肝原太冲，配气海以疏肝理气，配关元以治胁腹胀痛，配间使以治恶露不下。

对症选穴：小腹胀满加气冲；胸胁作胀加期门、膻中。

（2）血瘀证

治法：活血行瘀。取任脉、足太阴经腧穴为主。针灸并施。

针灸处方：中极　气冲　地机

方义：中极是任脉经穴，通于胞宫，泻之，可调理冲任；气冲是足阳明和冲脉的交会穴；地机是足太阴经的郄穴，为血中之气穴。诸穴相配，可达活血行瘀的目的，

对症选穴：小腹痛重加四满、阴交、石关；四肢厥冷加灸关元。

【按语】

恶露属于瘀浊败血之物，如果停蓄体内，可引起产后血晕、产后发热、儿枕痛，甚至形成癥瘕、血臌等，故应及时治疗。

【成方选辑】

天枢、中极，治血结成块（《针灸资生经》）。

产后血块痛：气海、三阴交（《针灸大成》）。

恶露成块：石门七壮至百壮（《针灸集成》）。

十三、恶露不绝

分娩后二至三周，恶露仍淋漓不断者，称为"恶露不绝"或"恶露不止"。

【病因病机】

气虚失摄：多因体质素弱，正气不足，产时失血耗气，或因产后操劳过早，劳倦伤脾，气虚下陷，均可导致冲任不固，不能摄血，以致恶露淋漓不断。

血热妄行：素体阴虚，复因产时失血，阴血更虚，阴虚则生内热；或过服温燥之品，或肝郁化热，导致热扰冲任，迫血下行，而恶露不止。

瘀阻胞脉：产后胞脉空虚，寒邪乘虚而入，血因寒凝，瘀阻于内，则恶露行而不畅，淋漓不绝。

【辨证】

（1）气虚失摄：恶露淋漓不绝，量多，色淡红，质清稀，无臭味，小腹下坠，精

神倦怠,面色㿠白,舌质淡,脉濡弱。

(2) 血热妄行:恶露量多,色红,质稠,有臭味,面色潮红,口干舌燥,舌质红,脉细数。

(3) 瘀阻胞脉:恶露淋漓不畅,量少,色紫黯有块,小腹疼痛拒按,舌紫黯有瘀点,脉弦或沉涩。

【治疗】

(1) 气虚失摄

治法:补气摄血。取任脉及足太阴、阳明经腧穴。针刺补法,并灸。

针灸处方:关元　足三里　三阴交

方义:关元属任脉,为足三阴、冲脉之会,功能调节冲任;配三阳交、足三里补益中州,健脾统血。

对症选穴:恶露量多加气海、脾俞;小腹下坠加百会、中脘。

(2) 血热妄行

治法:育阴清热。取任脉、足三阴经腧穴。补泻兼施。

针灸处方:气海　中极　血海　中都　阴谷

方义:气海、中极属任脉,通于胞宫,泻之可清下焦之热;血海属脾经,泻之可清血中之热;中都为肝经郄穴,有疏肝清热的作用;阴谷属肾经,有育阴清热的作用。诸穴相配以期育阴清热,止血妄行。

对症选穴:心中烦躁加行间;面色潮红加太溪;口舌干燥加照海。

(3) 瘀阻胞脉

治法:理气活血。取任脉、足太阴经腧穴。针刺泻法,并可施灸。

针灸处方:中极　石门　地机

方义:中极、石门二穴属于任脉,有调理、冲任、活血行瘀的作用;地机是脾经的郄穴,能调血止血。气行则血活瘀去,瘀去则新血得归于经,恶露可止。

对症选穴:小腹疼痛拒按加气海、归来;脐周冷痛灸神阙、阴交。

【按语】

产后应注意精神调摄,不可暴怒忧思,忌食生冷,避免过劳或房事等。

【成方选辑】

气海、中都治恶露不止(《针灸资生经》)。

产后恶露不止,及诸淋注,灸气海(《针灸聚英》)。

因产恶露或不止,气海、关元必有功(《针灸聚英》杂病歌)。

因产恶露不止:中极、阴交(百壮)、石门(七壮至百壮)(《针灸集成》)。

十四、产后血晕

产妇分娩后,突然发生头晕眼花,不能坐起,或心下满闷,恶心呕吐,甚则神志昏迷,不省人事,称为"产后血晕"。

【病因病机】

本病发生的机理,主要是产妇平素气血虚弱,复因产后失血过多,气随血脱,心神失养,发为昏厥;或产时感寒,恶露不下,血瘀气逆,并走于上,心神受扰而致血晕。

【辨证】

(1) 血虚气脱:产后失血过多,突然昏晕,不省人事,面色苍白,甚则四肢厥冷,冷汗淋漓,六脉微细或浮大而虚。

(2) 寒凝血瘀:产后恶露不下,或下亦很少,少腹阵痛拒按,甚则心下急满,气息喘促,神昏不省人事,两手握拳,牙关紧闭,面色紫黯,口唇舌质发紫,脉涩。

【治疗】

(1) 血虚气脱

治法:回阳救逆,补气益血。取任脉、足太阴经腧穴为主。针刺补法,并灸。

针灸处方:关元　气海　三阴交　足三里

方义:本方配穴的主要作用是回阳救逆,益气养血。任脉主阴,气海、关元为元气之根,重灸之可回阳救逆,此乃补阴救阳之义。足三里和三阴交调理后天,以益生化之源,这是治本之法。

对症选穴:出血加隐白、大敦;心悸怔忡加神门、郄门。

(2) 寒凝血瘀

治法:温经散寒,行血祛瘀。取任脉、足太阴经腧穴为主。针灸并用。

针灸处方:中极　阴交　三阴交　支沟　公孙

方义:中极、三阴交皆属任脉,灸之可调理冲任,温经散寒;三阴交为足三阴经的交会穴,公孙为冲脉交会穴,泻之,可导血下行,平冲降逆;更合以支沟,调理三焦气机,使气行瘀化,营卫畅通,筋脉得养则神昏抽搐之症可除。

对症选穴:昏厥加人中、百会、十二井;小腹疼痛拒按加归来;心下急满加幽门、石关、巨阙;抽搐加太冲、合谷、颊车。

【按语】

产后血晕多由产后大出血引起,所以血晕一旦发生,应积极抢救,并查明原因,及时处理。

【成方选辑】

产后血晕：灸中脘五十壮（《扁鹊心书》）。

产后血晕：神门、内关、关元（《医学纲目》）。

产后血晕不识人：支沟、三里、三阴交（《针灸大成》）。

阴交、阳别而定血晕，阴跷、阳维而下胎衣（《标幽赋》）。

十五、乳少

产后乳汁分泌甚少，不能满足婴儿需要者称为"乳少"，亦称"缺乳"。乳少不仅出现于产后，在哺乳期亦可出现。

【病因病机】

乳汁为气血所化，如脾胃虚弱，化源不足，或临产失血过多，气血耗损，均能影响乳汁的生成；或产后情志不调，肝失条达，气机不畅，经脉壅滞，气血不能化为乳汁，或化而不能运行等，均能导致乳少。

【辨证】

（1）气血虚弱：乳汁不行，或行亦甚少，乳房无胀感，面色苍白，唇爪无华，或精神倦怠，食少便溏，舌淡无苔，脉虚细。

（2）肝郁气滞：产后乳汁不行，乳房胀满而痛，或见精神抑郁，胸闷胁胀，胃脘胀满，食欲减退，苔薄，脉弦。

【治疗】

（1）气血虚弱

治法：益气补血，佐以通乳。取足阳明经腧穴为主。针刺补法，并灸。

针灸处方：膻中　乳根　脾俞　足三里

方义：脾俞、足三里，可健运脾胃，益气补血；乳房为阳明经所过，取乳根可疏通阳明经气而催乳；膻中调气，以助催乳之效。

对症选穴：食少便溏加中脘、天枢；失血过多加肝俞、膈俞。

（2）肝郁气滞

治法：疏肝解郁，佐以通络。取手、足厥阴经腧穴为主。针刺泻法。

针灸处方：膻中　乳根　少泽　内关　太冲

方义：膻中、乳根调气通络催乳；少泽为通乳效穴；内关、太冲均属厥阴经，有疏肝解郁，宽胸理气的作用，诸穴合用可收理气通乳之功。

对症选穴：胸胁胀满加期门；胃脘胀满加中脘、足三里。

【按语】

针灸治疗乳少效果较好，在治疗的同时应增进营养，可多食猪蹄、鲫鱼汤等

309

食品,对于气、血虚弱者尤应注意。另外还要注意哺乳方法是否妥当,不当时,应及时纠正。

【成方选辑】

乳难,太冲及复溜主之(《甲乙经》)。

妇人无乳法:初针两手小指外侧近爪甲深一分,两手腋门深三分,两手天井深六分(《千金翼方》)。

无乳膻中少泽烧(《针灸聚英》杂病歌)。

无乳:膻中(灸)、少泽(补),此二穴神效(《针灸大成》)。

产后无乳:前谷(《神灸经纶》)。

十六、阴挺

阴道中有肿物脱出,形如鸡冠、鹅卵,色淡红,称为"阴挺"。

阴挺,包括子宫脱垂、阴道壁膨出、阴痔等疾病。

【病因病机】

本病的发生,主要由于分娩时用力太过,或产后过早体力劳动,均可损伤中气致气虚下陷,胞系无力,以致脱垂;或因孕育过多,房劳伤肾,以致带脉失约;冲任不固,不能系胞,而致脱垂。

【辨证】

(1)脾虚:阴道中有鹅卵样物脱出,自觉小腹下坠,遇劳则甚,精神疲惫,四肢乏力,白带量多,舌淡苔薄,脉虚弱。

(2)肾虚:阴道中有鹅卵样物突出,小腹下坠,腰腿酸软,小便频数,无白带,阴道干涩,头晕耳鸣,舌淡红,脉沉弱。

【治疗】

(1)脾虚

治法:益气升阳,固摄胞宫。取督脉、足太阴、足阳明经腧穴为主。针刺补法,并灸。

针灸处方:百会　气海　维道　足三里　三阴交

方义:百会为督脉经穴,位于巅顶,是下病上取、陷者举之的意思;维道为足少阳、带脉之会,能维系带脉、收摄胞宫;气海属任脉,通于胞宫,可调补冲任,益气固胞;足三里、三阴交,健脾益胃,升补中气。诸穴相合,具有益气升阳、固摄胞宫的作用。

对症选穴:小腹下坠加中脘、脾俞。

（2）肾虚

治法：调补肾气，固摄胞宫。取任脉、足少阴经腧穴为主。针刺补法，并灸。

针灸处方：关元　子宫　大赫　照海

方义：关元合大赫、照海，可补益肾气，固摄胞宫；子宫穴为经外奇穴，是治疗阴挺的有效穴位。

对症选穴：腰膝酸软加肾俞、曲泉；头晕耳鸣加百会、肾俞。

【按语】

针灸对本病疗效较好，但在治疗期间，患者应避免负重，坚持做提肛肌锻炼，每日一次，每次 10～15 分钟，以利于本病的恢复。

【成方选辑】

妇人阴挺出，四肢淫泺，心闷，照海主之（《甲乙经》）。

女子绝子，阴挺出，不禁白沥，上髎主之（《甲乙经》）。

产后阴下脱：灸脐下横纹二七壮（《妇人大全良方》）。

阴挺出者曲泉焦，照海大敦共三穴（《针灸聚英》杂病歌）。

阴挺出：太冲、少府、照海、曲泉（《针灸大成》）。

曲泉瘕疝阴股痛，足膝胫冷久失精，兼治女子阴挺痒，少腹冷痛血瘕癥（《刺灸心法要诀》）。

311

十七、阴痒

阴痒，是以妇女阴道内或外阴部瘙痒，甚则痒痛难忍，坐卧不宁为特征的一种病症，亦称"阴门瘙痒"。

阴痒常见于滴虫性阴道炎、真菌性阴道炎、老年性阴道炎和外阴白斑等，也有因精神因素引起的。

【病因病机】

阴痒的病因主要是由于脾虚湿盛，肝郁化热，湿热蕴结，流注于下，或因外阴不洁，久坐湿地，病虫侵袭阴部所致。

【辨证】

外阴部或阴道内瘙痒，甚则疼痛，奇痒难忍，心烦少寐，坐立不安，胃脘满闷，口苦而黏，小便黄赤，带下量多，黄稠腥臭，舌苔黄腻，脉弦数或滑数。

【治疗】

治法：清热利湿，佐以疏肝。取任脉、足太阴、厥阴经腧穴为主。针刺泻法。

针灸处方：中极　下髎　血海　三阴交　蠡沟

方义：中极是任脉和足三阴经的交会穴，又是膀胱经的募穴，和下髎、三阴交相配,可清利下焦湿热;配血海清血热兼能杀虫;配蠡沟清肝经之郁热而止痒。

对症选穴:奇痒难忍加曲骨、大敦;心烦少寐加间使。

【按语】

剧痒难忍或病程缠绵者可配合局部用药。

【成方选辑】

女子下苍汁,不禁赤沥,阴中痒痛,少腹控眇,不可俯仰,下髎主之(《甲乙经》)。

女子少腹苦寒,阴痒及痛,经闭不通,中极主之(《甲乙经》)。

阴门忽然红肿疼:会阴、中极、三阴交(《针灸大成》)。

阴挺痒痛:少府、曲泉(《神灸经纶》)。

十八、不孕

女子婚后,夫妇同居三年以上,配偶健康,而不受孕,或曾孕育,但间隔三年以上未再受孕者,称为不孕。又名绝子、无子。

【病因病机】

先天不足,肾气虚弱,或精血亏损,冲任虚衰,胞脉失养;或命门火衰,寒邪客于胞中;或气滞血瘀,痰湿内生,痰瘀互阻,闭塞胞宫等,均能导致不孕。

【辨证】

(1)肾虚不孕:月经失调,量少色淡,精神疲倦,头晕耳鸣,腰酸腿软,舌苔白,脉象沉。

(2)血虚不孕:月经量少色淡,周期错后,身体瘦弱,面色萎黄,疲倦乏力,头晕心悸,舌质淡,脉沉细。

(3)胞寒不孕:经行愆后,质稀色黯,小腹冷痛,形寒肢冷,或兼见腰酸腿软,小便清长,舌淡苔薄,脉沉迟。

(4)痰瘀互阻:经期错后,经行涩滞不畅,夹有血块,胸胁胀满,烦躁易怒,或形体肥胖,头晕心悸,白带量多而黏稠,苔白腻,舌质黯或有瘀斑,脉滑或涩。

【治疗】

(1)肾虚不孕

治法:补益肾气,调理冲任。取背俞、足少阴经腧穴为主。针刺补法。

针灸处方:肾俞　气穴　然谷

方义:肾藏精,主生殖,肾气旺盛,精血充足,冲任调和,乃可摄精成子。故取肾俞、气穴、然谷三穴相配,以补益肾气,调理冲任。

对症选穴:头晕耳鸣加百会、太溪;腰膝酸软加腰眼、阴谷。

（2）血虚不孕

治法：补益精血，调理冲任。取督脉、足太阴、足阳明经腧穴为主。针刺补法。

针灸处方：关元　气户　子宫　三阴交　足三里

方义：关元为任脉和足三阴经的交会穴，有补益精血的作用；三阴交、足三里可调补生化之源；气户、子宫是治疗不孕症的经验穴。

对症选穴：血虚身热加血海；头晕心悸加百会、神门。

（3）胞寒不孕

治法：暖宫散寒。取任督二脉及足太阴经腧穴。针灸并用。

针灸处方：阴交　曲骨　命门　气海

方义：任脉、督脉通于胞宫，针灸任脉之穴阴交、曲骨、督脉经穴命门，可暖宫散寒；更灸气海以壮阳，增强暖宫散寒的作用。这是益火之源以消阴翳的治法。

对症选穴：经迟加天枢、归来；腰酸腿软加肾俞、腰眼。

（4）痰瘀互阻

治法：化痰行瘀。取任脉、足太阴、阳明经腧穴为主。针灸并施。

针灸处方：中极　气冲　四满　三阴交　丰隆

方义：中极属任脉，气冲属阳明经，四满属肾经，三穴配用可理气通经，调节冲任；配三阴交和血行瘀，配丰隆健脾化痰。诸穴相配可达理气化痰，通经行瘀的目的。

对症选穴：经行涩滞不畅加地机；胸胁胀满加太冲、内关；白带量多加中髎；腹痛恶血上冲加石关。

【按语】

男女双方皆可患不孕症，故治疗前必须明确诊断。

【成方选辑】

绝子，灸脐中，令有子（《甲乙经》）。

女子绝子，衃血在内不下，关元主之（《甲乙经》）。

妇人无子，涌泉主之（《甲乙经》）。

妇人绝嗣不生，灸气门穴，在关元傍三寸，各百壮（《千金要方》）。

次髎、涌泉、商丘，治绝子（《针灸资生经》）。

女人子宫久冷，不受胎孕：照海二穴、中极一穴、三阴交二穴、子宫二穴（在中极两旁各二寸）（《针灸大全》）。

不孕：三阴交、血海、气海、命门、肾俞、中极、关元、阴廉、然谷、照海、胞门、气门（《神灸经纶》）。

催孕：下三里、至阴、合谷、三阴交、曲骨（七壮至七七壮即有子）（《针灸集成》）。

三阴交治痞满坚……兼治不孕及难产（《刺灸心法要诀》）。

肾俞主灸下元虚，令人有子效多奇（《刺灸心法要诀》）。

无子搜阴交石关之乡（《百症赋》）。

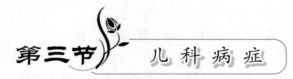

第三节　儿科病症

一、顿咳

顿咳，是小儿感受时邪引起的肺系疾病。本病以阵发性发作，连续性咳嗽，咳后伴有吸气性吼声为特征。发作一阵后暂时缓解，然后再次发作，每日数次至数十次不等，故名"顿咳"。又因其病程较长，缠绵难愈，故亦称"百日咳"。

本病四季均可发生，冬春两季多见，婴幼儿最易感染。该病对小儿健康影响较大，宜及早治疗。

【病因病机】

本病主要由于调护失宜，外感时邪引起痰浊内生，阻于气道，肺失宣降，以致肺气上逆，发为咳嗽。咳嗽日久不愈，每可伤及肺络，可见咯血等症。

【辨证】

（1）初咳期：病初与感冒类似，证见咳嗽，打喷嚏，流鼻涕，吐泡沫样的稀痰，苔薄白，脉象浮，指纹淡红。

（2）痉咳期：咳嗽逐渐加重，呈阵发性发作，咳则连声不断，咳后有回吼声，至咳出黏痰，或呕出乳食，阵咳始暂时停息。如此反复发作，入夜尤甚。或兼见身热，口干舌燥，便秘溲赤，或痰中带血，鼻中衄血，舌苔黄，脉滑数，指纹紫红。

（3）恢复期：咳嗽次数和持续时间逐渐减短，回吼声亦逐渐消失，呕吐减少。或咳而无力，痰稀而少，气短声怯，自汗无力，唇色淡白，舌淡苔少，指纹青紫。

【治疗】

（1）初咳期

治法：宣肺解表，祛邪止咳。取手太阴、阳明经腧穴为主。针刺泻法，不留针。

针灸处方：风门　列缺　合谷

方义：本病初期邪气在表在肺，所以取风门祛风解表；取肺经络穴列缺，大肠经原穴合谷，原络相配宣肺止咳。

对症选穴:恶寒无汗加大杼、大椎;喉痒咽红加少商。

（2）痉咳期

治法:清热泻肺,化痰止咳。取督脉、手太阴经腧穴为主。针刺泻法。

针灸处方:大椎　身柱　尺泽　丰隆

方义:病之中期,邪热与痰浊阻于气道,肺失肃降,所以取督脉经穴大椎、身柱,清泄热邪,合手太阴经穴尺泽,足阳明经穴丰隆,泻肺降逆,化痰止咳。

对症选穴:身热加曲池;咯血、衄血加天府、上星。

（3）恢复期

治法:健脾补肺。取背俞、手太阴、足阳明经腧穴为主。针刺补法。

针灸处方:肺俞　脾俞　太渊　足三里

方义:顿咳后期日趋向愈,邪气已衰,正气亦虚,治在健脾益肺,以治其本,取肺俞、脾俞和足三里补脾益肺;太渊为肺经原穴,有补肺止咳的作用。

对症选穴:体弱虚损加膏肓;纳少便溏加中脘、天枢、气海;手足欠温加关元。

【按语】

针灸对本病有较好的效果。但病程较长,或延久失治,耗伤正气,可使病儿体质虚弱,易并发其他疾病。平时应注意生活调摄,以增强体质和抗病能力。

315

【成方选辑】

若是痰涎并咳嗽,治却须当灸肺俞(《胜玉歌》)。

冷嗽只宜补合谷,三阴交泻即时住(《杂病穴法歌》)。

若是痰涎并咳嗽,治却须当灸肺俞,更有天突与筋缩,小儿吼闭自然疏(《胜玉歌》)。

哮吼嗽喘:俞府、天突、膻中、肺俞、三里、中脘。……小儿此症尤多。复刺后穴:膏肓、气海、关元、乳根(《针灸大成》)。

小儿咳嗽不瘥,灸肺俞穴(《古今医统大全》)。

百日咳:风池、大椎、风门、天突、上脘、太渊、足三里;天柱、身柱、肺俞、俞府、中脘、经渠、丰隆。每日轮针一次(《中国针灸学》)。

二、小儿泄泻

泄泻,是以大便次数增多,便下稀薄,或水样便为特征的一种病症。小儿脾胃薄弱,起居不慎,饮食失调,均易引起泄泻。

本病是小儿常见病,四季皆可发生,夏秋两季多见。

【病因病机】

小儿脏腑娇嫩,外感暑湿,饮食不洁,困扰脾胃,以致运化失常,清浊不分,形成泄泻;或饮食不节,乳食停滞,损伤肠胃,消化不良,水谷不分,并走肠间,形成泄泻;或久病脾胃虚弱,肾阳不足,命门火衰,不能温运水谷,下注于肠,遂成泄泻。

【辨证】

(1) 湿热泻:泻下稀薄,色黄而秽臭,腹部疼痛,身热口渴,肛门灼热,小便短赤,舌苔黄腻,脉滑数。

(2) 伤食泻:腹部胀痛,痛则欲泻,泻后痛减,大便腐臭,状如败卵,嗳哕腐食,或呕吐不消化食物,舌苔垢腻,脉滑而实。

(3) 阳虚泻:时泻时止或久泻不愈,大便溏或完谷不化,每于食后作泻,纳呆,神疲肢倦,面色萎黄,甚则四肢厥冷,睡后露睛,舌淡苔白,脉细缓。

【治疗】

(1) 湿热泻

治法:清热利湿。取手、足阳明经腧穴为主。针刺泻法。

针灸处方:中脘　天枢　足三里　曲池　内庭

方义:急性泄泻由湿热之邪侵袭胃肠所致。天枢、中脘为大肠和胃的募穴,是腑气募集之所;曲池、足三里是手、足阳明的合穴,"合治内腑";内庭是足阳明的荥穴,"荥主身热"。本方集中使用特定腧穴,对于清热利湿、和中止泻,有相得益彰之效。

对症选穴:热重加合谷、大椎;湿重加阴陵泉。

(2) 伤食泻

治法:消食导滞。取足阳明经腧穴为主。针刺泻法。

针灸处方:中脘　建里　天枢　气海　足三里　里内庭

方义:方用中脘、天枢、足三里调节胃肠以助消化;建里、气海理气导滞;里内庭为经外奇穴,善治伤食。食滞得化,则泻可止。

对症选穴:呕吐加内关、上脘;腹胀痛加下脘、合谷。

(3) 阳虚泻

治法:健脾温肾。取背俞、足阳明经腧穴为主。针刺补法,并灸。

针灸处方:脾俞　肾俞　足三里　章门

方义:肾俞、脾俞健脾温肾;章门与足三里相配,健脾补胃,以助运化。肾得温煦,脾得运化,则泄泻可止。

对症选穴:腹胀加气海、公孙;腹痛灸神阙;手足厥冷灸关元。

【按语】

泄泻时,对病儿要控制饮食,给予少量容易消化的食品。平时应注意饮食调摄和食品卫生。

本病最易耗气伤液,重者可出现伤阴伤阳或亡阴亡阳之危证。如迁延失治,常导致小儿营养不良、生长发育迟缓等慢性疾患。

【成方选辑】

吐泻脉沉细,手足冷者,灸脐下一百五十壮(《扁鹊心书》)。

泻痢:神阙(《针灸大成》)。

泄泻:胃俞、水分、天枢、神阙(腹痛乳痢甚妙)(《类经图翼》)。

三、疳疾

疳疾,是以面黄肌瘦,毛发焦枯,饮食反常,腹部膨胀,精神萎靡为特征的一种慢性疾病。"疳"字的含义有二:一是"疳"者"甘"也,指发病原因,小儿恣食肥甘,损伤脾胃,积滞中焦,日久形成疳疾;二是"疳"者"干"也,是指病机和病症,如气阴耗伤过重,形体干瘦而成疳疾。

本病多见于五岁以下的婴幼儿。小儿生机蓬勃发育迅速,营养物质极为重要,所以本病久延失治,往往影响小儿的生长和发育。

【病因病机】

小儿乳贵有时,食贵有节,若乳食无度,或恣食肥甘生冷,壅滞中焦,损伤脾胃,运化失常,形成积滞,积滞日久,纳运无权,乳食精微无从运化,以致脏腑肢体缺乏濡养,渐至身体羸瘦,气阴亏损,终成疳疾。或饮食不洁,感染虫疾,耗夺血气,不能濡养脏腑筋肉,日久成疳。

【辨证】

不论何种原因引起的疳疾,均可见形体干枯羸瘦,精神疲惫,面色萎黄,头发稀疏,肌肤甲错等症。

(1)因于脾胃虚弱者,兼见大便溏泄,完谷不化腹部凹陷如舟,四肢不温,睡卧不宁,露睛,甚则伴有发育障碍,唇舌色淡,脉细无力。

(2)因于虫疾者,兼见食欲异常,或嗜食无度,不知饥饱,或嗜食异物,脘腹胀大,青筋暴露,经常腹痛,睡中咬牙,舌质淡,脉细弦。

【治疗】

(1)脾胃虚弱

治法:调理脾胃,培中化滞。取脾、胃之俞、募穴和足太阴、阳明经腧穴为主。毫针浅刺,补法。

针灸处方:中脘　章门　脾俞　胃俞　足三里　公孙　四缝

方义:本方用中脘、章门、脾俞、胃俞,是俞募配穴法;配足三里、公孙以调补脾胃,消食导滞。四缝用三棱针刺出少量黄水,为治疗疳疾的要穴。

对症选穴:积滞加建里;腹胀、便溏加下脘、天枢、气海;四肢不温加气海;睡卧不宁加间使。

（2）感染虫疾

治法:消积驱虫。取任脉、足阳明经腧穴为主。针刺先泻后补。

针灸处方:巨阙　中脘　天枢　百虫窝　足三里

方义:巨阙行气降逆,配中脘、天枢疏通胃肠积滞;百虫窝为经外奇穴,是驱虫的要穴。

对症选穴:脘腹胀大加章门、气海;睛生云翳加行间、阳陵泉。

【按语】

小儿饮食须定时定量,不宜过饥过饱或过食油腻。在治疗过程中可配合捏脊疗法,以提高疗效。

【成方选辑】

小儿疳瘦脱肛,体瘦渴饮,形容瘦瘁,诸方不瘥,灸尾椎骨上三寸陷中三壮（《针灸聚英》）。

小儿身羸瘦,贲豚腹胀,四肢懈惰,肩背不举,灸章门（《针灸聚英》）。

羸瘦骨立:百劳、胃俞、腰俞、长强（《类经图翼》）。

四、急惊风（附:慢惊风）

惊风是以四肢抽搐、口噤不开、角弓反张和意识不清为特征的一种病症,又称"惊厥"。其中发病迅速,症情急暴者,称为急惊风。

很多疾病中均可出现惊风,常见于 5 岁以下的婴幼儿,年龄越小发病率越高,7 岁以后逐渐减少。

【病因病机】

外感时邪:小儿肌肤薄弱,腠理不密,极易感受时邪,化火生风内陷厥阴,而致神昏抽搐之症。

痰火积滞:乳食不节,积滞胃肠,痰浊内生,气机壅阻,郁而化热,热极生风,亦可酿成本病。

暴受惊恐:小儿神气怯弱,元气未充,如乍见异物,乍闻怪声,不慎跌仆等,暴受惊恐,恐则气下,惊则气乱,神无所依,亦可引起惊厥。

【辨证】

本病来势急骤,发作前常有壮热面赤,烦躁不宁,摇头弄舌,咬牙龂齿,睡中易惊,或昏沉嗜睡等先兆。但为时短暂,很快即出现急惊风的症状,神志昏迷,两目上视,牙关紧急,颈项强直,角弓反张,四肢抽搐,指纹青紫。

（1）外感惊风：兼见发热，头痛，咳嗽，咽红，或恶心呕吐，或口渴烦躁。

（2）痰热惊风：兼见发热腹胀腹痛，呕吐，喉间痰鸣，便秘或大便腥臭，夹有脓血。

（3）惊恐惊风：不发热，四肢欠温，夜卧不宁，或昏睡不醒，醒后哭啼易惊。

【治疗】

（1）外感惊风

治法：清热祛邪，开窍息风。取督脉、十二井穴为主。针刺泻法。

针灸处方：大椎　合谷　太冲　阳陵泉　十二井穴

方义：本方取大椎清泻热邪；刺十二井穴出血，既可泄热，又有开窍醒神之效；取太冲配合谷以平肝息风，取筋会、阳陵泉以舒筋止痉。

对症选穴：热重加曲池；呕吐加中脘、内关。

（2）痰热惊风

治法：清热豁痰，开窍息风。取任督及足阳明、厥阴经腧穴为主。针刺泻法。

针灸处方：水沟　颅息　中脘　丰隆　神门　太冲

方义：水沟属督脉通于脑，有醒神开窍的功效；颅息泄三焦之火以止痉；中脘、丰隆导滞化痰；神门属心经原穴，太冲属肝经原穴，二穴相配可清心泻肝，镇惊息风。

对症选穴：目上视加神庭、囟会、筋缩；牙关紧急加颊车、合谷；腹胀加天枢、气海。

（3）惊恐惊风

治法：镇惊安神。取督脉及手、足少阴经腧穴为主。针刺泻法。

针灸处方：前顶　印堂　神门　涌泉

方义：前顶属督脉，印堂为奇穴，二穴有镇惊作用，善治惊风；神门为心经原穴，有宁心安神的作用；肾经井穴涌泉可息风止痉。

对症选穴：惊风不止加颅息、囟会，昏睡不醒加人中。

【按语】

针灸治疗急惊风可镇惊止痉以救其急，痉止之后，必须查明原因，采用相应的治疗措施。

【成方选辑】

小儿惊痫，本神及前顶、囟会、天柱主之；如反视，临泣主之(《甲乙经》)。

小儿急惊风，灸前顶一穴三壮，在百会前一寸。若不愈，须灸两眉头及鼻下人中一穴，炷如小麦大(《黄帝明堂灸经》)。

小儿身强，角弓反张，灸鼻上入发际三分，三壮。次灸大椎下节间，三壮，如小麦大(《黄帝明堂灸经》)。

小儿急惊风少商穴,人中涌泉泻莫深(《杂病穴法歌》)。

瘛疭,五指掣:阳谷、腕骨、昆仑(《针灸大成》)。

急慢惊风:百会(五七壮)、囟会、上星、率谷(三壮)、水沟、尺泽(慢惊)、间使、合谷、太冲(五七壮)(《类经图翼》)。

反张悲哭,仗天冲大横须精(《百症赋》)。

印堂治其惊厥(《玉龙歌》)。

或针风,先向风府百会中(《行针指要赋》)。

太冲足大趾,节后两寸中,能治惊痫风(《马丹阳天星十二穴治杂病歌》)。

孩子慢惊何可治,印堂刺入艾还加(《玉龙歌》)。

百会主治卒中风,兼治癫痫儿病惊(《刺灸心法要诀》)。

水沟中风口不开,中恶癫痫口眼歪,刺治风水头面肿,灸治儿风急慢灾(《刺灸心法要诀》)。

脾俞主灸伤脾胃,吐泻疟痢疸痕癥。喘急吐血诸般证,更治婴儿慢脾风(《刺灸心法要诀》)。

合谷主治破伤风,痹痛筋急针止疼,兼治头上诸般病,水肿产难小儿惊(《刺灸心法要诀》)。

附: 慢惊风

慢惊风以发病缓慢,无热,抽搐时发时止,缓而无力为其特点。

【病因病机】

慢惊风多见于大吐大泻之后,或脾胃虚弱,化源不足;或热病伤阴,肾阴不足,肝血亏损,木失濡养,虚风内动。

【辨证】

慢惊风的主证:面黄肌瘦,形神疲惫,四肢倦怠或厥冷,呼吸微弱,囟门低陷,昏睡露睛,时有抽搐。

因于脾阳虚弱者还可见大便稀薄,色青带绿,足跗和面部浮肿,脉象沉迟无力,舌质淡白;因于肝肾阴亏者,还可见神倦虚烦,面色潮红,舌光少苔或无苔,脉沉细而数。

【治疗】

治法:补益脾肾,佐以平肝息风。针刺补法,并灸。

针灸处方:脾俞 胃俞 肝俞 肾俞 气海 足三里 太冲 百会 印堂 筋缩

320

五、小儿痿证

小儿痿证,又称"小儿麻痹证"。是由感受时邪疫毒引起的一种传染性疾病,临床表现早期类似感冒,如发热、呕吐、腹泻、肢痛,继而出现肢体瘫痪,后期可见肌肉萎缩、关节畸形。本病多发生于1～5岁幼儿,学龄儿童亦有之。常流行于夏秋季节,其他季节也可发生。

【病因病机】

本病多由于感受风、湿、热邪引起。风热袭肺,耗伤肺之津液,肺朝百脉而输布津液,肺热叶焦则筋脉失养而成痿;或湿热蕴蒸阳明,阳明受病则宗筋弛缓,不能束筋骨利关节而成痿;或病久不愈,精血亏损,则出现筋软骨萎,肌肉萎缩,弛缓不收等。

【辨证】

(1) 肺热证:证见发热,咳嗽,咽红,呕吐腹泻,肢体疼痛,继而萎软无力,苔薄白,脉细数。

(2) 湿热证:证见发热,肢体疼痛而沉重,不敢触动,继而肢体萎软,或腹肌弛缓呈膨出状,兼见烦躁,或嗜睡,汗多,苔黄腻,舌质红,脉濡数。

(3) 肝肾两亏证:在病的后期证见筋软骨萎,肌肉萎缩,关节畸形,舌淡脉沉细。

【治疗】

(1) 肺热证

治法:宣肺解表,散风清热。取手太阴、阳明经腧穴为主。毫针浅刺,泻法。

针灸处方:合谷　列缺　风池　曲池

方义:合谷为手阳明经原穴,列缺为手太阴经络穴,二穴原络相配,可宣肺解表;风池为足少阳经和阳维脉的交会穴,配曲池能散风通络。

对症选穴:发热加大椎、少商、商阳;肢体疼痛加外关、足三里;呕吐腹泻加中脘、足三里。

(2) 湿热证

治法:清热利湿。取手、足阳明及足太阴经腧穴为主。针刺泻法。

针灸处方:曲池　足三里　阴陵泉　三阴交

方义:曲池、足三里属手、足阳明经之穴,可清热通络;阴陵泉、三阴交属足太阴经之穴,善于健脾利湿。四穴相配,可达清热利湿,祛邪通络的目的。

对症选穴:腹肌瘫痪加中脘、天枢;上肢瘫痪加肩髃、合谷、外关;下肢瘫痪加环跳、阳陵泉。

（3）肝肾亏损证

治法：补益肝肾，调理阳明。取背俞、阳明经腧穴为主，辅以病部取穴。针刺补法，并灸。

针灸处方：肝俞　肾俞　腰阳关　阳陵泉　绝骨　太溪　曲池　足三里

方义：肝俞、肾俞、太溪三穴相配补益肝肾。腰阳关为督脉经穴，位于腰部，益髓通络，是治疗痿证的有效穴位。阳陵泉为筋之会，绝骨为髓之会，可补益筋髓。曲池、足三里属手、足阳明经，阳明多气多血又主宗筋，所以取二穴有"治痿独取阳明"之意。

对症选穴：举肩困难加肩井、肩髃、肩髎、巨骨、天宗、臂臑；肘屈伸无力加天府、天泉、尺泽、曲泽、内关；手内外旋困难加手三里、阳池、阳溪、后溪、四渎、少海；腕下垂加外关、阳谷、中泉；抬腿困难加髀关、腰部夹脊穴、环跳、伏兔；膝伸展无力加阴市、梁丘、上巨虚、犊鼻，膝反屈加承扶、委中、承山；足下垂加下巨虚、解溪；足内翻加悬钟、飞扬、金门、丘墟、申脉；足外翻加三阴交、太溪、照海；跟行足加承山、昆仑、太溪。

【按语】

本病近年来采用口服脊髓灰质炎减毒活疫苗进行预防，发病已明显减少。后遗症应及时治疗，并配合功能锻炼，有助于恢复。关节严重畸形者，可考虑矫形手术。

【成方选辑】

痿厥，身体不仁，手足偏小。先取京骨，后取中封、绝骨，皆泻之（《甲乙经》）。

天井、外关、曲池，主臂痿不仁（《千金要方》）。

冲阳、三里、仆参、飞扬、复溜、完骨，主足躄失履不收（《千金要方》）。

痿，有湿热，有痰，有无血而虚，有气弱，有瘀血。针中渎、环跳，灸三里、肺俞（《针灸聚英》）。

六、小儿遗尿

遗尿，是指3周岁以上的小儿，睡眠中小便经常自遗，醒后方觉的一种病症，又称"尿床"。

【病因病机】

肾主闭藏，司气化，膀胱有贮藏和排泄小便的功能，若肾气不足，下元不固，每致膀胱约束无权，而发生遗尿。肺主一身之气，有通调水道，下输膀胱的功能；脾主中气，有运化水谷而制水的作用，若脾肺气虚，上虚不能制下，膀胱约束无力，亦可发生遗尿。

【辨证】

（1）肾阳不足：睡中遗尿,醒后方觉,一夜可发生一二次或更多,兼见面色白,小便清长而频数,甚则肢冷恶寒,舌质淡,脉沉迟无力。

（2）肺脾气虚：多发生于病后或身体虚弱者,睡中遗尿,但尿频而量少,兼见面色㿠白,精神倦怠,四肢乏力,食欲不振,大便稀溏,舌质淡,脉缓或沉细。

【治疗】

（1）肾阳不足

治法：温补肾阳。取背俞穴、任脉腧穴为主。针刺补法,并灸。

针灸处方：关元　中极　肾俞　膀胱俞　太溪

方义：关元、肾俞、太溪补益肾气;肾与膀胱相表里,故又取膀胱俞和中极俞募相配。肾气充实,则膀胱约束有权。

对症选穴：睡眠深沉加百会、神门;小便数遗灸大敦。

（2）脾肺气虚

治法：补益脾肺。取任脉、手太阴、足太阴、足阳明经腧穴为主。针刺补法,并灸。

针灸处方：气海　太渊　足三里　三阴交

方义：本方用足三里、三阴交补益中气;太渊补益肺气;气海属任脉,能调补下焦。诸穴相配,使脾气能升,肺气能降,膀胱得以制约,则遗尿可止。

对症选穴：便溏加脾俞,肾俞;尿频数加百会、次髎。

【按语】

三周岁以下的婴幼儿,由于智力发育未臻完善,排尿的正常习惯尚未养成,或贪玩疲劳所引起的遗尿,不属病态。若3周岁以后,小儿仍不能自控排尿,睡眠中经常自遗者应视为病态。本病经久不愈,可给小儿带来极大的精神压力,应及早治疗。

治疗期间家属与患者应密切配合,如控制饮水,督促小便。并积极鼓励患儿消除自卑感和怕羞心理,树立战胜疾病的信心。

【成方选辑】

遗溺：关门及神门、委中主之(《甲乙经》)。

遗尿：灸脐下一寸半,随年壮。又灸大敦三壮(《千金要方》)。

阴陵泉、阳陵泉,主失禁遗尿不自知(《针灸资生经》)。

遗溺：神门、鱼际、太冲、大敦、关元(《针灸大成》)。

遗尿：气海百壮、大敦三壮(《针灸集成》)。

七、痄腮

痄腮,又名"蛤蟆瘟",是以发病急,耳下腮部肿胀疼痛为特征的一种急性传染性疾病。亦称"流行性腮腺炎"。

本病一年四季均可发生,而以冬春两季较为多见,发病年龄多见于5～9岁的小儿。

【病因病机】

痄腮主要由风热疫毒所引起。病邪从口鼻而入,夹痰火壅阻少阳经络,郁而不散,结于腮颊所致。络脉壅滞,气血流通受阻,故表现于两侧或一侧耳下腮颊部漫肿,坚硬作痛。少阳与厥阴相表里,足厥阴之脉绕阴器,若受邪较重内传厥阴,则可伴有睾丸红肿疼痛,若温毒内窜心肝,则可发生惊厥昏迷。

【辨证】

(1) 轻症:耳下腮部酸痛肿胀,咀嚼不便,伴有恶寒发热,全身轻度不适等症,舌苔微黄,脉浮数。

(2) 重症:腮部焮热肿痛,咀嚼困难,高热头痛,烦躁口渴,大便干结,小便短赤,或伴有呕吐,睾丸肿痛,甚则神昏惊厥,舌苔黄,脉滑数。

【治疗】

(1) 轻症

治法:疏风解表,清热解毒。取手少阳、阳明经腧穴为主。针刺泻法。

针灸处方:颊车　翳风　外关　合谷

方义:本病主要由外感风热疫毒,壅阻少阳经脉所引起。取手、足少阳之会翳风,合以阳明经颊车穴,能宣散局部气血之壅滞;外关为手少阳经之穴,又为阳维脉的交会穴,配以阳明经穴合谷,既能散风解表,又能清热解毒。

对症选穴:热甚加大椎、商阳,点刺放血。

(2) 重症

治法:清热解毒,通络消肿。取手少阳、阳明经腧穴为主。针刺泻法。

针灸处方:耳和髎　外关　关冲　合谷　曲池　少商　丰隆

方义:耳和髎属手少阳经穴,配外关、关冲,能疏解少阳邪热,通经活络,消除局部之肿痛,合谷、曲池属手阳明经穴,配少商可清热解毒;丰隆为足阳明经络穴,能清热降痰,消肿定痛。

对症选穴:高热加大椎、十二井穴点刺出血;睾丸肿痛加太冲、曲泉;头痛加侠溪、风池;惊厥神昏加人中。

324

【按语】

本病属呼吸道传染病,在治疗期间,应注意隔离,一般至腮腺肿大完全消退为止。

【成方选辑】

侠溪、和髎、颊车,治颔颊肿(《针灸资生经》)。

少商治腮颔肿(《针灸资生经》)。

面赤,颊热,恶风寒,颔痛:攒竹、玉枕(灸三壮,妙)、巨髎(灸五壮)(《医学纲目》)。

颐颔肿:阳谷、腕骨、前谷、商阳、丘墟、侠溪、手三里(《针灸大成》)。

痄腮:风池、大杼、曲池、天井、外关、合谷、液门(《中国针灸学》)。

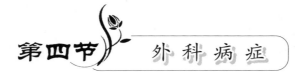

第四节　外科病症

一、疔疮

疔疮为好发于颜面和手足部的外科疾患。因其初起形小根深,底脚坚硬如钉,故名疔疮。又因发病部位和形状各异,而有"人中疔"、"蛇头疔"、"红丝疔"、"虎口疔"、"下唇疔"及"鼻疔"等名称。

【病因病机】

本病总由火热之毒为病。多因恣食膏粱厚味及酗酒等,以致脏腑蕴热,毒从内发;或由肌肤不洁,邪毒外侵,流窜经络,气血阻滞而成。若热毒亢盛,内攻脏腑,则成危候。

【辨证】

本病初起状如粟粒,其色或黄或紫,或起水疱、脓疱,根结坚硬如钉,自觉麻痒而微痛,继则红肿灼热,肿势蔓延,疼痛增剧,多有寒热。如见壮热烦躁、眩晕、呕吐、神识昏愦者,为疔毒内攻之象,称为"疔疮走黄"。

【治疗】

治法:清热解毒。取督脉、手阳明经腧穴为主。针刺泻法,或用三棱针点刺出血。

针灸处方:身柱　灵台　合谷　委中

方义:本方有疏通诸阳经气的作用。督脉统帅诸阳,灵台为治疗的经验穴,配身柱有疏泄阳经邪火郁热之功效;合谷为手阳明经原穴,阳明多气多血,泻之以泄阳明火毒,对面唇疔疮尤为适宜。疔疮由于热毒流窜,气血凝滞,故取血之郄穴委中,以清泄血中蕴热。

对症选穴:本病还应根据患部所属的经脉取穴。例如生于面部手阳明经的,加取商阳、曲池;生于食指端的,则取曲池、迎香;生于面部足少阳经的,加取阳陵泉、足窍阴;生于足小趾、次趾的,则取阳陵泉、听会。如系红丝疔,可沿红丝从终点依次点刺到起点,以泄其恶血。

【按语】

疔疮初起,患部切勿挤压、针挑。红肿发硬时忌手术切开,以免引起感染扩散。如已成脓,应予外科处理。

疔疮走黄,证情凶险,必须及时抢救。

【成方选辑】

疔生面上与口角,须灸合谷疮即落,若生手上灸曲池,若生背上肩井索,三里委中临泣中,六穴灸之不可错,行间通里少海兼,复带太冲无病恶(《针灸聚英》杂病歌)。

若疔疮在两胁间,毒气欲奔心,乃危之证也。可急于疮尖上用艾炷灸三五壮,仍于灸穴前后左右针出少血(《外科准绳》)。

大蒜捣烂成膏涂疮四围,留疮顶,以艾炷灸之,以爆为度(《医学正传》)。

疔疮:合谷、曲池、三里、委中(《针灸大成》)。

治面疔或手足疔,刺肺俞穴,针拔出以后,须用火罐拔五分钟,轻症出血,重症出黄水,症状立即减轻(《简易针灸疗法》)。

二、乳痈

乳痈是乳部急性化脓性疾患,发于妊娠期的,称为内吹乳痈;发于哺乳期的,称为外吹乳痈,余者统称乳痈。本病往往发生在产后尚未满月的哺乳妇女,尤以初产妇为多见。急性化脓性乳腺炎可参考本病论治。

【病因病机】

本病多由恣食厚味,胃经积热;或忧思恼怒,肝气郁结;或因乳头皲裂,外邪火毒侵入乳房,致使脉络阻塞,排乳不畅,火毒与积乳互凝,而结肿成痈。

【辨证】

本病以乳房红肿疼痛为主证。初起乳房结块,肿胀疼痛,排乳不畅,同时全身不适,寒热往来。如果乳部肿胀加剧,焮红疼痛,常为化脓之征象。如硬块中央渐软者则示脓已成熟。如果排脓通畅,一般溃后肿消痛减,则将渐愈。①如口渴欲饮,或恶心呕吐,口臭便秘,苔黄腻,脉弦数,属胃热蕴滞。②如见胸闷胁痛,

326

呕逆,纳呆,脉弦苔薄,系肝气郁结。

【治疗】

(1) 胃热

治法:清热散结。取手足阳明经腧穴为主。针刺泻法。

针灸处方:膺窗 下巨虚 丰隆 温溜

方义:乳房位当足阳明分野,乳痈多由阳明热毒壅滞,气血阻遏所致。取膺窗可通阳明经气。配下巨虚以泻胃火,佐足阳明之络穴丰隆以降痰化浊;温溜为手阳明之郄穴,性主清邪热、理肠胃,刺之可以消肿散结。

对症选穴:乳汁壅胀加膻中、少泽;头痛发热加合谷、风池。

(2) 气郁

治法:疏肝解郁。取手、足厥阴经腧穴为主。针刺泻法。

针灸处方:期门 行间 内关 天池 肩井

方义:肝之募穴期门,为足厥阴、太阴、阴维之会,性善疏肝调气,化痰消瘀,佐以行间、内关,可宣泄厥阴壅滞,宽胸理气;天池位近乳房,能疏通厥阴之经气,消患部气血之阻遏;肩井为治疗乳痈的经验穴,系足少阳、手少阳、足阳明和阳维的交会穴,故针之可通调诸经之气,以发挥其清热散结、消肿止痛之功能。

对症选穴:尚可选用乳根、天溪、梁丘、大陵、足临泣等穴。

【按语】

针刺对乳痈早期出现肿块尚未化脓者有效。在针刺治疗同时,可做热敷和配合按摩,以提高疗效。

【成方选辑】

膺窗、临泣(足)、神封、乳根、足三里、下巨虚、下廉、天溪、侠溪,均治乳痈(《针灸资生经》)。

肩井乳痈而极效(《百症赋》)。

乳痈:下廉、三里、侠溪、鱼际、委中、足临泣、少泽(《针灸大成》)。

妇人乳肿,少泽与太阳之可推(《玉龙赋》)。

列缺乳痈多散(《针灸大成》)。

乳痈:膻中、大陵、委中、少泽、俞府(《针灸大成》)。

膺肿乳痈灸乳根(《刺灸心法要诀》)

妇人吹乳痈难消,吐血风痰稠似胶,少泽穴内明补泻,应时神效气能调(《玉龙歌》)。

少泽主治衄不止,兼治妇人乳肿疼(《刺灸心法要诀》)。

乳痈:膺窗、乳根、肩井、曲泽、上巨虚、太冲,强刺激(《中国针灸学》)。

三、痔疮

凡肛门内外有小肉突出的都叫痔,如生于肛门内的为内痔,生于肛门外的为外痔,内外兼有的为混合痔。一般以内痔为多见。因痔核而出现肿痛、瘙痒、流水、出血等症,所以通称痔疮。

【病因病机】

本病多因久坐久立,负重远行;或饮食失调,嗜食辛辣甘肥;或泻利日久,长期便秘;或劳倦、胎产等,均可导致肛肠气血不调,络脉瘀滞,蕴生湿热而成痔疮。

【辨证】

内痔初起,痔核很小,质柔软,疮面鲜红或青紫色,常因大便时摩擦而出血,或出血如射,或点滴不已。①如反复发作,可因痔核增大,引起大便困难,小便不利,兼见口渴,舌红脉数,证属湿热瘀滞。②亦有因出血过多,引起气血亏损,面色萎黄,痔核脱垂于肛门之外而不能回纳,肛门坠胀,短气懒言,食少乏力,舌淡,脉弱,证属气虚下陷。若脱出之痔核不能及时复位,因嵌顿或感染,均可发生剧痛、肿胀、溃烂、坏死,或因化脓而继发肛漏。

外痔于肛门之外发生皮瓣,逐渐增大,按之质地较硬,呈光滑状,一般无疼痛,又不出血。偶在发炎时方觉疼痛,炎症消失后,皮瓣依然存在。

【治疗】

(1)湿热瘀滞

治法:清热化瘀。取足太阳经腧穴为主。针刺泻法。

针灸处方:次髎　长强　会阳　承山　二白

方义:长强属督脉,会阳属足太阳,亦为督脉之气所发,同次髎合用,可疏导肛门瘀滞之气血。因足太阳经别自腘中别入于肛,故刺承山清泄肛肠湿热。二白为治痔疮的经验穴,《玉龙歌》有"痔漏之疾亦可憎,表里急重最难禁,或痛或痒或下血,二白穴在掌后寻"的记载。

对症选穴:肛门肿痛加秩边、攒竹;出血加血海、气海俞;便秘加大肠俞、上巨虚。

(2)气虚下陷

治法:益气升陷。取督脉、任脉腧穴为主。针刺补法。

针灸处方:百会　神阙　关元俞　膈关

方义:百会位于巅顶,诸阳经在此交会,刺之可举阳气下陷,是下病上取之意。神阙温补气血,《甲乙经》谓不可刺,通常用隔姜隔盐灸。关元俞、膈关皆属足太阳经,其脉系于肛门,善治虚损血证。

对症选穴:肛门肿痛加飞扬;肛门热痛加劳宫。

【按语】

平时少食辛辣等刺激性食物,保持大便通畅,可减少痔疮的发生。

【成方选辑】

飞扬:主痔篡伤痛。……商丘、复溜主痔血泄后重。……劳宫主热痔。……会阴主痔。……承筋、承扶、委中、阳谷主痔痛(《千金要方》)。

若是痔疾骨疽蚀,承山商丘收神功,久痔宜治二白间,须兼长强与承山(《针灸聚英》杂病歌)。

五痔原因热血作,承山须下病无踪(《肘后歌》)。

商丘而痔瘤最良(《百症赋》)。

痔漏之疾亦可憎,表里急重最难禁,或痛或痒或下血,二白穴在掌中寻(《玉龙歌》)。

九般痔漏最伤人,必刺承山效如神,更有长强一穴是,呻吟大痛穴为真(《玉龙歌》)。

二白医痔漏(《玉龙赋》)。

列缺:痔疟便肿泄痢(《八脉交会穴主治歌》)。

脱肛痔漏腹心膨,若要除之无别法,京骨大钟任显能(《十二经治症主客原络歌》)。

肠风诸痔灸最良,十四椎下奇穴乡,各开一寸宜多灸,年深久痔效非常(《杂病奇穴主治歌》)。

痔疾肠风长强欺(《胜玉歌》)。

五痔:委中、承山、飞扬、阳辅、复溜、太冲、侠溪、气海、会阴、长强(《针灸大成》)。

痔漏:命门、肾俞、长强(五痔便血最效,随年壮灸之)、三阴交(痔血)、承山(久痔)(《类经图翼》)。

命门老虚腰痛症,更治脱肛痔肠风(《刺灸心法要诀》)。

长强惟治诸般痔,百劳穴灸汗津津(《刺灸心法要诀》)。

阳谷:兼治痔漏阴痿疾,先针后灸自然愈(《刺灸心法要诀》)。

太白主治痔漏疾(《刺灸心法要诀》)。

痔疮:长强、腰阳关、次髎、二白、三阴交,强刺激。脱肛痔血时,依次灸腰俞、腰阳关、百会各五至七壮(《中国针灸学》)。

四、瘰疬

本病好发于颈项及耳之前后,亦可延及颌下、缺盆、胸腋等处。因其结核累累如贯珠之状,故名瘰疬。俗称"瘰子颈"或"老鼠疮"等。颈部淋巴结结核可参考本病论治。

【病因病机】

瘰疬之为病多因情志不畅,肝气郁结,气郁化火,炼液为痰,凝阻经络,久则肾水亏耗而肝火愈亢,痰火互结形成结核,渐至血瘀肉腐而溃烂不收。

【辨证】

这种病症初起一粒或数粒不等,小的如枣核,大的如梅子。皮色不变,按之坚硬,推之能动,不热不痛。病久则瘰疬逐渐增大,与表皮粘连,有的数个相互成串,推之不能活动,微觉疼痛。将溃时皮肤渐转黯红,疼痛亦加剧,溃破之后脓水清稀,夹有败絮样物质。

（1）本病兼见精神抑郁,胸胁胀痛,脘痞纳呆,苔薄,脉弦等,属肝郁气滞,脾失健运。

（2）如溃破日久不愈,兼见骨蒸潮热,盗汗,咳嗽,虚烦不寐,头晕,神疲,舌红少苔,脉细数等,属肾阴虚亏、劳瘵形成之象。

（3）如并发感染,可见发热头痛,骨节酸楚,苔薄黄,脉浮数等。

【治疗】

（1）肝郁气滞

治法:疏肝解郁。取厥阴、少阳经腧穴为主。针用泻法。

针灸处方:章门　天井　足临泣

方义:脾募章门乃足厥阴、少阳之会,功能疏泄肝胆,健脾化湿以除痰。天井是治疗瘰疬的经验穴,且为手少阳的合(土)穴,按实则泻其子的原则,泻之可清三焦之火,配足临泣消颈部之瘰疬。

对症选穴:胸胁胀痛加阳陵泉、内关;脘痞纳少加中脘、足三里。

（2）肾阴亏虚

治法:滋阴降火。取手少阳、少阴经腧穴为主。针用补法。

针灸处方:天井　少海　百劳　肾俞　脾俞

方义:少海为手少阴合穴,降心火而化痰浊,配天井是治瘰疬的成方,《胜玉歌》说:"瘰疬少海天井边"。百劳是经外奇穴,主治瘰疬。肾俞滋阴降火,脾俞健运中州,是属扶正固本的治法。

对症选穴:盗汗加阴郄、膏肓;咳嗽加列缺、肺俞。

（3）兼感风热

治法:疏风清热。取阳明、少阳经腧穴为主。针用泻法。

针灸处方:曲池　支沟　肘尖　章门

方义：曲池为手阳明经之合穴，能发汗清热；支沟是手少阳经之穴，可疏风解表；章门主治马刀肿瘰；肘尖为治瘰病的经验穴。

对症选穴：热重加陶道；头痛加印堂。

【按语】

急性瘰病发病多由外感风热，与痰浊交阻于少阳、阳明经络，以致荣卫不和，气血凝滞而成。初起寒热交作，颈项强痛，结核形如鸡卵，坚硬，皮肤色白或微红，治疗易于消散。若发热四五日不退，则肿痛增剧而化脓，排脓后容易收口愈合。

【成方选辑】

灸瘰病法，捣商陆根作饼子，置于瘰病上，艾炷灸饼子上，干即易之，灸三四饼（《丹溪心法》）。

瘰病：章门、临泣、支沟、阳辅百壮。又肩井随年壮。又以艾炷绕四畔周匝七壮（《针灸资生经》）。

治瘰病结核，宜用此灸法：巴豆（一枚去心）、艾叶（一鸡子大）。右件药，相和烂捣，擘碎曝干，捻作炷，灸病子上三壮，即止（《太平圣惠方》）。

瘰病：灸肩井、曲池、大迎（《针灸大成》）。

瘰病结核：肩井、曲池、天井、三阳络、阴陵泉（《针灸大成》）。

瘰病：肩髃（七壮、九壮）、曲池，此二穴乃治病秘法也。天池、天井（二七壮）、三间（三七壮）（《类经图翼》）。

盘蛇病延颈生者：肩尖（即肩髃）、肘尖（即曲池）、人迎（七壮）、肩外俞（二七壮）、天井（二七壮）、骑竹马穴（三七壮）（《类经图翼》）。

五里、臂臑，生疬疮而能治（《百症赋》）。

天井治瘰病瘾疹（《玉龙赋》）。

瘰病少海天井边（《胜玉歌》）。

如今瘾疹疾多般，好手医人治亦难，天井二穴多着艾，纵生瘰病灸皆安（《玉龙歌》）。

须刺翳风穴始痊，亦治项上生瘰病（《玉龙歌》）。

五、瘿气

瘿气以颈部肿大为主症，俗称"大脖子"。古典医书将本病分为气瘿、肉瘿、血瘿、筋瘿和石瘿等五类。以下叙述以气瘿为限。

单纯性甲状腺肿、甲状腺肿瘤与甲状腺炎等可参考本病治疗。

【病因病机】

瘿气多由情志抑郁，气结不化，津液凝聚成痰，气滞血瘀，气、痰、瘀三者互结

331

于颈部而成。或由外感六淫之邪,山岚沙水病气侵犯,或水土不宜,均可导致气血郁滞,经络阻塞而成本病。

【辨证】

颈部粗大、漫肿或结块,皮宽而不紧,皮色不变,缠绵难消,且不溃破。初起时一般全身症状并不显著。其后可出现咽干口燥,烦躁易怒,心悸多汗,五心烦热等症。①阴虚火旺者兼见形体消瘦,易饥多食,失眠,潮热多汗,舌红少苔,脉象细数。②气阴两虚者兼见气短乏力,便溏纳少,面色萎黄,自汗,舌淡少津,脉象细弱。

【治疗】

(1) 阴虚火旺

治法:滋阴降火。取手少阳及足厥阴、少阴经腧穴为主。针宜补泻兼施。

针灸处方:臑会　气舍　间使　太冲　太溪

方义:臑会为手少阳、阳维之会,能宣通三焦之经气,疏导壅滞,配足阳明之气舍,治瘿气瘤肿。间使是手厥阴经穴,善治心悸、烦热。太冲降肝火,太溪滋肾阴。本方补泻并用,标本兼顾,以期达滋阴降火、化滞消瘿之目的。

对症选穴:突眼加天柱、风池;失眠加胆俞、心俞;潮热加大椎、劳宫;盗汗加阴郄、后溪;易饥、消瘦加三阴交、足三里。

(2) 气阴两虚

治法:益气养阴。取任脉、阳明经腧穴为主。针刺补法。

针灸处方:合谷　天鼎　水突　关元　照海

方义:颈部属手、足阳明经的分野,故近取水突、天鼎,远取合谷,三穴协同,具有疏通经络、散结消瘿的作用。关元补益元气,照海滋养肾阴。本方消补兼施,常用于气瘿久病者。

对症选穴:心悸加内关、神门;便溏加天枢、公孙、脾俞。

【按语】

甲状腺功能亢进如出现高热、呕吐、谵妄、脉细数等症,为甲状腺危象,应迅速进行抢救。

【成方选辑】

天府、臑会、气舍,主瘤瘿气咽肿(《千金要方》)。

五瘿:列缺、扶突、天突、天窗、缺盆、俞府、膺俞、膻中、合谷、十宣(出血)(《针灸大全》)。

瘿气须求浮白(《百症赋》)。

甲状腺肥大:风池、大椎、大杼、天突、水突、命门、中渚为一组。天柱、身柱、风门、廉泉、人迎、阳关、带脉为一组。每日轮针一组,用中刺激针治(《中国针灸学》)。

六、湿疹

本病是一种常见的皮肤病。由于患病部位不同,而有不同名称,如发于面部的为"奶癣"(婴儿湿疹),发于耳部的为"旋耳疮",发于阴囊部的为"肾囊风",发于四肢肘弯腘弯的为"四弯风"等。

【病因病机】

本病由于感受风热湿邪,皮肤经络受阻而成。急性以湿热为主。如久延失于治疗,血虚生风化燥,肌肤失却濡养而成慢性湿疹。

【辨证】

(1)湿热证:本病初起时,在局部皮肤上焮红作痒,迅速即出现丘疹与小疱,搔破之后,变成糜烂,滋水淋漓。常伴有腹痛,便秘或腹泻,小溲短赤,身热头痛等,苔薄或黄腻,脉浮数或滑数。

(2)血虚证:病情反复,病程较长,皮肤损害处颜色黯褐,粗糙肥厚,瘙痒,并有脱屑等,舌质淡,苔薄白,脉细弦。

【治疗】

(1)湿热证

治法:清泄湿热。取督脉、手阳明、足太阴经腧穴为主。针用泻法。

针灸处方:陶道 曲池 肺俞 神门 阴陵泉

方义:陶道疏表清热,配肺俞可疗皮肤之疮疡,因肺主皮毛之故。曲池泻阳明之火,神门宁神以止痒,阴陵泉健脾而化湿。

对症选穴:滋水多加水分;腹泻加足三里。

(2)血虚证

治法:养血润燥。取足阳明、太阴经腧穴为主,针用补法。

针灸处方:足三里 三阴交 大都 郄门

方义:湿疹缠绵日久,营血亏虚,不能濡润皮肤,故取足三里、三阴交建中养血。大都是足太阴的荥穴,能清热化湿,郄门是手厥阴的要穴,可清营止痒。

对症选穴:局部经常规消毒后,用三棱针在患处轻轻叩刺,使皮肤微红或出小血珠为度。阴囊湿疹禁用。

【按语】

本病是过敏性炎症性的皮肤病,一般分为急性、亚急性和慢性三类。它具有多形损害、对称分布、自觉瘙痒、反复发作、易演变成慢性等特点。

本病患者忌食腥味及刺激性食物,以减少复发机会。

333

【成方选辑】

治皮肤中毒风法：毒风之病，其候忽然遍身痛痒如虫啮，痒极搔之，皮便脱落，烂坏作疮。凡有此患，急灸两臂屈肘曲骨间（即曲池穴是也），各二十一炷（《备急灸法》）。

湿疹：大椎、曲池、三阴交（《针灸配穴》）。

七、乳癖

本病是妇女乳房部常见的慢性肿块，多见于中老年妇女。

乳腺小叶增生和慢性囊性增生可参考本病诊治。

【病因病机】

本病多由忧郁思虑，以致肝失条达，心脾郁结，气血失调，痰湿阻滞乳络而成。若久病或房劳不节，损及肝肾，阴虚血少，则经络失养而成瘤疾。

【辨证】

乳癖初起时在乳房发生一个或数个大小不等的肿块，表面光滑，可以移动，一般不觉疼痛，少数病例亦有轻微胀痛的。肿块与皮肤不相粘连，皮色不变，亦不发热，不溃破，并有随喜怒波动而消长的现象。

（1）肝郁气滞：兼见头晕胸闷，嗳噫不舒，少腹胀痛，行经不畅，苔薄，脉弦。

（2）痰浊凝结：兼见眩晕，恶心，胸闷脘痞，食少便溏，咳吐痰涎，苔腻，脉滑。

（3）肝肾阴虚：兼见午后潮热，面色晦黯，颧红，头晕耳鸣，腰背酸痛，疲倦，月经量少色淡，舌淡，脉细数。

【治疗】

（1）肝郁气滞

治法：疏肝理气。取足厥阴、阳明经腧穴为主。针用泻法。

针灸处方：屋翳　行间　内关　膻中

方义：行间是足厥阴的荥穴，泻之可疏肝解郁，兼清肝火。气会膻中配内关可宽中理气。足阳明经循行于乳房，取屋翳可解乳络之壅滞。

对症选穴：月经不畅加三阴交、关元。

（2）痰浊凝结

治法：化痰通络。取足阳明经、任脉腧穴为主。针用泻法。

针灸处方：膺窗　丰隆　膻中　脾俞　中脘

方义：足阳明经脉"从缺盆下乳内廉"，故本方取足阳明经的络穴丰隆，配膻中、膺窗行气化痰，配脾俞、中脘健脾和中。脾健则痰浊可除，气行则血行，血行则络通，而凝结之肿块方可消散。

对症选穴：头晕加印堂、四神聪。

（3）肝肾阴虚

治法：补益肝肾。取足厥阴、少阴经腧穴为主。针用补法。

针灸处方：水泉　蠡沟　乳根　肾俞

方义：水泉是肾经之郄，蠡沟是肝经之络，取其补肝肾兼调摄冲任。乳根位近乳房，刺之可调和局部气血，配以疗虚劳羸弱之肾俞，故本方适用于乳癖的虚证。

对症选穴：潮热加百劳、膏肓。

【按语】

本病与内分泌紊乱，黄体素分泌减少，雌激素分泌相对增高有关。少数病例有恶变的可能，必要时应当及时进行手术治疗。

【成方选辑】

乳痈、乳疽、乳岩、乳气、乳毒、侵囊（近膻中者是）：肩髃、灵道（二七壮）、温溜（小人七壮，大人二七壮）、足三里、条口（乳痈）、下巨虚（各二七壮）《类经图翼》。

乳房纤维腺瘤：主穴为阿是穴（于瘤体上散刺3～5针）。配穴分二组，肩井、足三里为第1组，膻中、三阴交为第2组，两组轮换使用，每组用一个疗程（10天）《针灸临证集验》。

乳腺增生：胸组穴取屋翳、足三里、膻中；背组穴取天宗、肩井、肾俞。两组穴交替使用，每日1次，中等刺激。留针20～30分钟，留针期间运针2～3次。8次为一疗程，停针2～3天后，进行下一疗程。3个疗程结束后复查《针灸临床经验辑要》。

妇人乳肿，少泽与太阳可推《玉龙赋》。

少泽主治衄不止，兼治妇人乳肿痛《刺灸心法要诀》。

八、肠痈

肠痈以右少腹疼痛为主症。因本病有右腿不能伸直的体征，故又有缩脚肠痈之称。急慢性阑尾炎可参考本病治疗。

【病因病机】

本病多因恣食膏粱厚味，湿热蕴于肠间；或因饱食后剧烈运动，肠络受损；或因感受寒邪，郁而化热，均可导致肠腑气血壅滞，酿成肠痈。

【辨证】

肠痈初起，先觉绕脐作痛，继则疼痛转移至右下腹部，以手按之，其痛加剧，痛处固定不移，腹皮微急，右腿屈而难伸。伴有发热恶寒，恶心呕吐，便秘，溲赤，舌苔黄腻,脉象洪数。甚则腹痛剧烈拒按,腹皮拘急,壮热自汗,局部可触及肿块。

【治疗】

治法:清热导滞,活血散结。取足阳明、太阴经腧穴为主。针刺泻法。

针灸处方:上巨虚　天枢　地机　阑尾

方义:天枢是大肠的募穴,上巨虚合于大肠,泻之可疏通大肠的气血,清热、导滞、散结。地机是足太阴之郄,主腹中痛。阑尾是治疗肠痈的经验穴。

对症选穴:发热加曲池、内庭;呕吐加内关、上脘;腹胀加气海;便秘加腹结、阳陵泉。

【按语】

针灸对单纯性的阑尾炎初起未化脓者疗效较好,若已成脓,伴有高热等重症,则宜采用综合疗法。

【成方选辑】

肠痈:屈两肘,灸肘尖锐骨各百壮,则下脓血,即差(《千金要方》)。

肠痛痛:太白、陷谷、大肠俞(《针灸大成》)。

肠痈:足三里、肓俞、府舍、内关、曲池、气海俞、大肠俞(《新针灸学》)。

九、蛇丹

本病为在皮肤上出现簇集成群、累累如串珠的疱疹;疼痛剧烈的皮肤病。因为它每多缠腰而发,故又名缠腰火丹、带状疱疹。亦有发生于胸部及颜面部者。

【病因病机】

本病多因风火之邪客于少阳、厥阴经脉,郁于皮肤;或因感染湿毒,留滞手太阴、阳明经络,均可导致肌肤之营卫壅滞,发为疱疹。

【辨证】

蛇丹初起皮肤发热灼痛,继则出现密集成簇的绿豆至黄豆大小的丘状疱疹,迅速即变成小水疱,三五成群,集聚一处或数处,排列成带状,疱疹之间皮肤正常。严重时可出现出血点、血疱。患部有带索状刺痛。水疱常发生于身体之一侧,以腰肋部、胸部为多见,面部次之。发于面部者,疼痛更为剧烈。

(1)风火证:若发于腰肋部,兼见口苦,头痛,眩晕,心烦易怒,或目赤面红,小溲短赤,苔黄或干腻,脉象弦数者,为风火郁于少阳、厥阴。

(2)湿热证:若发于胸面部,兼见水疱溃破淋漓,疲乏无力,胃纳不佳,中脘痞闷,苔黄而腻,脉象濡数者,为湿毒蕴于太阴、阳明。

【治疗】

（1）风火证

治法：清泄风火。取少阳、厥阴经腧穴为主。针用泻法。

针灸处方：局部围针　期门　曲泉　足窍阴　中渚

方义：局部围针可调和患处的气血，消炎止痛。期门、曲泉清泄厥阴之郁火，窍阴、中渚疏散少阳之风邪。

对症选穴：心烦加郄门、神门；后遗疼痛加内关、阳辅；口苦加阳陵泉、支沟。

（2）湿热证

治法：清热利湿。取足阳明、太阴及手少阳经腧穴。针用泻法。

针灸处方：局部围针　内庭　外关　侠溪　公孙

方义：阳明与太阴为表里，内庭是足阳明的荥穴，公孙是足太阴的络穴，泻之以清利湿热，促进水疱吸收愈合。配以外关、侠溪疏利少阳经气，解在表之邪毒。

对症选穴：热盛加合谷、大椎。

【按语】

局部围针：即在疱疹连结成块的周围，进行皮肤消毒后，用1寸长的毫针沿皮刺向成块疱疹的中心。针数的多少，随患处面积的大小而定，每针相距1～2寸为宜。留针1～2个小时。轻症每日1次，重症每日2次。

针刺治疗蛇丹镇痛效果明显，并可缩短病程，痊愈后多无后遗疼痛。

【成方选辑】

带状疱疹：①肝俞、曲池。②大椎。③由疱疹前端迎头刺至椎旁（《针灸配穴》）。

十、丹毒

丹毒是一种急性接触性感染性皮肤病。发病后因其皮色如涂丹之状，故名丹毒。因其发病部位不同而有多种名称，如发于头面的称"抱头火丹"，游走全身的称"赤游丹"，生于腿部的称"流火"。

【病因病机】

本病多由火邪侵犯血分，热邪郁于肌肤而发。或因体表失于卫固，邪毒乘隙而入，以致经络阻滞，气血壅遏而成。

【辨证】

发病迅速，患处皮肤焮红灼热疼痛，按之更甚，边缘清楚而稍突起，很快向四周蔓延，中间由鲜红转为黯红，经数天后脱屑而愈。或发生水疱，破烂流水，疼痛作痒。

（1）风热证：发热恶寒，头痛，骨节酸楚，胃纳不香，便秘溲赤，舌质红，苔薄白或薄黄，脉洪数。

（2）湿热证：发热，心烦，口渴，胸闷，关节肿痛，小便黄赤，苔黄腻，脉濡数。

如见胸闷呕吐，壮热谵语，甚至痉厥神昏等，则为毒邪内攻。发于头面者，多偏于风热；发于下肢者，多偏于湿热。

【治疗】

（1）风热证

治法：疏风散热解毒。取足太阳及手、足阳明经腧穴为主。毫针泻法，三棱针点刺委中与阿是穴出血。

针灸处方：曲池　解溪　委中　风门　阿是穴

方义：本方具有宣散风热、清泄血毒的作用。曲池、解溪清阳明热邪，调营和血；风门为督脉、足太阳之会，疏风解表；委中有"血郄"之称，与阿是穴散刺出血，清泻血分郁热，乃"宛陈则除之"之意。

对症选穴：热甚加陶道；心烦加内关。

（2）湿热证

治法：清热化湿。取手、足阳明及足太阴经腧穴为主。毫针泻法，阿是穴用三棱针散刺放血。

针灸处方：合谷　足三里　血海　阴陵泉　阿是穴

方义：合谷、足三里清阳明之热，阴陵泉、血海化太阴之湿；阿是穴散刺出血，旨在排出恶血，使热毒外泄。

对症选穴：壮热、痉厥加十宣出血；呕吐加内关、中脘。

【按语】

丹毒发于面部或发于其他部位蔓延面积较大，出现高热神昏等毒邪内攻证候时，必须采取综合治疗。

【成方选辑】

用温水洗患处，三棱针刺毒上二、三十针，或磁锋砭之亦妙（《疮疡全书》）。

治小儿赤游丹毒，红赤焮肿，游走不定，须砭之。用铍针锋向患上，以乌木重箸在针上面击之，密砭去血多者为妙（《外科正宗》）。

浑身发红丹：百会、曲池、三里、委中（《针灸大成》）。

十一、扁平疣

疣为发生于皮肤浅表部的小赘生物。通常分为寻常疣、扁平疣、传染性软疣、掌跖疣和丝状疣等，病毒性感染是其发病的主要原因。本病仅叙述扁平疣。

【病因病机】

扁平疣多由风热之邪搏于肌肤,或因肝气郁结,气血凝滞,发于肌肤而成。

【辨证】

本病为表面光滑的扁平小疣,如米粒或黄豆大小,呈淡褐色或正常肤色,一般无痛痒。

【治疗】

治法:依扁平疣所发部位,按循经取穴同局部取穴相结合的原则,取阳经腧穴为主。毫针泻法,留针 10～15 分钟,

针灸处方:中渚　丘墟　曲池　鱼际　阿是穴

方义:扁平疣好发的颜面、手背,为少阳、阳明经循行之分布,故取中渚、丘墟以疏少阳气机,散三焦之郁火;取曲池、鱼际以泄阳明之风热,调肌肤之气血。佐以局部取穴,通络散结,以期祛邪消疣。

对症选穴:风热加风池、商阳;郁火加行间、侠溪。

【按语】

本病患者多为青年,尤以青春期前后的少女为多。常可自行消退,但亦可复发。

【成方选辑】

疣目:着艾炷疣上灸之,三壮即除。支正治生疣目(《针灸资生经》)。

赘疣诸痣灸奇穴,更灸紫白二癜风,手之左右中指节,屈节尖上宛宛中(《刺灸心法要诀》)。

十二、牛皮癣

本病因患处皮肤如牛领之皮,厚而且坚,故命名为牛皮癣。神经性皮炎可参考本病治疗。

【病因病机】

初起多由于风湿热三邪蕴阻肌肤经脉所致;日久由于营血不足,血虚生风化燥,皮肤经络失于濡养,以致患处皮肤粗糙脱落白屑。

【辨证】

本病好发于项部、肘弯、腘窝、上眼睑及大腿内侧等部,尤以项部为多。证见局部皮肤受损逐渐变厚,呈淡褐色或深褐色。自觉阵发奇痒,入夜更甚,郁闷烦躁时瘙痒更剧。因搔抓可在病变的周围出现抓痕和血痂。

(1) 风湿化热:病程较短,患部皮疹伴有潮红、糜烂、湿润和血痂,苔薄黄或黄腻,脉濡数。

339

（2）血虚风燥：病程较长，局部干燥、肥厚、脱屑，状如牛领之皮，苔薄，脉细。

【治疗】

（1）风湿化热

治法：疏风清热利湿。取手、足太阴经腧穴为主，针用泻法。阿是穴的刺法：沿病灶四周向中心沿皮刺数针。

针灸处方：阴陵泉　太白　太渊　风池　阿是穴

方义：肺主皮毛，故取太渊配风池散皮肤之风热；脾主肌肉，故取太白配阴陵泉化肌腠之湿邪。阿是穴疏通局部气血，止痒退癣。

对症选穴：按病变部位循经取穴，如项部加列缺、委中；肘弯加郄门、劳宫；腘窝加殷门、昆仑；大腿内侧加三阴交；上眼睑加头维、百会。

（2）血虚风燥

治法：养血润燥。取足阳明、太阴经腧穴为主，针用补法。

针灸处方：曲池　血海　三阴交　膈俞　阿是穴

方义：营出中焦，阳明虚则不能生化精血，太阴虚则营气输布乏力。曲池鼓舞阳明经气，配三阴交健运中焦，以资生血之源。佐以血海、膈俞补血活血。使气血充调，则风燥自去。

对症选穴：瘙痒难眠加照海、神门。

【按语】

本病病程较长，容易反复发作。皮损区不宜搔抓和热水烫洗，并忌食发物和忌用刺激性药物外搽。

【成方选辑】

神经性皮炎：风池、大椎、曲池、合谷、足三里、血海、承扶、委中等，并局部用梅花针重刺激（《针灸学手册》）。

神经性皮炎：常用穴曲池、血海，备用穴合谷、三阴交、阿是穴。方法：中强刺激，每日 1 次。局部阿是穴沿病灶基底部皮下从四周向中心横刺数针（上海中医学院《针灸学》）。

十三、脱骨疽

本病多发于四肢末端，下肢较上肢尤为多见。若溃烂不愈，久则趾（指）骨脱落，故名脱疽。

血栓闭塞性脉管炎等导致的脱疽，可参考本病治疗。

【病因病机】

本病主要由于情志内伤，肝肾不足，寒湿外受，以致经络凝滞，痹阻不通，气血运行障碍,寒湿郁久,转化为热;或因偏嗜烟酒膏粱厚味,蕴热壅滞经络,热盛肉腐而成坏疽。

【辨证】

(1) 气滞血瘀:疾病初、中期,症见患肢畏寒、麻木、刺痛,开始出现间歇性跛行,跗阳脉搏动无力。病期持久,则见局部皮肤发冷,持续疼痛,肌肉萎缩,行走困难,足背皮肤颜色变紫,汗毛脱落,趾甲变厚,跗阳脉消失或减弱,头晕,腰疼,苔白腻,脉沉细而迟。

(2) 气阴两伤:疾病后期,症见患肢皮肤黯红,肉枯筋萎,溃破腐烂,疼痛剧烈,彻夜不得安眠,跗阳脉消失。并有发热口干,纳呆,便秘,小溲黄赤。舌质红,脉细数,此为热甚伤阴。若腐肉死骨脱落,面色萎黄,形瘦神疲,舌质淡,苔薄白,脉缓,此为气阴两伤。

【治疗】

(1) 气滞血瘀

治法:活血通络。取背俞穴、任脉腧穴及足阳明、太阴经腧穴为主。针灸并用。

针灸处方:膈俞 关元俞 气海 足三里 三阴交 商丘 丘墟 照海

方义:本方灸膈俞、关元俞、气海补气活血,温经散寒;针足三里、三阴交、商丘、丘墟、照海疏通壅胀,化湿消瘀。

对症选穴:疽生于手加八邪;疽生于足加八风。

(2) 气阴两伤

治法:益气养阴。取任脉、足少阴经腧穴为主。针用补法。

针灸处方:关元 太溪 足三里 太渊 血海 少府

方义:气虚则滞,故取关元、足三里补益元气,太渊、血海活血通脉。阴虚生内热,故取太溪、少府滋阴养血,以降虚火。

对症选穴:便秘加照海、阳陵泉;发热加身柱;口干加廉泉。

【按语】

针灸治脱疽,适用于患肢未溃烂者,如已发生溃烂,则必须配合外科处理。

【成方选辑】

脱疽:主穴血海、足三里、解溪。配穴申脉、照海、三阴交、昆仑、太溪。手法中等度刺激,留针 15～20 分钟(《中医外科学讲义》)。

十四、破伤风

本病先由跌仆、金刃及竹木等造成肢体破伤,然后风邪由创口侵入而发病,因其主症是角弓反张、筋肉拘急,故名破伤风。

【病因病机】

本病由于跌仆、金刃与竹木刺戳等创伤,风毒自创口袭于经络,循经窜扰,引动内风,以致筋脉拘急而成。如延误失治,则正气不支,邪毒内陷,变证丛生而成危候。

【辨证】

在体表创伤经过一段时间后,出现牙关紧闭,四肢抽搐,角弓反张,颈项强直,面现苦笑之状,脉沉数或弦数。如病延不解,正气大虚,邪毒内陷,则见神昏、呼吸急促,语声难出,多汗,脉沉弱等危象。

【治疗】

治法:解毒息风。取督脉和手、足太阳及阳明经腧穴为主。针用泻法。留针数小时,必要时可留针 24~48 小时。症状控制后,可用皮内针留置数小时或数天。

针灸处方:百会　大椎　人中　委中　后溪　丰隆　三间

方义:本病之邪毒,多侵犯阳经,尤以督脉、太阳经为最。故本方取大椎、百会、人中疏通督脉经气,主治脊强反折;后溪、委中调整太阳经气,解除项背强直。三间清热解痉,丰隆通络化痰,使阳明经气调和,则口噤、苦笑诸症可除。

对症选穴:牙关紧闭加下关、地仓、颊车、合谷、内庭;角弓反张加承山、阳陵、支沟、外关;正气虚弱加足三里、气海;抽搐加太冲、风市、曲池。

还可选用身柱、承浆、强间、大迎、筋缩、申脉、风池、前顶、后顶、至阳、内关、悬枢、脊中、肝俞、肺俞等穴。

【按语】

针灸对本病有效,所使用的毫针较粗,留针时间宜长,一般为 1~2 个小时,最长可达 1~2 天。但在留针期间要严防滞针、折针。督脉穴位因是直刺,不宜留针。其他部位的穴位,直刺行泻法后,改用斜刺留针。

正确处理伤口,及时施行彻底清创术,是预防破伤风的有效措施。并应做好预防破伤风的卫生宣传与接种工作。

【成方选辑】

初生小儿,脐风撮口,灸然谷三壮,针入三分,不宜见血(《卫生宝鉴》)。

破伤风:取后溪、大敦、合谷、行间、十宣、太阳紫脉(《针灸大全》)。

十五、扭伤

扭伤是指四肢关节或躯体的软组织损伤,如肌肉、肌腱、韧带、血管等扭伤,而无骨折、脱臼、皮肉破损的病症。临床主要表现为受伤部位肿胀疼痛,关节活动障碍等。

【病因病机】

多由剧烈运动或负重不当、跌仆、牵拉以及过度扭转等原因,引起筋脉及关节损伤,气血壅滞局部而成。

【辨证】

扭伤部位因瘀阻而肿胀疼痛,伤处肌肤出现青紫。新伤局部有微肿,按压疼痛,表示伤势较轻:如红肿高大,关节屈伸不利,表示伤势较重。陈伤一般肿胀不明显,常因风寒湿邪侵袭而反复发作。扭伤部位常发生于颈、肩、肘、腕、腰、髀、膝、踝等处。

【治疗】

治法:以受伤局部取穴为主,毫针刺用泻法。陈伤留针加灸,或用温针。

针灸处方:肩:肩髃　肩髎　肩贞

　　　　　肘:曲池　小海　天井

　　　　　腕:阳池　阳溪　阳谷

　　　　　腰:肾俞　腰阳关　委中

　　　　　髀:环跳　秩边　承扶

　　　　　膝:膝眼　梁丘　阳关

　　　　　踝:解溪　昆仑　丘墟

　　　　　颈:风池　天柱　大杼　后溪

方义:扭伤取穴,一般是根据损伤部近取法的原则,以达到行气血通经络的目的,使受伤组织功能恢复正常。伤势较重的,亦应采用循经近刺和远刺相结合的方法。

【按语】

针灸治疗急性扭伤,进针后频频捻转,教患者做肢体运动,对止痛和恢复正常体位有显著效果。慢性扭伤可参考痹证的治法。

【成方选辑】

闪着腰痛及本脏气虚:针气海(《针经摘英集》)。

闪挫脊膂腰难转,举步多难行重蹇,遍体游气生虚浮,复溜一刺人健羡(《天元太乙歌》)。

肩脊痛兮,五枢兼于背缝(《玉龙歌》)。

手臂红肿连腕痛,液门穴内用针明,更将一穴名中渚,多泻中间疾自轻(《玉龙歌》)。

环跳能治腿股风,居髎二穴认真攻,委中毒血更出尽,愈见医科神圣功(《玉

343

龙歌》)。

肩背患,责肘前之三里(《通玄指要赋》)。

大抵脚腕痛,昆仑解愈,股膝痛阴市能医(《通玄指要赋》)。

手指连肩相引痛,合谷太冲能救苦(《杂病穴法歌》)。

手三里治肩连脐(《杂病穴法歌》)。

手连肩脊痛难忍,合谷针时要太冲(《席弘赋》)。

且如两臂顽麻,少海就傍于三里(《百症赋》)。

肩井曲池,甄权刺臂痛而复射(《标幽赋》)。

踝跟骨痛灸昆仑,更有绝骨共丘墟(《胜玉歌》)。

两膝无端肿如斗,膝眼三里艾当施(《胜玉歌》)。

挫闪腰胁痛:尺泽、委中、人中。……复刺后穴:昆仑、束骨、支沟、阳陵泉(《针灸大成》)。

阳池兼治折伤手腕痛,持物不得举臂难(《刺灸心法要诀》)。

股膝痛阴市能医,应在风市(《卧岩凌先生得效应穴针法赋》)。

十六、风疹

风疹,即荨麻疹。又有"瘾疹"、"风疹块"等名称,是一种常见的皮肤病。其特征是皮肤上出现鲜红色或苍白色的瘙痒性风团。急性者短期发作后多可痊愈,慢性者常反复发作,可历数月或经久难愈。

【病因病机】

本病多由腠理不固,为风邪侵袭,遏于肌肤而成;或因体质因素,不耐鱼虾荤腥等食物,或患肠道寄生虫病,导致胃肠积热,郁于肌表而发风疹。

【辨证】

皮肤突然出现疹块,此起彼伏,疏密不一。颜色或红或白,瘙痒异常。其发病颇为迅速,但消退亦快,也可一天发作数次。风疹发于咽喉部者,可引起呼吸困难,甚至造成窒息。①若病起急骤,身热、口渴,或兼咳嗽,肢体酸楚,苔薄白,脉濡数,系为风邪外袭;②若发疹时伴有脘腹疼痛,神疲纳呆,大便秘结或泄泻,苔黄腻,脉滑数,证属肠胃积热。

【治疗】

(1)外感风邪

治法:疏风和营。取督脉、手阳明经腧穴为主。针用泻法。也可用皮肤针叩刺。

针灸处方:肩髃　阳溪　大椎　鱼际　三阴交

方义:"肩髃、阳溪,消瘾风之热极",配大椎以增强疏散风热的作用。又取鱼际清宣肺卫,三阴交调脾和营,使风热得解,营卫调和,则风疹可消。

对症选穴:咽痛加少商,用三棱针点刺放血。

(2) 胃肠积热

治法:清热和营。取手、足阳明、太阴经腧穴。针用泻法。

针灸处方:曲池　足三里　血海　列缺

方义:本证总属胃肠积热不得疏泄透达,怫郁于皮毛腠理之间所致。故取曲池、足三里清泄阳明积热,列缺宣肺透表,血海理血和营。

对症选穴:腹痛加建里;腹泻加天枢;喘息加尺泽、膻中。

【按语】

部分患者在月经前几天出现风疹,并随着月经的干净而消失,但在下次月经来潮时又发作,可伴有痛经或月经不调。

【成方选辑】

风毒瘾疹:曲池、绝骨、委中出血(《玉龙经》)。

热风瘾疹:曲池、曲泽、合谷、列缺、肺俞、鱼际、神门、内关(《针灸集成》)。

风疹:血海、三阴交、曲池、合谷(《中国针灸学概要》)。

十七、斑秃

斑秃是指头皮部突然发生斑状脱发。本病又称"油风"。往往于精神过度紧张后发生严重者头发全部脱落,甚至累及眉毛、胡须、腋毛、阴毛等。

【病因病机】

由于肝肾不足,营血不能荣养皮肤,以致毛孔开张,风邪乘虚袭入,风胜血燥;或因肝气郁结,气机不畅,以致气滞血瘀,发失所养而成。

【辨证】

患部头发迅速地成片脱落,呈圆形或不规则形,小如指甲,大如钱币,一至数个不等,皮肤平滑而有光泽。

血虚证:伴有头晕,失眠,舌淡红,苔薄,脉细弱。

血瘀证:病程较长,面色晦黯,舌边有紫色瘀点,脉涩。

【治疗】

治法:养血祛风,活血化瘀。取督脉、足太阳经腧穴为主。针刺补泻兼施。局部可用梅花针叩刺。

针灸处方:阿是穴　百会　风池　膈俞　足三里　三阴交

方义:本方以梅花针叩刺阿是穴,以希疏导局部气血,促进头发新生。百会、风池、膈俞疏风养血，足三里、三阴交益气活血。

对症选穴：头晕加上星；失眠加内关、神门。

【按语】

用梅花针叩刺须分轻重，患处皮肤光滑，宜叩至略出血珠；如见稀疏嫩发，则宜轻叩。

【成方选辑】

斑秃：取新设、大椎、肺俞、膏肓、肾俞、大肠俞、极泉、少海、曲池、合谷、足三里、悬钟、阴陵泉、三阴交等穴（《新针灸学》）。

第五节　眼科病症

一、目赤肿痛

目赤肿痛为多种眼疾患中的一个急性症状，俗称"红眼"或"火眼"。根据其临床症状，有"风热眼"、"天行赤眼"等名称。

【病因病机】

目赤肿痛多因外感风热之邪，致经气阻滞，火郁不宣；或因肝胆火盛，循经上扰，以致经脉闭阻，血壅气滞而成。

【辨证】

目睛红赤、畏光、流泪、目涩难开。初起时仅一目，渐及两侧，如兼头痛、发热、恶风、脉浮数等，为外感风热；如兼有口苦、烦热、舌边尖红、脉弦数等症，为肝胆火盛。

【治疗】

治法：清泄风热，消肿定痛。取手阳明及足太阳、少阳经腧穴为主。针用泻法。

针灸处方：合谷　太冲　睛明　太阳

随证加减：外感风热配少商、上星；肝胆火盛配行间、侠溪。

方义：目为肝窍，阳明、太阳、少阳的经脉均循行于目部，故取手阳明经合谷以调阳明经气，疏泄风热；太冲以导厥阴经气而降肝火；睛明为足太阳、阳明之交会穴，能宣泄患部之郁热；有通络明目作用；太阳为经外奇穴，点刺出血以泄热消肿定痛。外感风热配手太阳井穴少商、督脉上星，以疏风清热；肝胆火盛配足厥阴荥穴行间、足少阳荥穴侠溪，以泻肝胆之火。

对症选穴：头痛加印堂；烦热加关冲。

【按语】

针刺治疗目赤肿痛取眼眶内穴位时,进出针须缓慢,轻捻转不宜提插,以防出血。

【成方选辑】

眼赤肿疼痛:阳谷(一分,泻之,灸)、至阴(《医学纲目》)。

大小骨空,治眼烂能止冷泪;左右太阳,医目疼善除血翳(《玉龙赋》)。

暴赤肿痛眼:宜先刺合谷、三里、太阳、睛明。不效,后再刺攒竹、太阳、丝竹空(《审视瑶函》)。

二、针眼

针眼俗称"偷针"。本病主要症状在于眼睑发生硬结,形如麦粒,痒痛并作,又称"麦粒肿"。

【病因病机】

本病有因外感风热客于眼睑者;有因过食辛辣等物,以致脾胃湿热上攻于目者。二者均使营卫失调,气血凝滞,热毒壅阻于眼睑皮肤经络之间,发为本病。

【辨证】

初起眼睑痒痛并作,患部睫毛毛囊根部皮肤红肿、硬结,形如麦粒,推之不移。继则红肿热痛加剧,甚则拒按,垂头时疼痛加剧。轻者数日内可未成脓肿而自行消散。较重者要经三四天后,于睫毛根部附近或相应的睑结膜上出现黄色脓点,不久可自行溃破,排出脓液而愈。本症有惯发性,多生于一目,但也有两目同时而发,或一目肿后,他目又起。因脾胃湿热者,兼有口臭、心烦、口渴、苔黄腻、脉濡数等症。因外感风热者,则有恶寒、发热、头痛、咳嗽、苔薄、脉浮数等表证。

【治疗】

治法:疏风清热利湿。取手、足阳明及足太阳经腧穴为主。针用泻法。

针灸处方:脾胃湿热:合谷　承泣　四白　阴陵泉

外感风热:睛明　攒竹　行间　太阳

方义:本方取手阳明经原穴合谷、足阳明经承泣、四白及足太阴经阴陵泉以清脾胃湿热;取足太阳经睛明、攒竹、肝经荥穴行间、经外奇穴太阳以疏风解热。诸穴共奏疏风清热、利湿解毒之功。

对症选穴:恶寒发热加外关;头痛加风池。

【按语】

针眼之惯发者,常由气血虚弱,易感风毒所致;亦有余邪未清,热毒蕴伏而再生者。故在肿核消退后,仍应结合全身具体情况进行对证治疗,以免复发。患处

347

切忌挤压,以免炎症扩散而引起眼睑蜂窝织炎,甚至海绵窦栓塞及败血症等。

【成方选辑】

偷针眼:视其背上有细红点如疮,以针刺破即瘥,实解太阳之郁热也(《针灸聚英》)。

麦粒肿:取健侧天井,患侧合谷(《针灸研究进展》)。

麦粒肿:取患侧太阳穴,用泻法,出针后挤出血少许(《针灸研究进展》)。

三、眼睑下垂

本病又称"上胞下垂"、"睑废"、"雕目",以上眼睑下垂,遮挡瞳孔,影响视物为特征。发病有先天、后天、单侧、双侧之分。

【病因病机】

由于先天禀赋不足,肾气虚弱,以致眼睑松弛。有因风邪外袭,筋脉失和,或因脾虚气弱,肌肉弛纵所致。外伤损及筋脉亦可引起本病。

【辨证】

本病常见上眼睑下垂,遮掩瞳孔,眼肌无力睁开,双侧下垂者影响瞻视,重者眼球转动不灵;视一为二等。如兼有精神疲乏,食欲不振,眩晕,面色少华,眼睑麻木不仁,脉虚无力者,为脾虚气弱。如突然发病,多属风邪客于眼睑,可兼有其他肌肉麻痹症状。

【治疗】

治法:益气疏风。取手、足阳明及足太阴、少阳经腧穴为主。实证用泻法,虚证用补法。

针灸处方:风邪伤络:攒竹 丝竹空 阳白 风池 合谷

中气不足:攒竹 丝竹空 阳白 足三里 三阴交

方义:本方取眼周的攒竹、丝竹空、阳白等穴以调和局部气血。配足少阳经风池、手阳明经合谷以通经活络、疏风解表;配足阳明经足三里、足太阴经三阴交以健脾胃、补气血。

对症选穴:眩晕加气海、百会。

【按语】

由动眼神经麻痹、重症肌无力、外伤、沙眼等引起的上睑下垂均可参考本病治疗。

【成方选辑】

上眼睑下垂:①攒竹、鱼腰、丝竹空;②阳辅、申脉、绝骨;③陷谷(灸)(《针灸配穴》)。

四、迎风流泪

迎风流泪证,可分冷泪、热泪两种。冷泪一般冬季较重,年远日久,则不分冬夏。热泪大多数为外障眼病兼有的症状。若因情志刺激而流泪者,不属病态。

【病因病机】

冷泪多为肝肾之气不足,精血亏耗,泪窍狭窄,风邪外引,泪液外溢所致。悲泣过频者,每易患之。热泪多为内因肝火炽盛,外因风邪侵袭所致。每与外障眼疾并见。

【辨证】

(1)冷泪证:眼睛不红不痛,泪下无时,迎风更甚,泪水清稀,流泪时无热感。如久流失治,令目昏暗。

(2)热泪证:眼睛红肿、焮痛,羞明,泪下黏浊,迎风加剧,泪流时有热感。

【治疗】

(1)冷泪证

治法:补益肝肾。取足太阳经腧穴为主。针用补法。

针灸处方:睛明　攒竹　风池　肝俞　肾俞

方义:取足太阳经之睛明、攒竹能调局部气血以通泪窍。风池为手少阳、足少阳与阳维之会,为祛风之要穴,兼有调和气血作用。肝俞、肾俞壮肾水、养肝木,灸之有补益精血亏损之功。

对症选穴:目视不明加养老、承泣。

(2)热泪证

治法:散风清热,疏肝明目。取足太阳、厥阴经腧穴为主。针用泻法。

针灸处方:睛明　攒竹　合谷　阳白　太冲

方义:取足太阳经之睛明、攒竹,配手阳明经原穴合谷,能散风清热。足少阳经阳白配足厥阴经原穴太冲,能清泄肝胆之火,有消肿止痛之功。

对症选穴:头痛泪多加神庭、头临泣。

【按语】

如患者泪道阻塞,则泪液满眶,用手挤压泪囊区,无分泌物溢出,可做泪道冲洗,以判断阻塞之部位。

【成方选辑】

迎风冷泪:宜刺攒竹、合谷、大骨空、小骨空(《审视瑶函》)。

迎风有泪:头维、睛明、临泣、风池(《针灸大成》)。

目泪出:临泣、百会、液门、后溪、前谷、肝俞(《针灸大成》)。

迎风冷泪：睛明、腕骨、风池、头维、上星、迎香（《针灸集成》）。

泪出刺临泣、头维之处（《百症赋》）。

大小骨空，治眼烂能止冷泪（《玉龙赋》）。

眵矇冷泪，临泣尤准（《通玄指要赋》）。

风眩目烂最堪怜，泪出汪汪不可言，大小骨空皆妙穴，多加艾火疾应痊（《玉龙歌》）。

眵矇冷泪临泣有准，应在攒竹（《卧岩凌先生得效应穴针法赋》）。

五、目翳

本病属黑睛疾患，多由肝风邪热所致，每易出现星点翳膜、黄液凝脂等症。如垂帘障、花翳白陷、凝脂翳、黄液上冲、混睛障、冰瑕翳等。若失治误治则遗留灰白或瓷白色的瘢痕，妨碍视力。

【病因病机】

本病多由毒邪外侵，肝胆火炽，风热壅盛，蒸灼肝胆之络，上攻于黑睛所致。或平素过食辛辣炙煿，热积脾胃，以致三焦之火上燔，毒邪交攻，黄仁被灼，脓液内聚而为病。亦有因外伤直接穿破黑睛而发生本病。

【辨证】

眼睛红肿，头痛，眉棱骨痛，畏光羞明，流泪多眵，鼻塞流涕，翳障点状或散或聚，苔薄黄，脉浮数者，属风热目翳。若眼睛微红，眼睑无力，常欲垂闭，不敢久视，星翳灰白或散或聚，舌红脉细，病程进展缓慢者属肝肾阴虚。若因风轮星点翳障未能彻底根治或因翳障病势较剧，患者多自觉视物昏蒙，翳痕始终不能完全消退，因而遗留不同程度的视力损害。

【治疗】

治法：疏风清热，滋阴明目。取背俞穴及足太阳、少阳经腧穴为主。实证用泻法，虚证用补法。

针灸处方：攒竹　睛明　瞳子髎

随证加减：风热目翳配风池、足临泣；肝肾阴虚配肝俞、肾俞、大小骨空。

方义：攒竹、睛明、瞳子髎为眼病的近部取穴，清热明目。风池为手足少阳与阳维之会穴，配足临泣疏风消肿。经外奇穴大小骨空配肝俞以养血，配肾俞以滋阴。诸穴共奏明目退翳之效。

对症选穴：头痛加太阳；视物昏花加养老。

【按语】

治疗本病应掌握时机，对近期斑翳应及时治疗，可减少瘢痕形成，提高视力。

【成方选辑】

眼生翳膜:此症受病既深,未可一时便能针愈。先刺睛明、合谷。不效,须是三次针之方可。如发,再刺太阳、光明(《审视瑶函》)。

赤翳:攒竹、后溪、液门。目翳膜:合谷、临泣、角孙、液门、后溪、中渚、睛明。白翳:临泣、肝俞。目生翳:肝俞、命门、瞳子髎、合谷、商阳(《针灸大成》)。

目昏生翳:角孙、足三里(《神灸经纶》)。

攀睛攻少泽肝俞之所(《百症赋》)。

目觉䀮䀮,急取养老天柱(《百症赋》)。

取肝俞与命门,使瞽士视秋毫之末(《标幽赋》)。

六、近视

近视是一种屈光不正的眼病。外观眼部一般无明显异常,只是病人对远距离的物体,辨认发生困难。即近看清楚,远视模糊。古称"能近怯远"症。发病年龄常见于青少年。

【病因病机】

形成近视的原因很多,以阅读、书写、近距离工作时的照明不足,姿势不正,持续时间过久为主要因素。肝藏血,开窍于目,目得血而能视,若久视伤血,目失所养,发为本病。此外,禀赋不足也是本病的原因之一。

【辨证】

近视的主要症状是视物模糊,视力减退。近视在进展期主要表现为双眼胀痛,看书视物模糊不清,不能远距离看视。近视较重者视力在 0.1～0.3 之间,轻度近视者视力一般在 0.5～0.7 之间。目为司视之窍,五脏六腑之精气皆上注于目而能视,若肝肾阴虚则视物昏花,失眠,健忘,腰酸,舌红脉细。

【治疗】

治法:滋补肝肾,益气明目。取背俞和近部穴位为主。平补平泻。

针灸处方:睛明　攒竹　承泣　光明　风池　肝俞　肾俞

方义:睛明、攒竹、承泣为治眼疾之常用穴,有清肝明目的作用。风池为手足少阳与阳维之会穴,有通经活络、养血明目之功。肝俞、肾俞配光明有调补肝肾,益气明目的作用。

对症选穴:如脾胃虚弱者加四白、三阴交、足三里。

【按语】

预防近视的重点是做好中小学青少年的视力保护工作。当前推广的眼保健操是根据中医推拿及经络穴位的治疗经验结合医疗体育而创造的一种按摩法,

351

对保护眼部健康和预防近视有一定的作用。

【成方选辑】

远视㬎㬎,目窗主之(《甲乙经》)。

上星:治头风目眩,睛痛不能远视;脑户:治目睛痛,不能远视;目窗:治目㬎㬎,远视不明;天府:治目眩,远视㬎㬎(《秘传眼科龙木论》)。

近视眼:臂臑、光明、足三里、鬓角透太阳(《针灸研究进展》)。

七、色盲

色盲是指视物时辨色能力的缺陷,患者一般自己不知道,只是在偶然的场合或体检时才发现。古称本病为"视物易色症"或"视赤如白"症。辨色能力阙如者为色盲,辨色能力减低者称色弱。

【病因病机】

主要是由于肝肾亏虚,目络气血不和,影响元府功能,以致五色不能辨别。

【辨证】

色盲可分三种:丧失红色辨色力,为红色盲;丧失绿色辨色力,为绿色盲;如红绿均不能辨认者,为全色盲。

【治疗】

治法:补养肝肾,调和元府。取足太阳、少阳、厥阴经腧穴为主。针用补法。

针灸处方:睛明 攒竹 瞳子髎 风池 四白 光明 行间

方义:睛明、攒竹、瞳子髎、四白、风池是治眼病之常用穴,疏通络脉,调和元府,以治其标。光明为明目之效穴,配太冲、太溪滋补肝肾,濡养目窍以治其本。

对症选穴:臂臑、合谷、足三里、肝俞、脾俞、肾俞、目窗也可轮流取用。

【按语】

现代医学认为色盲是一种先天性、遗传性疾病,由色觉障碍所致。到目前为止还没有找到有效的治疗方法。针刺治疗色盲,近年来文献报道不少,较有疗效,对色弱患者,疗效较好。

【成方选辑】

色盲:瞳子髎、睛明、丝竹空、攒竹、目窗、四白、光明、临泣、合谷、足三里等穴加减,针刺用泻法。如有肝肾阴亏见症的,可酌加太溪、复溜、肝俞等穴并施用补法(《针灸学讲义》)。

八、斜视

斜视是指两眼不能同时正视前方而言。又称"风牵偏视"。

【病因病机】

本病多因脾胃之气不足,络脉空虚,风邪乘虚侵袭,目系拘急而成;或因肝肾素亏,精血不足,目系失养,目珠维系失调,遂致斜视。

【辨证】

一眼或双眼黑睛偏向内眦或外眦,转动受限,视一为二。若起病突然,发热,头痛,恶心,呕吐,苔白脉浮,为外感风邪;若起病缓慢,头晕目眩,视物昏矇,耳鸣,舌淡脉沉细,为肝肾亏损。

【治疗】

治法:祛风通络,补益肝肾。取背俞穴及手、足阳明经腧穴为主。酌情补泻。

针灸处方:四白　合谷　风池　足三里　肝俞　肾俞

方义:四白、合谷、风池祛风通络,肝俞、肾俞配足三里益气养血,调补肝肾。

对症选穴:内斜视加太阳、瞳子髎;外斜视加睛明、攒竹。

【按语】

先天性或外伤性斜视可参照本病论治。

【成方选辑】

睄目,水沟主之(《甲乙经》)。

眼㖞通睛:针客主人(一名上关),入一分,久留之,得气即泻。亦宜灸,日三七壮至二百壮,炷如竹筯大(《千金翼方》)。

九、青盲

本病外眼端好,一如常人,仅自觉视力缓慢下降,而至不辨人物,不分明暗。凡原发性视神经萎缩和视神经乳头炎症、视网膜动脉栓塞、视网膜色素变性、青光眼等眼底病的后期所继发的视神经萎缩,均可参照本病论治。

【病因病机】

本病多因肝肾阴亏,精血耗损,精气不能上荣,目失涵养;或心营亏损,神气虚耗,以致神光耗散,视力缓降。

【辨证】

眼外观如常,无翳障气色,唯患者自觉视力逐渐减退。初期自觉视物不清,或眼前阴影一片,呈现青绿蓝碧或赤黄之色。日久失治,而至不辨人物、不分明暗者,即为青盲。如属肝肾阴亏者,多见眼中干涩,头晕,耳鸣,遗精,腰酸,舌质红,脉细;如为心营亏损者,多见眩晕,心烦,怔忡,健忘,梦扰难寐,舌质红,脉虚弱。

【治疗】

治法:补益气血,通络明目。取背俞和眼部穴位为主。针用补法,背俞穴可加灸。

针灸处方:承泣　晴明　球后

随证加减:肝肾阴亏配肝俞、肾俞、光明;心营亏损配心俞、风池、翳明、臂臑。

方义:承泣为足阳明、阳跷与任脉之会穴;晴明为手太阳、足太阳、足阳明、阴跷和阳跷之会穴,球后为经外奇穴,均有疏风、通络、明目的作用。肝俞、肾俞滋养肝肾,配足少阳经络穴光明,有调肝明目之功。风池为手、足少阳与阳维之会穴,配心俞、翳明、臂臑,有调和气血、通络明目的作用。

对症选穴:眩晕加太冲;失眠加神门。

【按语】

青盲相当于现代医学的视神经萎缩,亦有因外伤、颅内炎症、温热病引起者。

【成方选辑】

商阳、巨髎、上关、瞳子髎、络却、承光,主青盲无所见(《千金要方》)。

青盲无所见:商阳、巨髎、上关、瞳子髎、络却、承光(《针灸资生经》)。

青盲无所见:肝俞、商阳(左取右,右取左)(《针灸大成》)。

青盲眼:肝俞、胆俞、肾俞、养老(七壮)、商阳(五壮)、光明(《类经图翼》)。

十、暴盲

平素眼无他病,一眼或两眼骤然失明,故称暴盲。

【病因病机】

本病多因暴怒肝阳上亢,精明失用;或气滞血瘀,气血不能运精于目而致。

【辨证】

本病发病急骤,病人视力突然丧失。若因肝阳上亢所致者,多见头目眩晕,腰膝酸软,失眠盗汗,颜赤,舌绛,脉弦。若因气滞血瘀所致者,多见头痛目胀,烦躁口渴,舌现紫斑,脉涩。

【治疗】

治法:活血、清肝、明目。取眼部穴位为主。针用泻法。

针灸处方:晴明　瞳子髎

随证加减:肝阳上亢配太冲、光明;气滞血瘀配内关、膈俞。

方义:晴明、瞳子髎为治眼病之要穴,有清肝明目的作用。太冲为足厥阴经原穴,光明为足少阳经络穴,合用有平肝明目的作用。内关理气活血,配血会膈俞有活血散瘀之功。

对症选穴:目胀加关冲放血;盗汗加心俞、肾俞。

【按语】

由脑炎、副鼻窦炎、各种中毒及其他传染病、维生素 B_1 缺乏等原因引起的暴盲,可参照本病治疗。

【成方选辑】

暴盲不见物,针攒竹及顶前五穴(注:神庭、上星、囟会、前顶、百会),又刺鼻中大出血,立明(《儒门事亲》)。

暴盲不见物:攒竹、太阳、前顶、上星、内迎香,俱针出血(《针灸集成》)。

球后视神经炎:球后、睛明、风池、肝俞、肾俞。暴怒伤肝者加太冲、光明。惊恐气乱者加神门内关。胃热上逆者加内庭、足三里(《实用针灸学》)。

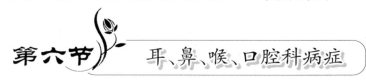

第六节　耳、鼻、喉、口腔科病症

一、耳鸣、耳聋

耳鸣、耳聋都是听觉异常的症状。耳鸣是指自觉耳内鸣响,耳聋是指听力减退或听觉丧失,耳鸣常常是耳聋的先兆。两者在病因及治疗方面大致相同,故合并论述。

【病因病机】

耳鸣、耳聋可分虚实两类。如因暴怒惊恐,肝胆火旺,以致少阳经气闭阻;或痰热郁结,壅遏清窍,属实证。如因肾精亏耗,精气不能上达于耳,属虚证。

【辨证】

(1)实证:暴病耳聋,或耳中闷胀,鸣声不断,声响如蝉鸣或海潮声,按之不减。肝胆火旺者,多见面赤,口干,烦躁善怒,脉弦。痰热郁结者,多见胸闷痰多,脉滑数等症。

(2)虚证:久病耳聋,或耳鸣时作时止,声细调低,操劳则加剧,按之鸣声减弱。多兼有头晕,腰酸,遗精,带下,脉虚细等症。

【治疗】

(1)实证

治法:清肝泻火,豁痰通窍。取手、足少阳及足阳明经腧穴为主。针用泻法。

针灸处方:翳风　听会　中渚　侠溪

随证加减:肝胆火旺配太冲、丘墟;痰热郁结配丰隆、劳宫。

方义:手、足少阳经脉均绕行于耳之前后,因此取手少阳之中渚、翳风,足少阳之听会、侠溪,疏导少阳经气。本方由近部与远部取穴组合而成,通上达下。

肝胆火盛,配肝经原穴太冲、胆经原穴丘墟,清泄肝胆之火,乃取"病在上,取之下"和"盛则泻之"之意。痰热郁结,取丰隆、劳宫,以泄热豁痰而通清窍。

对症选穴:热病耳聋加偏历。

(2)虚证

治法:补益肾精。取手、足少阳及足少阴经腧穴为主。针用补法,并可用小艾炷灸局部腧穴。

针灸处方:翳风　听会　肾俞　关元　太溪

方义:肾开窍于耳,虚证其治在肾,肾虚则精气不能上注于耳,故取肾俞、关元、太溪以培肾固本,调补肾气,配手少阳之翳风、足少阳之听会,以疏导少阳经气,使精气上输耳窍,共奏止鸣复聪之效。

对症选穴:肾虚耳鸣加足三里、地五会。

【按语】

治疗本病还可结合自我按摩疗法。患者以两手掌心紧按外耳道口,同时以四指反复敲击枕部或乳突部,继而手掌起伏,使外耳道口有规律地开合。坚持每天早晚各做数分钟。另外,日常生活中还应做到适劳逸,慎喜怒,避房劳过度,注意摄生调养。

【成方选辑】

暴聋气蒙,耳目不明,取天牖(《灵枢·寒热病》)。

耳鸣:补客主人,手大指爪甲上与肉交者(《灵枢·口问》)。

耳鸣:百会及额厌、颅息、天窗、大陵、偏历、前谷、后溪皆主之(《甲乙经》)。

耳鸣:百会、听宫、听会、耳门、络却、阳溪、阳谷、后溪、腕骨、中渚(《神应经》)。

耳聋:上星(治风聋,二七壮)、翳风(耳痛而聋,灸七壮)、听宫、肾俞、外关、偏历、合谷(《类经图翼》)。

二、聋哑

聋和哑是两个不同的症状。凡因聋而致哑者,称为聋哑。

【病因病机】

本病多由先天禀赋不足,或因后天感受温邪热毒,误治失治,邪毒壅滞络脉,闭阻清窍,以致自幼小两耳失聪,不能学习语言,遂成聋哑。也有因跌仆损伤、巨响震荡而致聋哑者。

【辨证】

本病以听力丧失、不会说话为主症。先天性聋哑病因未明,后天性聋哑,多有病史可询。

【治疗】

治法:通络开窍。取手、足少阳经腧穴为主。针用泻法。一般原则为先治聋,后治哑,聋哑兼治。

针灸处方:聋:耳门　听宫　听会　翳风　中渚　外关

哑:哑门　廉泉　通里

方义:手、足少阳经脉绕行于耳部,取手少阳的翳风、耳门、中渚、外关及足少阳经的听会,可疏导少阳经气,配听宫通络开窍。哑门为督脉与阳维之会,有通窍清神之功,善治舌强不语;廉泉为任脉与阴维之会,可利舌本,治瘖哑;通里为手少阴之络穴,心开窍于舌,心的脉络系于舌本,故通里有调心气、宁神志、利舌本的作用,故用诸穴以治哑。

对症选穴:智力低下加心俞、百会;脾虚气弱加足三里、气海。

【按语】

聋哑的根本问题是聋。治疗时当先治聋,当听力有所恢复时再治哑,聋哑兼治,并须与语言训练相结合。

哑门穴的深处为延脑,进针时要特别慎重,以防意外。

【成方选辑】

瘖不能言,合谷及涌泉、阳交主之(《甲乙经》)。

瘖不能言,期门主之(《甲乙经》)。

舌缓,瘖不能言,刺哑门(《甲乙经》)。

瘖不能言,刺脑户(《甲乙经》)。

小儿五六岁不语者,心气不足,舌本无力,发转难,心俞三壮,或足两踝各三壮(《针灸资生经》)。

三、聤耳

聤耳泛指耳窍化脓性疾病。以脓色黄者为聤耳,脓带青色者名囊耳,脓出白色者称缠耳,脓水秽臭者谓之耳疳。

【病因病机】

本病有虚实之分。实证由于胆火上炎,火毒侵耳,或外感风邪,热毒内盛,灼伤肌膜,化腐生脓。虚证多因脾虚失健,湿浊不化,停聚耳窍所致。

【辨证】

(1)实证:耳底痛,流黄色黏脓,听力减退,发热头痛,脘闷便秘,舌质红,苔黄,脉弦数。

(2)虚证:耳中流脓,终年不愈,脓水清稀不断或如黏丝状,眩晕,四肢倦怠,

357

食少,面色萎黄,大便溏,舌质淡,苔白,脉濡弱。

【治疗】

(1) 实证

治法:疏风清热,解毒开窍。取手、足少阳经腧穴为主。针用泻法。

针灸处方:风池　翳风　听宫　合谷　外关　足临泣

方义:泻肝胆火取足少阳经风池、足临泣,清热解毒取合谷、外关,近部配翳风、听宫,共奏疏风开窍之功。

对症选穴:热甚者加大椎、关冲;头痛加太阳、上星。

(2) 虚证

治法:健脾化湿。取手少阳及足太阴、阳明经腧穴为主。针用补法,并灸。

针灸处方:翳风　足三里　阴陵泉

方义:取手少阳经翳风以通络开窍;足三里、阴陵泉以健脾化湿。

对症选穴:眩晕加脾俞、太白。

【按语】

聤耳包括急、慢性化脓性中耳炎。应积极治疗急、慢性上呼吸道疾病,维持咽鼓管正常的通气和排痰功能。有鼓膜穿孔的病人,不宜游泳或入水前做好防护工作。部分病人与食物有一定关系,如有些人吃鱼、虾、蛋类后耳部流脓增多,遇此情况要适当注意。

【成方选辑】

聤耳脓出:上关,日三壮至二百壮(《千金翼方》)。

聤耳生疮,出脓水:翳风、合谷、耳门。复刺后穴:听会、三里(《针灸大成》)。

聤耳:听宫、颊车、合谷(《类经图翼》)。

四、鼻渊

鼻渊以鼻流腥臭脓涕、鼻塞、嗅觉减退为主症,又名"脑渗"、"脑漏"。急慢性鼻窦炎可参照本病诊治。

【病因病机】

鼻渊的发生,与肺经受邪有关。有因风寒袭肺,蕴而化热,肺气失宣,而致鼻塞。风邪解后,郁热未清,酿为浊液,壅于鼻窍,则发为鼻渊。亦有因肝胆火盛,上犯清窍引起鼻渊者。

【辨证】

(1) 风寒化热:恶寒发热,头痛鼻塞,多涕色黄,咳嗽痰多,舌质红,苔薄白,脉浮数。

（2）肝胆火旺：鼻塞流涕，涕多黄稠，腥臭难闻；头痛目眩，口苦咽干，舌质红，苔黄，脉弦数。

【治疗】

（1）风寒化热

治法：祛风散热，宣肺开窍。取手太阴、阳明经腧穴为主。针用泻法。

针灸处方：列缺　合谷　迎香　印堂

方义：本方取手太阴络穴列缺、手阳明原穴合谷，属远部表里配穴法。迎香夹于鼻旁，印堂位于鼻根，远近相配可收疏风清热，宣肺开窍之功。

对症选穴：眉棱痛加攒竹。

（2）肝胆火盛

治法：清肝热，泻胆火，通鼻窍。取手阳明及足厥阴、少阳经腧穴为主。针用泻法。

针灸处方：太冲　风池　印堂　上星　迎香

方义：太冲是肝经的原穴，风池为胆经与阳维之会，二穴有疏风解热，清泄肝胆的作用。更取督脉的上星、阳明的迎香，活血通络而利鼻窍。

对症选穴：头痛加百会。

【按语】

针刺治疗急、慢性鼻窦炎有一定疗效。久病不愈可酌情用小艾炷灸印堂、百会、上星、迎香等穴。

【成方选辑】

水沟、天牖，主鼻不收涕，不知香臭（《千金要方》）。

鼻渊、鼻痔：上星、风府。问曰：针此穴未效，复刺何穴？答曰：更刺后穴：禾髎、风池、人中、百会、百劳、风门（《针灸大成》）。

久病流涕不禁：百会（灸）（《针灸大成》）。

鼻渊：上星、曲差、印堂、风门、合谷（《类经图翼》）。

五、鼻衄

鼻衄，即鼻出血，是多种疾病的常见症状。血液不循常道，上溢鼻窍，渗于血络外，谓之鼻衄。一般以小量出血称"鼻衄"，严重出血不止称"鼻洪"。

【病因病机】

肺气通于鼻，足阳明之脉起于鼻、交頞中，如风热袭肺，或嗜食肥甘以致胃火炽盛，均能导致血热妄行而为鼻衄。或因肝肾阴虚，虚火上炎，血随火升，从清窍溢出。亦有因外伤而致者。

【辨证】

（1）肺经蕴热：鼻衄而伴有发热，咳嗽痰少，口干，舌质红，脉数。

（2）胃火炽盛：鼻衄而兼口渴引饮，烦躁，口臭，大便燥结，舌质红，苔黄，脉数或脉洪。

（3）阴虚火盛：鼻衄时作时止，口干少津，潮热盗汗，头晕，目眩，耳鸣，舌质红，少苔，脉细数。

【治疗】

（1）肺经蕴热

治法：疏风清热止血。取手太阴、阳明经腧穴为主。针用泻法。

针灸处方：风池　迎香　合谷　少商

方义：少商点刺出血，可清泄肺热，手太阴与手阳明相表里，故取合谷、迎香清泄阳明，配风池以疏风，使风热得解，鼻衄可止。

随证选穴：热重加外关、商阳。

（2）胃火炽盛

治法：清胃泄热止血。取足阳明经和督脉腧穴为主。针用泻法。

针灸处方：内庭　上星

方义：取足阳明经的荥穴内庭以清泄胃火，督脉为阳脉之海，阳热亢盛则迫血妄行，故取督脉的上星以解上亢之热而止衄。

对症选穴：衄血不止加二间。

（3）阴虚火旺

治法：滋阴降火止血。取足少阴、厥阴经腧穴为主。平补平泻。

针灸处方：太溪　太冲　通天

方义：取足少阴经原穴太溪、足厥阴经原穴太冲以滋肾阴、降肝火，配通天主治鼻衄。

对症选穴：还可用小艾炷灸隐白、涌泉等穴。

【按语】

本病治疗时可结合冷湿敷和鼻腔填塞法。

【成方选辑】

衄而不止，血流，取足太阳；衃血，取手太阳；不已，刺腕骨下，不已刺腘中出血（《灵枢·杂病》）。

鼻鼽衄，上星主之。先取譩譆，后取天牖、风池（《甲乙经》）。

鼻衄不止，灸涌泉二穴百壮（《千金翼方》）。

鼽衄：风府、二间、迎香（《针灸大成》）。

天府合谷,鼻中衄血宜追(《百症赋》)。

鼻痔必取龈交(《百症赋》)。

鼻塞鼻痔及鼻渊,合谷太冲随手取(《杂病穴法歌》)。

合谷在虎口,齿龋鼻衄血,针入五分深,令人即便安(《马丹阳天星十二穴治杂病歌》)。

头风鼻渊,上星可用(《玉龙赋》)。

六、咽喉肿痛

咽喉肿痛属于"喉痹"、"乳蛾"范畴,是咽喉疾患中常见的病症之一。

【病因病机】

咽喉为肺胃所属。如因风热犯肺,热邪熏灼肺系,或因过食辛辣煎炒引动胃火上蒸,津液受灼,煎炼成痰,痰火蕴结,皆可导致咽喉肿痛。肾阴亏耗,阴液不能上润咽喉,虚火上炎,灼于咽喉,亦可引起咽喉肿痛。

【辨证】

(1)风热证:咽喉红肿疼痛,恶寒发热,咳嗽声嘶,痰多稠黏,喉间如有物梗阻,吞咽不利,苔薄,脉浮数。

(2)实热证:咽喉肿痛,高热,口渴引饮,头痛,口臭,痰稠黄,大便结,小便黄,苔黄厚,脉洪数。

(3)虚热证:咽喉稍见红肿,疼痛较轻,口干舌燥,颊赤唇红,手足心热,舌质红,脉细数。

【治疗】

(1)风热证

治法:疏风清肺利咽。取手太阴、阳明经腧穴为主。针用泻法。

针灸处方:少商 尺泽 合谷 曲池

方义:少商系手太阴经的井穴,点刺出血,可清泄肺热,为治喉症的主穴。配手太阴经合穴尺泽,取实则泻其子之意。取手阳明经原穴合谷、合穴曲池,有疏风解表、清咽喉的功能。

对症选穴:声音嘶哑加列缺、扶突。

(2)实热证

治法:清胃热,利咽喉。取手、足阳明经腧穴为主。针用泻法。

针灸处方:商阳 内庭 天突 丰隆

方义:取手阳明经井穴商阳点刺出血,配足阳明经荥穴内庭,可清泄阳明之郁热。天突系阴维、任脉之交会穴,可清利咽喉。丰隆为足阳明经的络穴,有清

361

热、涤痰、利窍之功。

对症选穴：便秘加上巨虚。

（3）虚热证

治法：滋阴降火。取手太阴、足少阴经腧穴为主。平补平泻。

针灸处方：太溪　照海　鱼际

方义：太溪是足少阴经原穴，照海通于阴跷，二穴能滋阴降火，导虚火下行，为治虚热咽痛的效穴。鱼际为手太阴经荥穴，可清肺热、利咽喉。

对症选穴：咽干加廉泉；手足心热加少府。

【按语】

急、慢性咽喉炎和急、慢性扁桃体炎均可参照本病治疗。

【成方选辑】

喉痹：完骨及天容、气舍、天鼎、尺泽、合谷、商阳、阳溪、中渚、前谷、商丘、然谷、阳交悉主之（《甲乙经》）。

喉痹咽如梗，三间主之（《甲乙经》）。

涌泉、然谷主喉痹哽咽寒热（《千金要方》）。

咽喉肿痛：少商、天突、合谷（《针灸大成》）。

咽喉肿痛，闭塞，水粒不下：合谷、少商，兼以三棱针刺手大指背头节上甲根下，排刺三针（《针灸大成》）。

双蛾：玉液、金津、少商；单蛾：少商、合谷、廉泉（《针灸大成》）。

咽喉肿痛：阳溪、少海、液门（《神灸经纶》）。

心胀咽痛，针太冲而必除（《标幽赋》）。

必准者，取照海治喉中之闭塞（《标幽赋》）。

颔肿喉闭少商前（《胜玉歌》）。

太冲足大趾，咽喉并心胀（《马丹阳天星十二穴治杂病歌》）。

曲池拱手取，喉闭促欲死（《马丹阳天星十二穴治杂病歌》）。

内庭次趾外，瘾疹咽喉痛（《马丹阳天星十二穴治杂病歌》）。

喉痛兮，液门鱼际疗（《百症赋》）。

牙齿肿痛并咽痹，二间阳溪疾怎逃（《席弘赋》）。

乳蛾之症少人医，必用金针疾始除。如若少商出血后，即时安稳免灾危（《玉龙歌》）。

七、牙痛

牙痛为口腔疾患中常见的症状。遇冷、热、酸、甜等刺激时加剧。本症有虚实之分,实痛多因胃火、风火引起,虚痛多由肾阴不足所致。

【病因病机】

手、足阳明脉分别入上下齿,大肠、胃腑有热,或风邪外袭经络,郁于阳明而化火,火郁循经上炎而引起牙痛。肾主骨,齿为骨之余,肾阴不足,虚火上炎亦可引起牙痛。亦有多食甘酸、口腔不洁、垢秽蚀齿面作痛的。

【辨证】

风火牙痛:牙痛甚而龈肿,兼形寒身热舌苔薄白,脉浮数。

实火牙痛:牙痛甚剧,兼有口臭、口渴、便秘、舌苔黄,脉弦。

虚火牙痛:牙痛隐隐,时作时止,牙齿浮动,口不臭,舌尖红,脉细。

【治疗】

治法:清热止痛。取手、足阳明经腧穴为主。酌情补泻。

针灸处方:合谷 下关 颊车

随证加减:风火牙痛配外关、风池;实火牙痛配内庭、劳宫;虚火牙痛配太溪、行间。

方义:手阳明之脉入下齿中,足阳明之脉入上齿中,故本方取合谷、下关、颊车等阳明经穴为主。风池、外关疏风解表;内庭泻胃火,劳宫清心,太溪滋肾阴,行间降肝火。

对症选穴:龋齿痛加二间、阳谷;龈肿加角孙、小海;头痛加太阳。

【按语】

凡急性牙髓炎、冠周炎、牙周炎、急性根尖周围炎、牙本质过敏等引起的牙痛,均可参照本病诊治。

【成方选辑】

臂阳明有入頄遍齿者,名曰大迎,下齿龋取之。……足太阳有入頄遍齿者,名曰角孙,上齿龋取之(《灵枢·寒热病》)。

上牙疼:人中、太渊、吕细,灸臂上起肉中,五壮。下牙疼:龙玄(在侧腕交叉脉)、承浆、合谷,腕上五寸两筋中间,灸五壮(《针灸大成》)。

肾虚牙痛出血不止:颊车、合谷、足三里、太溪(《类经图翼》)。

耳门丝竹空,住牙痛于顷刻(《百症赋》)。

承浆泻牙痛而即移(《百症赋》)。

二间治牙痛(《玉龙赋》)。

牙腮痛紧大迎全(《胜玉歌》)。

内庭次趾外,本属足阳明。……数欠及牙痛(《马丹阳天星十二穴治杂病歌》)。

合谷在虎口,齿龋及衄血(《马丹阳天星十二穴治杂病歌》)。

牙齿痛,吕细堪治(《通玄指要赋》)。

牙痛面肿颊车神,先刺二间及三里(《长桑君秘诀歌》)。

牙痛面肿颊车神,合谷临泣泻不数(《杂病穴法歌》)。

牙疼腰痛并咽痹,二间阳溪怎逃(《席弘赋》)。

牙齿痛吕细堪治,应在二间(《卧岩凌先生得效应穴针法赋》)。

头项强痛难回顾,牙痛并作一般堪,先向承浆明补泻,后向风府即时安(《玉龙歌》)。

第七节　急救

一、高热

体温超过 39℃的称为高热。引起高热的原因很多,这里主要是指感受外邪所引起的高热。

【病因病机】

引起高热的原因常见的有外感风热,风热从口鼻或皮毛侵袭人体。肺失清肃,卫失宣散,则可见发热、恶寒等症;或温邪在表不解,内入气分,或内陷营血,亦可引起高热;或外感暑热,内犯心包,可见壮热神昏;或外受疫毒郁于肌肤,内陷脏腑,也可引起壮热之症。

【辨证】

(1)风热犯肺:发热咳嗽,微恶风寒,汗出头痛,咽喉肿痛,口干而渴,或吐黄色黏痰,舌苔薄黄,脉浮数。

(2)温邪内陷:温邪内陷有邪入气分或邪入营血之分。

①邪在气分者症见高热,不恶寒反恶热,面目红赤,口渴饮冷,咳嗽胸痛,或大便秘结,腹部胀痛拒按,舌苔黄燥,脉洪数。

②邪在营血者症见高热夜甚,烦躁不安,甚至神昏谵语,口燥而不甚渴,或斑疹隐隐,或见衄血、吐血、便血,舌红绛而干,脉细数。

(3)暑热蒙心:证见壮热,心烦不安,口渴引饮,口唇干燥,肌肤灼热,时有谵语,甚则神昏痉厥,舌红绛而干,脉洪数。

(4)疫毒熏蒸:证见壮热,头面红肿热痛,咽喉肿痛,烦躁不安,或见丹痧密布肌肤,咽喉腐烂作痛,舌红苔黄,脉数。

【治疗】

（1）风热犯肺

治法：宣散风热，清肃肺气。取手太阴、阳明经腧穴为主。针刺泻法。

针灸处方：大椎　曲池　合谷　鱼际　外关

方义：大椎为督脉经穴，又是诸阳之会，故可散阳邪以解热；大肠与肺互为表里，针刺合谷能清肺退热；鱼际为肺经荥穴，用以泻肺热利咽喉；外关为手少阳之络，通于阳维，可疏散在表之邪以解热。诸穴合用，可收解表清肺退热之功。

对症选穴：咽喉肿痛加少商，用三棱针点刺出血；咳嗽加列缺。

（2）温邪内陷

①气分证

治法：清热祛邪。取督脉和手、足阳明经腧穴为主。针刺泻法。

针灸处方：大椎　曲池　商阳　内庭　关冲

方义：取诸阳之会大椎，手阳明经之合穴曲池，祛邪清热；合手阳明经井穴商阳、足阳明荥穴内庭，以泄经腑之热；三焦主气，关冲为三焦经井穴，刺之可清泄气分之热。

对症选穴：高热不解加十宣；咳嗽胸痛加中府、尺泽、少商；口渴引饮加尺泽，三棱针点刺出血；便秘、腹痛加合谷、天枢、上巨虚。

②血分证

治法：清泄营血。取手少阴、厥阴经腧穴为主。针刺泻法。

针灸处方：曲泽　中冲　少冲　委中　曲池

方义：心主血，邪入血分，故治以手少阴、厥阴经腧穴为主。曲泽为手厥阴经的合穴，委中为足太阳经之合，取浮络刺血，可清泄血分之热；中冲为心包经井穴，少冲为心经井穴，刺之出血，可泄心火、清心热；曲池为手阳明经合穴，阳明多气多血，病在气分者，可调气以退热，病在血分者，可清血以退热。诸穴相合可达清泄营血以退热的目的。

对症选穴：神昏谵语加十宣、人中；斑疹加血海。

（3）暑热蒙心

治法：清泄暑热，开窍启闭。取督脉、手厥阴经腧穴为主。针刺泻法。

针灸处方：大椎　曲池　曲泽　十二井穴

方义：大椎、曲池可清泄暑热，曲泽为手厥阴之合穴，刺浮络出血，可清血热，开心窍；十二井穴通于三阴三阳，具有调节阴阳，清热启闭的作用。

对症选穴：神志昏迷加人中、百会；口渴引饮加金津、玉液。

365

（4）疫毒熏蒸

治法：清热解毒。取阳明经腧穴为主。针刺泻法。

针灸处方：曲池　合谷　外关　委中　陷谷

方义：曲池、合谷、陷谷同属阳明，有疏解肌肤热邪的作用；外关属三焦经，又是阳维脉的交会穴，可宣达三焦气机，有疏风散热，清热消肿的作用；委中为血郄，有清血热的作用。

对症选穴：咽喉肿痛加天容、少商；烦躁不安加曲泽；丹痧加曲泽、委中、血海。

【按语】

针灸对高热有一定疗效，但一定要查明原因，针对病原采用相应的措施。对于退热不显著者，应结合其他方法。

【成方选辑】

热病而汗且出，及脉顺可汗者，取之鱼际、太渊、大都、太白，泻之则热去，补之则汗出。汗出太甚，取内踝上横脉以止之（《灵枢·热病》）。

热病汗不出，天柱及风池、商阳、关冲、液门主之（《甲乙经》）。

大热：曲池、三里、复溜（《针灸大成》）。

身热如火汗不出：命门、中脘、胆俞、孔最（三壮）、肺俞、太溪、合谷、支沟（《针灸集成》）。

二、厥证

厥证，是以突然昏倒，不省人事，四肢厥冷为主症的一种病症。一般昏厥时间较短，醒后无后遗症，但也有一厥不复而导致死亡者。

现代医学上所说的休克、虚脱、昏厥、暑厥、低血糖昏迷以及癔病性昏迷等，均可参照本病辨证治疗。

【病因病机】

厥证主要由阴阳失调，气机逆乱所引起。

气厥：恼怒惊骇，以致气机逆乱，壅阻清窍，而致昏仆；或由于元气素弱，偶因过劳，或遇悲恐，气虚下陷，清阳不升，突然昏厥。

血厥：肝阳素旺，复加暴怒，气血并走于上，闭阻清窍，突然昏倒；或因失血过多，气随血脱，亦能发生晕厥。

寒厥：元阳亏损，不能温行经络，寒邪直中于里，发为寒厥。

热厥：邪热过盛，阳郁于里不能外达，发为热厥。

痰厥：素体肥胖，嗜食肥甘，运化失常，聚湿生痰，又逢恼怒气逆，痰随气升，上蒙清窍突然昏倒而厥。

【辨证】

（1）气厥：有虚实之分。患者素体健壮，偶因恼怒，突然昏倒，口噤握拳，呼吸急粗，四肢厥冷，舌苔薄白，脉沉弦者为实证；素体虚弱，疲劳惊恐，而致眩晕昏仆，面色苍白，呼吸微弱，汗出肢冷，舌质淡，脉象沉微者为虚证。

（2）血厥：有虚实之分。病起暴怒之后，突然昏仆，不省人事，牙关紧闭，面赤唇紫，舌红，脉沉弦者为实证；病起失血过多，突然昏厥，面色苍白，口唇无华，四肢震颤，目陷口张，自汗肤冷，呼吸微弱，舌质淡，脉细数无力者为虚证。

（3）寒厥：面青身冷，蜷躯而卧，口不干不渴，下利清谷，四肢厥逆，意识朦胧，苔薄白，脉沉细。

（4）热厥：初病身热头痛，胸腹灼热，渴欲饮水，便秘尿赤，烦躁不安，继则神志昏愦，手足厥冷，脉沉伏，按之数。

（5）痰厥：突然昏厥，喉中痰鸣，或呕吐涎沫，呼吸气粗，舌苔白腻，脉象沉滑。

【治疗】

（1）实证

治法：苏厥开窍以救其急。取督脉、厥阴经腧穴为主。针刺泻法。

针灸处方：水沟　内关

随证加减：气厥配太冲；血厥配行间、涌泉；寒厥配天枢、足三里；热厥配十二井穴；痰厥配巨阙、丰隆。

方义：水沟为督脉经穴，督脉入络于脑，又总督诸阳，故针刺水沟既有醒脑开窍之功，又有泻热启闭之效；内关为心包经络穴，可醒神宁心，二穴相配有苏厥开窍的作用。

气厥配太冲疏肝理气，调整气机；血厥配行间以降肝火，配涌泉导血下行；寒厥配天枢、足三里散寒止泻；热厥配十二井穴，调节阴阳，泄热启闭；痰厥配巨阙、丰隆开窍豁痰。

对症选穴：牙关紧急加颊车、合谷；抽搐加合谷、侠溪；喉中痰鸣加天突；身热加大椎、曲池。

（2）虚证

治法：回阳救逆。取任脉、督脉穴为主。针灸并用或单用灸法。

针灸处方：百会　气海

随证加减：气厥配足三里；寒厥配神阙；血厥配关元；热厥配内庭；痰厥配丰隆。

方义：百会为督脉经穴，气海为任脉经穴，督脉总督一身之阳，任脉总任一身之阴，故二穴相配有调节阴阳的作用；又百会能醒神升阳，气海能回阳固脱，二穴相配可达回阳救逆的目的。

气厥配足三里益气升阳;寒厥灸神阙温阳散寒;血厥配关元益阴固脱;热厥配内庭清热;痰厥配丰隆化痰。

对症选穴:下利清谷加天枢;多汗加复溜。

【按语】

厥证是临床常见的危急重症,多为疾病发展到严重阶段的一种表现,在急救的同时必须注意原发病的诊治。

【成方选辑】

尸厥,死不知人,脉动如故,隐白及大敦主之(《甲乙经》)。

恍惚尸厥,头痛,中极及仆参主之(《甲乙经》)。

气厥、尸厥:灸中脘五百壮(《扁鹊心书》)。

尸厥:列缺、中冲、金门、大都、内庭、厉兑、隐白、大敦(《针灸大成》)。

厥逆:人中(灸七壮,或针入至齿妙)、膻中(二十一壮)、百会(暴厥逆冷)、气海(《类经图翼》)。

尸厥百会一穴美,更针隐白效昭昭(《杂病穴法歌》)。

越人治尸厥于维会,随手而苏(《通玄指要赋》)。

以见越人治尸厥于维会,随手而愈,应在百会(《卧岩凌先生得效应穴针法赋》)。

厉兑主治尸厥证(《刺灸心法要诀》)。

尸厥中极、关元(《玉龙经》)。

尸厥,谓急死人也。人中针,合谷、太冲皆灸,下三里、绝骨、神阙百壮。若脉微似绝,灸间使,针复溜,久留神效(《针灸集成》)。

三、痉证

痉证,是以项背强急、口噤、四肢抽搐、角弓反张为主症的一种病症,又称"痓"。流行性脑脊髓膜炎、流行性乙型脑炎、继发于各种传染病的脑膜炎以及各种原因引起的高热惊厥等,均可参考本病辨证施治。

【病因病机】

痉证发病的主要病理在于津血虚少,筋脉失养。或由于高热消烁津液,肝木失于濡养,肝风内动;或邪热内传营血,热动肝风引起痉证。

【辨证】

(1) 高热伤阴:高热不解,口噤齘齿,项背强直,甚至角弓反张,手足挛急,口渴引饮,舌苔黄,脉弦数。

(2) 热入营血:壮热神昏,头晕胀痛,口噤,抽搐,角弓反张,或心烦躁扰,舌红绛,苔黄燥,脉弦数。

【治疗】

(1) 高热伤阴

治法:泄热救阴,平肝息风。取督脉、足厥阴经腧穴为主。针刺泻法。

针灸处方:百会 风府 大椎 曲池 涌泉 太冲 十二井穴

方义:痉证属风象,故取百会、风府、太冲平肝息风;热极生风,故取大椎、曲池、十二井穴以泄热;津液被烁,故取涌泉以滋阴。诸穴相配可达息风泄热救阴之目的。

对症选穴:口噤不开加颊车、支沟;上肢拘挛加大陵、合谷;下肢拘挛加阳陵泉、承山。

(2) 热入营血

治法:清泄营血,息风止痉。取手、足厥阴经腧穴为主。针刺泻法。

针灸处方:曲泽 劳宫 委中 行间 十宣穴

方义:曲泽为心包经合穴,委中为血之郄穴,取其浮络刺血,以泄血分之热;劳宫为心包经荥穴,行间为肝经荥穴,二穴相配清心泻肝;十宣穴为经外奇穴,刺其出血,可以泄热。诸穴相合,可达泄热止痉的目的。

对症选穴:热盛加大椎;神昏加人中。

【按语】

痉证病情危急,应抓紧施治。痉止之后,要针对病因进行治疗。

【成方选辑】

风痉身反折,先取足太阳及腘中血络出血;中有寒,取三里(《灵枢·热病》)。

痉,取囟会、百会,及天柱、膈俞、上关、光明主之(《甲乙经》)。

痉,身反折,口噤,喉痹不能言,三里主之(《甲乙经》)。

破伤风牙关紧急,项背强直:灸元关穴百壮(《扁鹊心书》)。

脊反折:哑门、风府(《针灸大成》)。

角弓反张:天突(先针)、膻中、太冲、肝俞、委中、昆仑、大椎、百会(《针灸集成》)。

刚柔二痉最乖张,口噤眼合面红妆,热血流入心肺腑,须要金针刺少商(《肘后歌》)。

痉病非颅息而不愈(《百症赋》)。

四、脱证

脱证以亡阴亡阳为特征,有暴脱、虚脱之分。临床上因中风、大汗、剧泻、大失血等导致阴阳离绝者,称为暴脱;若久病元气虚弱,精气逐渐消亡所引起者,则称虚脱。

凡心力衰竭、周围循环衰竭等,可参照脱证辨证治疗。

【病因病机】

脱证的病因病机主要是在高热大汗、剧烈吐泻、失血过多的情况下,阴液或阳气迅速亡失所引起。汗为阴液,血亦属阴,大汗、大出血,则阴随血汗而消亡。由于阴阳互根,阴竭则阳亡,精乃气血所化,血脱则精亡,阳亡则阴无以化而告竭,所以亡阴与亡阳,互为因果,难以截然分开,只是先后主次不同而已。

【辨证】

(1)亡阴证:汗出黏而热,兼见肌肤热,手足温,口渴喜冷饮,甚则昏迷,脉细数,按之无力。

(2)亡阳证:大汗淋漓,汗清稀而凉,兼见肌肤凉,手足冷,口不渴,喜热饮,蜷卧神疲,甚则昏不知人,脉微欲绝。

【治疗】

治法:回阳固脱,调节阴阳。取任脉、督脉腧穴为主。针刺补法,并灸。

处方:水沟　素髎　神阙　关元　涌泉　足三里

方义:本方配穴的主要作用是回阳固脱,调节阴阳。任脉维系一身之阴,督脉总统一身之阳,取二经穴为主调节阴阳以防离绝。水沟、素髎有醒脑和振奋阳气的作用;神阙、关元,重灸有回阳固脱的作用,二穴又系于元气,阴中有阳,故用于本证最为适宜;涌泉为肾经井穴,可引上越之浮阳下归其宅;取足三里以益气助阳,固表止汗。

对症选穴:亡阴加太溪;亡阳加气海;心阳不振加内关。

【按语】

虚脱是一种危重症,应及时抢救,针灸对本病有一定效果,但必须针对虚脱原因进行治疗,必要时配合其他方法。

【成方选辑】

久冷伤惫脏腑,泄利不止,中风不省人事等疾,宜灸神阙(《针灸资生经》)。

尸厥卒倒气脱:百会、人中、合谷、间使、气海、关元(《类经图翼》)。

五、出血

凡血液不循常道,上溢于口鼻诸窍,下出于二阴,或渗于肌肉皮肤,统称"出血"。

【病因病机】

血与气相互依赖,循环运行于脉中,周流不息,濡润全身,和调于五脏,洒陈于六腑。如果阴阳偏盛,气血失调,阳盛则热,迫血妄行,或气虚不能摄血,均可损伤脉络,血液外溢导致出血症。

出血的范围相当广泛,可概分咳血、衄血、吐血、便血、尿血等。

【辨证】

(1) 咳血:咳血是肺络受伤所引起的病症。①症见咳嗽,痰中带血,或大口咯血,血色鲜红或紫黯,或胸胁掣痛、烦躁易怒,小便短赤、口苦,脉象弦数者,是肝火犯肺;②咳嗽少痰,痰中带血,血色鲜红,潮热盗汗,口干咽燥,颧部红艳,形体消瘦,舌红苔少,脉细数者为阴虚火旺。

(2) 鼻衄:①兼见鼻燥咽干,或身热咳嗽,舌红脉数者为肺热;②兼见血色鲜红,口渴引饮,胸闷烦躁,口臭便秘,舌红苔黄,脉数有力者为胃热;③兼见头痛眩晕,目赤,口苦,烦躁易怒,舌红苔黄,脉弦数者为肝火。

(3) 吐血:其血出自胃腑,从口而出。若血随呕吐而出者,称做呕血。①吐血鲜红或紫黯,夹有食物残渣,脘腹胀痛,口臭,便秘或大便色黑,舌质红苔黄腻,脉滑数者,为胃中积热;②吐血鲜红或紫黯,口苦胁痛,烦躁易怒,舌质红绛,脉弦数者,为肝火犯胃;③吐血较多,血色紫黯,兼见面色㿠白,气怯神疲,饮食减少,舌淡苔白,脉沉细者,为脾气虚弱。

(4) 便血:凡血从大便而下,或在大便前后下血,或单纯下血者,统称为便血。①先便后血,血色黯黑,腹痛隐隐,面色不华,神倦懒言,饮食减少,舌淡脉弱者,为脾气虚弱;②先血后便,血色鲜红,肛门灼痛,舌苔黄腻,脉数者为大肠湿热。

(5) 尿血:是指小便中混有血液或夹杂血块而言。尿血与血淋相似,其区别点为:茎中无明显疼痛者,为尿血;小便时涩痛难忍者为血淋。①尿血,小便短赤,头晕耳鸣,潮热盗汗,腰腿酸软,舌红苔少,脉细数者,为阴虚火旺;②尿血鲜红,小便热赤,心烦口渴,口舌生疮,舌尖红,脉数者,为心火亢盛。

【治疗】

(1) 咳血

①肝火犯肺

治法:泄肝清肺,和络止血。取手、足厥阴及手太阴经腧穴为主。针刺泻法。

针灸处方:肺俞 鱼际 劳宫 行间

方义:肺俞与鱼际相配,可泻肺热以止血;行间可泻肝火降逆气,使血有所藏;劳宫可清血热以止血妄行。四穴相合,可达泄肝清肺和络止血的目的。

②阴虚火旺

治法:益肾养肺,清热止血。取手太阴、足少阴经腧穴为主。针刺补泻兼施。

针灸处方:尺泽 鱼际 孔最 百劳 然谷

方义:补尺泽泻鱼际,益肺阴清肺热以止血;肺经郄穴孔最和经外奇穴百劳可益肺止血;然谷为肾经荥穴,可益阴清热。

（2）鼻衄

①肺热

治法:清泄肺热,凉血止血。取督脉、手太阴经腧穴为主。针刺泻法。

针灸处方:神庭 天府 合谷 风府

方义:神庭、风府为督脉经穴,有泄热止衄的功能;天府为肺经穴,合谷为大肠经穴,二经相为表里,大肠经又上达于鼻,故二穴相配可达泄热止血之目的。

②胃热

治法:清泄胃热,泻火止血。取督脉及手、足阳明经腧穴为主。针刺泻法。

针灸处方:上星 二间 中脘 厉兑 隐白

方义:上星属督脉经穴,有清热止衄的功能;二间为阳明经荥穴,其经上达于鼻,有清阳明止衄血的作用;中脘、厉兑和隐白清泻胃火,导热下行。

③肝火

治法:清泄肝热,泻火止血。取督脉及足厥阴、少阴经腧穴为主。针刺泻法。

针灸处方:兑端 噫嘻 曲泉 委中 行间 涌泉

方义:兑端属督脉经穴邻近鼻部,可泄热止衄;曲泉、行间均属肝经,可益肝阴泻肝火;委中为血之郄穴,可泄血热以止血;噫嘻有止衄的作用,涌泉可导热下行。

（3）吐血

①胃中积热

治法:清泄胃热,降逆止血。取任脉、足阳明经腧穴为主。针刺泻法。

针灸处方:上脘 郄门 内庭

方义:上脘为任脉经穴,位于胃之上口,可降逆止血;郄门为心包经郄穴,有止血的功能;合胃经荥穴内庭,清泄胃热,降逆止血。

②肝火犯胃

治法:清肝和胃,泻火止血。取足阳明、厥阴经腧穴为主。针刺泻法。

针灸处方:不容 劳宫 梁丘 太冲 地五会

方义:不容与梁丘二穴相配,有和胃止血的作用;劳宫为心包经荥穴,可清血热以止血;太冲、地五会有清肝泻火、降逆止血的功效。

③脾胃虚弱

治法:益气摄血。取足太阴、阳明经腧穴为主。针灸并用。

针灸处方:中脘 脾俞 足三里 隐白

方义:方中用中脘、脾俞、足三里补益中气以摄血;隐白是足太阴的井穴,用小艾炷灸之,有健脾统血之功。

（4）便血

①脾气虚弱

治法:健脾统血。取足太阴、阳明经及任脉腧穴为主。针刺补法,并灸。

针灸处方:关元　足三里　太白　会阳

方义:关元益气摄血,足三里、太白健脾统血;会阳邻近肛门,善治便血,是局部取穴法。

②大肠湿热

治法:清热利湿,和营止血。取督脉、足太阳经腧穴为主。针刺泻法。

针灸处方:长强　次髎　上巨虚　承山

方义:长强为督脉经穴,善治肠风下血;次髎有清利下焦湿热的作用;承山属膀胱经,其经别别入肛中,是治疗肛门疾患的要穴;上巨虚为大肠下合穴,泻之可清泻大肠湿热。

（5）尿血

①阴虚火旺

治法:养阴清热,降火止血。取任脉及足厥阴、少阴经腧穴。针宜补泻兼施。

针灸处方:关元　阴谷　太溪　大敦

方义:关元是任脉和足三阴经的交会穴,有补阴清热的作用;阴谷、太溪益阴泻火,更助以大敦调肝藏血。诸穴相配可达养阴清热,泻火止血的功效。

②心火亢盛

治法:清营血,泻心火。取任脉、手厥阴、足少阴经腧穴。针刺泻法。

针灸处方:关元　劳宫　然谷

方义:关元为小肠募穴,泻之可清小肠腑热;劳宫为心包经荥穴,有泻心火、清血热的作用;然谷为肾经荥穴,有益阴清热的作用。

对症选穴:失眠加神门、三阴交。

【按语】

针灸对出血症有一定作用,如出血严重者应及时查明原因,采用其他方法综合治疗。

【成方选辑】

呕血,大陵及郄门主之（《甲乙经》）。

凡唾血,泻鱼际,补尺泽（《甲乙经》）。

衄血不止,承浆及委中主之（《甲乙经》）。

胸堂、脾俞、手心主、间使、胃脘、天枢、肝俞、鱼际、劳宫、肩俞、太溪主唾血、吐血（《千金要方》）。

吐血等症：膻中、中脘、气海、三里、乳根、支沟（《针灸大成》）。

便血：承山、复溜、太冲、太白（《针灸大成》）。

尿血：膈俞、脾俞、三焦俞、肾俞、列缺、章门、大敦（《类经图翼》）。

六、剧痛

剧痛，是指人体不同部位出现的剧烈疼痛。

剧痛可出现于许多疾病的变化过程中及人体的各个部位和脏器。这里仅就发生于内脏的剧痛作概括介绍。

心绞痛、胆绞痛、急性胃炎、急性胰腺炎、急性阑尾炎、急性肠梗阻、急性腹膜炎、溃疡病急性穿孔、泌尿系结石等所引起的剧痛，可参照本文辨证治疗。

【病因病机】

引起剧痛的原因主要由于感受寒邪，客于经脉，内传脏腑，气血凝滞，不通则痛；或由于忧思悲怒，气机不畅，气滞则血瘀，阻于经脉发为疼痛；或由于结石等原因，引起剧痛。

【辨证】

（1）心剧痛：心痛彻背，背痛彻心，或胸部刺痛，固定不移，胸闷气短，心悸自汗。重则喘息不能平卧，面色苍白，四肢厥冷，舌质紫黯，脉沉细。

（2）胆剧痛：胁肋部（右上腹部）剧痛，阵发性加剧或痛无休止，局部拒按，常伴有恶心呕吐，食欲减退或寒热往来，口苦咽干，目黄身黄，舌苔薄白或黄腻，脉弦细或弦数。

（3）胃剧痛：胃脘疼痛暴作，畏寒喜暖，或胃脘胀痛，嗳腐吞酸，或胃脘胀满作痛，痛连两胁，或胃脘疼痛，痛有定处，状如针刺刀割，苔白脉弦。

（4）腹剧痛：腹部骤然剧痛，痛如刀割，或剧痛阵作，腹部膨胀，拒按，或并见汗出肢冷，面色苍白；或腹部持续性疼痛，拒按，兼见发热，恶心呕吐，大便秘结，小便黄，脉沉弦。

（5）肾剧痛：腰痛剧作，痛连少腹，或小便突然中断，疼痛剧烈，上连腰腹，常伴有尿血，或小便浑赤，溺时涩痛，淋沥不畅，苔薄白或黄腻，脉弦紧或弦数。

【治疗】

（1）心剧痛

治法：行气通阳，活血止痛。取任脉、手厥阴经腧穴为主。针刺泻法。

针灸处方：膻中　内关　心俞　足三里

方义:心剧痛主要是由于气滞血瘀或胸阳痹阻所引起。方用气会膻中调气行瘀;合手厥阴与阴维脉的交会穴内关理气活血;合心俞宁心安神;合足三里调气通阳。四穴相合可达通络止痛的作用。

对症选穴:胸部刺痛加膈俞、厥阴俞;面色苍白,四肢厥冷加灸关元、气海。

（2）胆剧痛

治法:疏肝利胆,行气止痛。取足少阳、厥阴经腧穴为主,辅以阳明。针刺泻法。

针灸处方:日月　中脘　阳陵泉　足三里　太冲

方义:胆剧痛主要是由于肝郁气滞,湿热蕴结所致,方用日月、阳陵泉、太冲疏肝利胆;用中脘、足三里清利湿热,通导腑气。

对症选穴:恶心呕吐加内关;寒热往来加支沟、外关;上腹部阵发性疼痛加中脘、梁门。

（3）胃剧痛

治法:和胃降逆,理气止痛。取足阳明经腧穴为主。针刺泻法,酌用灸法。

针灸处方:中脘　足三里

方义:中脘为胃之募穴,正当胃部,足三里为足阳明胃经合穴,二穴相配可达和胃降逆,理气止痛的功效。

对症选穴:嗳腐吞酸加下脘、建里、里内庭;痛连两胁加阳陵泉;痛如针刺加膈俞;呕吐加内关、曲泽、委中。

（4）腹剧痛

治法:通腑导滞,行气止痛。取任脉及手、足阳明经腧穴。针刺泻法。

针灸处方:中脘　天枢　气海　合谷　足三里

方义:腹剧痛主要由于邪滞胃肠,或阳明热盛所引起。方用中脘、足三里和胃降逆,配合谷祛邪导滞,天枢通调胃肠,气海理气止痛。

对症选穴:发热加曲池、大椎;恶心呕吐加内关;汗出肢冷,面色苍白灸神阙、气海。

（5）肾剧痛

治法:益肾祛邪,调气止痛。取任脉及足少阴、太阳经腧穴。针刺泻法,酌情施灸。

针灸处方:肾俞　照海　中极　委阳　三阴交

方义:肾剧痛主要由邪气阻肾,气机不利,或湿热蕴结下焦所致。方用肾俞、照海益肾祛邪;委阳疏理三焦气机;中极调理膀胱气化,清利下焦湿热。

对症选穴:尿血加血海;尿中结石加然谷。

375

【按语】

针灸对剧痛证效果较好,但在治疗中应查明原因,结合病因治疗才能提高疗效,并随时注意病情变化,以便及时地采用相应措施。

【成方选辑】

厥心痛,与背相控,善瘈,如从后触其心,伛偻者,肾心痛也,先取京骨、昆仑,发针不已,取然谷。厥心痛,腹胀胸满,心尤痛甚,胃心痛也,取之大都、太白。厥心痛,痛如以锥针刺其心,心痛甚者,脾心痛也,取之然谷、太溪。厥心痛,色苍苍如死状,终日不得太息,肝心痛也,取之行间、太冲。厥心痛,卧若徒居心痛间,动作痛益甚,色不变,肺心痛也,取之鱼际、太渊(《灵枢·厥病》)。

胁肋疼痛:支沟、章门、外关。……复刺后穴:行间、中封、期门、阳陵泉(《针灸大成》)。

胃脘痛:太渊、鱼际、三里、两乳下(各一寸,各三十壮)、膈俞、胃俞、肾俞(随年壮)(《针灸大成》)。

肠痈痛:太白、陷谷、大肠俞(《针灸大成》)。

绕脐痛,大肠病也。水分、天枢、阴交、足三里(《类经图翼》)。

胸痛如刺,手卒青:间使、内关、下三里、支沟、太溪、少冲、膈俞(七壮)(《针灸集成》)。

淋痛:列缺、中封、膈俞、肝俞、脾俞、肾俞、气海、石门、间使、三阴交、复溜、涌泉(《神灸经纶》)。

九种心疼及脾痛,上脘穴内用神针,若还脾败中脘补,两针神效免灾侵(《玉龙歌》)。

脾冷胃疼,泻公孙而立愈(《标幽赋》)。

胸满腹痛刺内关(《标幽赋》)。

腹痛公孙内关尔(《医学入门》杂病穴法歌)。

久知胁肋疼痛,气户华盖有灵(《百症赋》)。

脐腹有疾曲泉针(《肘后歌》)。

肚痛须是公孙妙,内关相应必然廖(《席弘赋》)。

连脐腹痛,泻足少阴之水(阴谷穴),应在行间(《卧岩凌先生得效应穴针法赋》)。

背痛连腰,白环委中曾经(《百症赋》)。

肾俞把腰痛而泻尽,应在委中(《卧岩凌先生得效应穴针法赋》)。